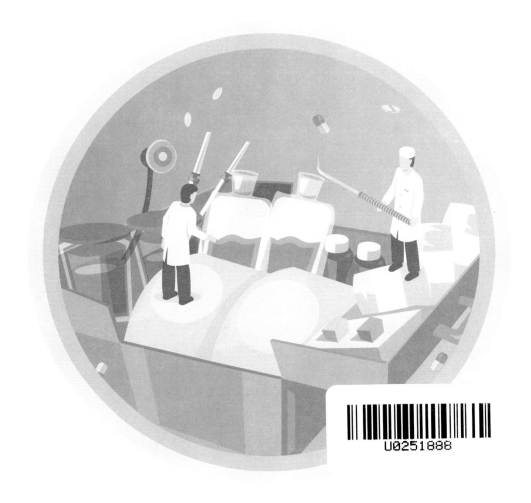

U0251888

主　编◎张荣玉　徐　燕　田　莉
副主编◎马　莉　缪　玲　方厚明
　　　　尹利娟　陈丽萍

# 常见病临床护理实践

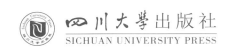

四川大学出版社
SICHUAN UNIVERSITY PRESS

**图书在版编目（CIP）数据**

常见病临床护理实践 / 张荣玉，徐燕，田莉主编．
成都 ： 四川大学出版社，2024. 8. --（专业护理系列丛
书）. -- ISBN 978-7-5690-7246-4

Ⅰ．R47

中国国家版本馆 CIP 数据核字第 20243P25L6 号

书　　名：常见病临床护理实践
　　　　　Changjianbing Linchuang Huli Shijian
主　　编：张荣玉　徐　燕　田　莉
丛 书 名：专业护理系列丛书
--------------------------------------------------
选题策划：龚娇梅
责任编辑：倪德君
责任校对：龚娇梅
装帧设计：裴菊红
责任印制：李金兰
--------------------------------------------------
出版发行：四川大学出版社有限责任公司
　　　　　地址：成都市一环路南一段 24 号（610065）
　　　　　电话：（028）85408311（发行部）、85400276（总编室）
　　　　　电子邮箱：scupress@vip.163.com
　　　　　网址：https://press.scu.edu.cn
印前制作：四川胜翔数码印务设计有限公司
印刷装订：成都市川侨印务有限公司
--------------------------------------------------
成品尺寸：185mm×260mm
印　　张：14.5
字　　数：334 千字
--------------------------------------------------
版　　次：2024 年 8 月 第 1 版
印　　次：2024 年 8 月 第 1 次印刷
定　　价：68.00 元
--------------------------------------------------

扫码获取数字资源

四川大学出版社
微信公众号

本社图书如有印装质量问题，请联系发行部调换

# 前　言

　　护理学是一门以自然科学和社会科学为基础的，以维护、促进、恢复人类健康为研究内容的综合性应用学科。近年来，现代医疗技术水平的提高、诊疗技术的更新，带动护理技术水平提高，对护理人员的要求也越来越高。全面、合格的护理人员，不仅要具有专业的医学与护理学基础知识，更要具有丰富的临床实践经验。目前，我国护理人才队伍的整体素质有了较大的提升，护理理念得到不断创新和发展，护理工作的内容已由过去的简单操作发展到生活护理、治疗护理、心理护理、社会支持等多个层面。为帮助临床护理人员更好地理解和掌握临床护理的基本知识、基本理论和基本技能，为患者提供更专业的护理服务，我们特撰写了这本《常见病临床护理实践》。

　　本书共七章，从临床基础出发，详细介绍了急诊科、胸外科和手术室的临床护理实践，接着针对儿童与老年人这两个特殊群体的临床护理实践进行了探讨，最后着重探讨了肿瘤科和皮肤性病科的临床护理实践，以及肿瘤患者的安宁疗护。本书的写作紧跟临床护理工作特点，重视护理流程中的具体细节，强调操作的可执行性，着眼于为临床护理人员提供明确的、具体的、可行的临床护理操作指导。本书结合了目前常见病护理的新知识、新技术、新方法，反映了各科临床护理的新进展，可供广大临床护理人员及相关工作人员参考。

　　本书撰写具体分工如下：张荣玉负责第一章第三节至第六节的撰写以及全书的审核修改；徐燕负责第六章节撰写；田莉负责第四章并参与第一章第六节的撰写；马莉负责第七章的撰写；缪玲负责第二章的撰写；方厚明负责第五章节的撰写；尹利娟负责第一章第二节、第七节的撰写；陈丽萍负责第三章和第一章第一节的撰写。全书由张荣玉、徐燕、田莉负责统稿，在此感谢以上编者的通力合作，以及付出的努力和辛苦。

　　本书在写作过程中参阅大量权威医学书籍、期刊和专家论述，在此对原作者深表感谢。鉴于护理学发展较快，知识更新在所难免，因此书中难免存在不足之处，望广大读者提出宝贵意见和建议，以便再版时修订。

编　者

2024 年 6 月

# 目　录

# 第一章  急诊科临床护理实践

## 第一节  急性创伤的急救与护理

### 一、头部创伤的急救与护理

头部创伤分为颅骨骨折及脑损伤，二者可单独发生，也可合并存在。

#### （一）病因与发病机制

颅骨骨折的发生是暴力作用于头部产生反作用力的结果。外力作用于头部瞬间，颅骨产生弯曲变形，外力作用消失后，颅骨可立即恢复原本外形。如外力较大，使颅骨发生的变形超过其弹性限度，就会发生颅骨骨折。

脑损伤的发病机制比较复杂。一般认为，造成脑损伤的基本因素有两种：①外力作用于头部，由于颅骨内陷和迅速回弹或骨折引起脑损伤，常发生在着力部位。②头部遭受外力后的瞬间，脑与颅骨之间相对运动造成脑损伤，既可发生在着力部位，即冲击伤；也可发生在着力部位的对侧，即对冲伤。这两种因素在加速性损伤和减速性损伤中所起的作用不尽相同。在加速性损伤中主要是第一种因素起作用，在减速性损伤中，上述两种因素均起作用，脑组织常因受压、牵张、滑动或负压吸附而损伤。

#### （二）临床表现

1. 颅骨骨折

1）颅盖骨折：线性骨折常合并有头皮损伤。凹陷范围较大的骨折，软组织出血不多时，触诊多可确定，但小的凹陷性骨折需经 X 线摄片才能发现。凹陷性骨折的骨片陷入颅内，可使局部脑组织受压或合并颅内血肿。

2）颅底骨折：颅底骨折多为强烈间接暴力引起，常伴有硬脑膜撕裂引起脑脊液外漏或颅内积气，一般视为开放性骨折。依骨折的部位不同，颅底骨折可分为颅前窝骨折、颅中窝骨折、颅后窝骨折，主要表现为皮下或黏膜下淤斑、脑脊液外漏和脑神经损伤。三种颅底骨折的鉴别见表 1-1。

表1-1 三种颅底骨折的鉴别

| 骨折类型 | 皮下或黏膜下淤斑 | 脑脊液漏 | 脑神经损伤 |
|---|---|---|---|
| 颅前窝骨折 | 眶周、球结膜下（熊猫眼征） | 鼻漏 | 嗅神经、视神经 |
| 颅中窝骨折 | 耳后乳突区、咽黏膜下 | 鼻漏和耳漏 | 面神经、听神经 |
| 颅后窝骨折 | 耳后、枕下区 | 无 | 第9~12对脑神经 |

2. 脑损伤

1）脑震荡。伤后立即出现短暂的意识丧失，一般持续时间不超过30分钟，同时伴有面色苍白、出冷汗、血压下降、脉缓、呼吸浅慢、瞳孔改变等自主神经和脑干功能紊乱的表现。意识恢复后对受伤时甚至受伤前一段时间的情况不能回忆，而对往事记忆清楚，称为逆行性遗忘。清醒后常有头痛、头晕、恶心、呕吐、失眠、情绪不稳定、记忆力减退等症状，一般可持续数天或数周。

2）脑挫裂伤。脑挫裂伤患者的临床表现可因损伤部位、范围、程度不同而相差悬殊。轻者仅有轻微症状，重者深昏迷，甚至迅速死亡。

（1）意识障碍：是脑挫裂伤最突出的症状，伤后立即出现昏迷，昏迷时间超过30分钟，可长达数小时、数天至数月不等，严重者长期持续昏迷。

（2）头痛、呕吐：是脑挫裂伤最常见的症状，在伤后1~2周内最明显，以后逐渐减轻，可能与蛛网膜下腔出血、颅压增高或脑血管运动功能障碍有关。

（3）局灶症状与体征：脑皮质功能区受损时，将立即出现相应的神经功能障碍症状或体征，如语言中枢损伤出现失语，运动区受损伤出现对侧瘫痪等。

（4）生命体征改变：轻度和中度脑挫裂伤患者的血压、脉搏、呼吸多无明显改变。严重脑挫裂伤患者，由于脑水肿和颅内出血引起颅压增高，可出现血压升高、脉搏缓慢、呼吸深而慢，严重者出现呼吸、循环衰竭。伴有下丘脑损伤者，可出现持续高热。

3）颅内血肿。主要表现为头部外伤后，原发性脑损伤者先出现脑震荡或脑挫裂伤的表现，当颅内血肿形成压迫脑组织，可出现颅压增高和脑疝的表现。不同部位的血肿的临床表现有其各自的特点。

（1）硬脑膜外血肿：常由颞侧颅骨骨折使脑膜中动脉破裂所致，多属于急性型。其造成的患者的意识障碍有三种类型。一是伤后昏迷有中间清醒期，患者在受伤后出现原发性脑损伤导致的意识障碍，随后可能会有一个短暂的清醒期，随着颅内血肿的形成和颅压的增高，患者可能会再次陷入昏迷；二是原发性脑损伤较为严重，受伤后持续昏迷并进行性加重，血肿的表现被原发性脑损伤的表现掩盖；三是原发性脑损伤程度较轻，受伤后无昏迷，至血肿形成后开始出现继发性昏迷，患者在昏迷前或中间清醒期常有头痛、呕吐等颅压增高症状。幕上血肿大多有典型的小脑幕切迹疝表现。

（2）硬膜下血肿：急性或亚急性硬膜下血肿，因多数与脑挫裂伤和脑水肿同时存在，故表现为伤后持续昏迷或昏迷进行性加重，少有中间清醒期，较早出现颅压增高和脑疝表现。慢性硬脑膜下血肿，较少见，好发于老年人，病程较长，临床表现差异很大，多有轻微头部外伤史，主要表现为慢性颅压增高症状，也可有间歇性神经定位体征，有时可有智力下降、记忆力减退、精神失常等智力和精神症状。脑内血肿常与硬脑膜下血肿同时存在，临床表现与脑挫裂伤和急性硬膜下血肿很相似，以进行性加重的意识障碍为主。

（三）救治原则

1. 急救处理

1）迅速、准确地判断伤情。

2）处理紧急情况：保持呼吸道通畅，保证有效通气，积极行抗休克治疗，对有大量外出血者及时加压包扎止血，对有脊髓损伤、大的骨折者进行必要的简易固定。

2. 非手术治疗

1）伤情较轻、原发性意识障碍持续时间未超过 20 分钟，清醒后仅有轻微头痛、头晕、恶心、呕吐，神经系统检查无阳性发现，生命体征平稳，头颅 X 线检查无骨折征象，CT 扫描无阳性改变（有条件时），可留急诊室短期观察至少 6 小时，定时检查生命体征和神经体征。

2）颅脑损伤较重，原发性意识障碍持续时间超过 20 分钟，但未超过 6 小时，神经系统检查有阳性发现，生命体征有轻度改变，有颅骨尤其是颅底骨折，但无明显颅压增高征象，CT 扫描有阳性改变，但尚不需行急诊手术者可收住院密切观察，依据具体伤情给予必要的非手术治疗措施。

3. 手术治疗

伤后病情发展迅速，持续昏迷或迅速出现再昏迷，有明显脑疝体征或有脑干损伤症状，生命体征明显改变者，应积极抢救，立即给予气管插管、机械通气，应用大剂量激素，脱水减压，有休克者积极抗休克治疗，尽快纠正低血压。同时尽快完成必要的辅助检查，需手术者尽快手术，术后送重症监护病房（ICU）积极救治。

1）开放性脑损伤清创术：应尽早进行，最迟不应超过伤后 72 小时。其原则为由浅入深，在直视下清除一切异物、血块和失活肌组织，彻底止血，变污染伤口为清洁伤口。

2）急性颅内血肿的手术治疗：强调手术时机，尽早诊断，及时手术。

3）去骨瓣减压术：对严重脑损伤伴颅压增高，术前已发生脑疝，引起继发性脑干损伤，清除血肿后肿胀或水肿较重、张力大、脑搏动恢复欠佳者，均应行去骨瓣减压术。

（四）主要护理问题

1）清理呼吸道无效：与脑损伤后意识障碍有关。

2）意识障碍：与脑损伤、颅压增高有关。

3）营养失调，低于机体需要量：与脑损伤后高代谢、呕吐、高热等有关。

4）躯体移动障碍：与脑损伤后意识障碍、肢体功能障碍及长期卧床有关。

5）潜在并发症：颅压增高、脑疝。

（五）护理措施

1. 急救护理

头部创伤急救时应做到保持呼吸道通畅，患者平卧，头部抬高，注意保暖，禁用吗啡镇痛。开放性脑损伤有脑组织从伤口膨出时，在外露的脑组织周围用消毒纱布卷保护，再用纱布架空包扎，避免脑组织受压。记录受伤经过和检查发现的阳性体征、急救措施及使用的药物。

2. 一般护理

1）体位护理：意识清醒者采取斜坡卧位，有利于颅内静脉回流。昏迷者或吞咽障碍者宜取侧卧位或侧俯卧位，以免呕吐物和分泌物误吸。

2）营养支持：昏迷者需禁食，应采用胃肠外营养。每天输液量在 1500～2000mL，其中含钠电解质 500mL，输液速度不可过快。受伤 3 天后仍不能进食者，可经鼻－胃管补充营养，应控制盐和水的摄入量。患者意识好转出现吞咽反射后，可耐心地经口试喂蒸蛋、藕粉等食物。

3）降低体温：高热使机体代谢增高，加重脑组织缺氧，应及时处理。应采取物理降温措施，遵医嘱给予退热药。

4）躁动的护理：引起躁动的原因很多，如头痛、呼吸道不畅、尿潴留、便秘、被服被大小便浸湿、肢体受压等，应查明原因及时排除，慎用镇静剂，以免影响病情观察。对躁动患者不可强加约束，避免因患者过分挣扎使颅压进一步增高。

3. 保持呼吸道通畅

意识障碍者容易发生误吸或因下颌松弛导致舌根后坠等，引起呼吸道梗阻。必须及时清除咽部的血块和呕吐物，注意吸痰，舌根后坠者放置口咽通气管，必要时行气管内插管或气管切开。保持有效吸氧，呼吸换气量仍明显下降者应采用机械通气辅助呼吸。

4. 病情观察

根据病情，观察患者生命体征、意识、瞳孔、神经系统体征等情况，观察有无剧烈头痛、频繁呕吐等颅压增高的症状。

1）意识状态：反映大脑皮质和脑干的功能状态。评估时，采用相同的语言和痛刺激，对患者的反应进行动态评估以判断有无意识障碍及其程度。一般伤后立即昏迷是原发性脑损伤；清醒后再次昏迷或意识障碍不断加重，是颅压增高形成脑疝的表现；躁动患者突然昏迷应怀疑病情恶化。目前通用格拉斯哥昏迷评分法（Glasgow Coma Scale，GCS）对患者进行评估，用量化工具来反映意识障碍程度。

2）生命体征：观察生命体征时为了避免患者躁动影响结果的准确性，应先测呼吸再测脉搏，最后测血压。头部受伤后生命体征会出现"两慢一高"（呼吸、脉搏慢，血压高），同时有进行性意识障碍加重，是颅压增高所致的代偿性生命体征改变。下丘脑或脑干损伤常出现中枢性高热。受伤后数天出现高热常提示有继发感染。

3）瞳孔变化：注意对比两侧瞳孔的形状、大小和对光反射。受伤后立即出现一侧瞳孔散大，是原发性动眼神经损伤所致；受伤后瞳孔正常，之后出现一侧瞳孔先缩小继之进行性散大，并且对光反射减弱或消失，是小脑幕切迹疝的表现；如双侧瞳孔时大时小、对光反射消失，伴眼球运动障碍，常是脑干损伤的表现；双侧瞳孔散大、对光反射消失，眼球固定伴深昏迷或去大脑强直，多为临终前表现。另外，要注意伤后使用某些药物会影响瞳孔的观察，如阿托品、麻黄碱使瞳孔散大，吗啡、氯丙嗪使瞳孔缩小。

4）神经系统体征：原发性脑损伤可引起偏瘫等局灶症状，在受伤后立即出现，且不再继续加重。伤后一段时间出现或继续加重的肢体偏瘫，同时伴有意识障碍和瞳孔变化，多是小脑幕切迹疝压迫中脑的大脑脚，损害其中的锥体束纤维所致。

5）其他：剧烈头痛、频繁呕吐是颅压增高的主要表现，尤其是患者躁动时无脉搏增快，应警惕脑疝的形成。

5. 减轻脑水肿，降低颅压

应用高渗脱水剂、利尿剂、肾上腺皮质激素等药物是减轻脑水肿、降低颅压的重要措施。观察用药后的病情变化，可为调整脱水剂的用药间隔时间提供依据。同时要避免使颅压骤然升高的因素。

6. 预防并发症

昏迷患者生理反应减弱或消失，全身免疫力下降易发生多种并发症，如压疮、关节僵硬、肌肉挛缩、呼吸道和泌尿系统感染。

7. 围手术期护理

除继续做好上述护理外，应做好急诊手术前常规准备。手术前 2 小时剃净头发、洗净头皮，待术中再次消毒。术后搬动患者前后应观察其呼吸、脉搏和血压的变化。小脑幕上开颅术后，取健侧卧位或仰卧位，避免切口受压；小脑幕下开颅术后，应取侧卧位或侧俯卧位。严密观察并及时发现手术后颅内出血、感染、癫痫及应激性溃疡等并发症。手术中常放置引流管，如脑室引流管、创腔引流管、硬脑膜下引流管等，护理时应严格注意无菌操作，预防颅内逆行感染，妥善固定导管，保持引流通畅，观察并记录引流液的颜色、性质和量。

（六）健康教育

1. 康复训练指导

对存在失语、肢体功能障碍或生活不能自理的患者，当病情稳定后即可开始康复训练。护理人员要耐心指导患者进行功能锻炼，制定经过努力能达到的目标。一旦康复训练有进步，患者会产生成就感，树立起坚持康复训练和重新生活的信心。

2. 控制癫痫

有外伤性癫痫的患者，应按时服药控制症状发作，在医师指导下逐渐减量直至停药。不做登高、游泳等有危险的活动，以防发生意外。

3. 生活指导

对重度残疾者的各种后遗症采取适当的治疗，鼓励患者树立正确的人生观，指导其实现部分生活自理，并指导患者家属日常生活照护方法及注意事项。

## 二、骨盆和四肢骨骨折的急救与护理

### （一）病因与发病机制

骨折可由直接暴力作用于局部，或由间接暴力通过传导、杠杆、旋转和肌肉收缩等方式导致。从生物力学角度看，骨折受 5 个因素的影响：①负荷类别，包括拉张、挤压、弯曲和扭曲。②负荷量，负荷量越大，能量越大，组织破坏也越严重，骨折也就越趋严重和复杂。③负荷速度，负荷速度过快，能量在短时间内不能有规律地分散开，越容易发生继发性骨折，甚至造成粉碎性骨折。④骨骼性能，骨骼有一定的弹性和脆性，并存在个体及年龄差异。⑤骨的结构和功能，人体各骨的形态和结构不同，在致伤因素作用下，发生骨折、损伤的难易和性质也不同。例如骨盆和四肢创伤造成的关节损伤，还涉及力学的杠杆作用，弯矩和转矩，以及应力与应力集中。

### （二）临床表现

#### 1. 全身表现

大多数骨折只会引起局部症状，但严重骨折和多发性骨折可导致全身反应。

1）休克：多为出血所致，特别是骨盆骨折、股骨骨折，严重时出血量可超过 2000mL。严重的开放性骨折或并发重要器官损伤时，可导致休克甚至死亡。

2）发热：股骨骨折、骨盆骨折等出血量较大，血肿吸收时可出现吸收热，但一般体温不会超过 38℃。开放性骨折患者出现高热时，应考虑感染的可能。

#### 2. 局部表现

1）一般表现。

（1）疼痛和压痛：骨折和合并伤处疼痛，移动患肢时疼痛加剧，伴明显压痛。

（2）肿胀和淤斑：骨折处血管破裂出血形成血肿，软组织损伤导致水肿，都可使患肢严重肿胀，甚至出现张力性水疱和皮下淤斑。由于血红蛋白的分解，皮肤可呈紫色、青色或黄色。

（3）功能障碍：局部肿胀和疼痛使患肢活动受限。完全性骨折时受伤肢体活动功能可完全丧失。

2）特有体征。

（1）畸形：骨折段移位可使患肢外形改变，多表现为缩短、成角或旋转畸形。

（2）反常活动：正常情况下肢体非关节部位出现类似于关节部位的活动。

（3）骨擦音或骨擦感：两骨折断端相互摩擦时，可产生骨擦音或骨擦感。

### （三）辅助检查

#### 1. 实验室检查

1）血常规：骨折致大量出血时可见血红蛋白和血细胞比容降低。

2）血钙、血磷：在骨折愈合阶段，血钙和血磷水平常升高。

3）尿常规：脂肪栓塞综合征时尿液中可出现脂肪球。

2. 影像学检查

1）X 线检查：对骨折的诊断和治疗具有重要价值，是最常用的检查方法。凡是疑为骨折者都应常规进行 X 线检查，以了解骨折的部位、类型和移位等。

2）CT 和 MRI 检查：可发现结构复杂的骨折或常规 X 线检查难以发现的骨折。

### （四）诊断要点

1. 评估全身情况

观察患者意识、面色、血压、脉搏，注意有无失血性或创伤性休克征象。骨盆骨折时应判断下腹部有无膨隆、肌紧张、压痛、反跳痛等，警惕损伤腹腔器官。

2. 评估局部伤口

检查有无开放性伤口，注意伤口的大小和出血量，判断是否有血管损伤的征象。

3. 骨盆骨折的判断

若骨盆处有较广泛的疼痛和肿胀，移动下肢时骨盆疼痛加重，皮下淤斑及压痛均较显著，骨盆挤压试验、分离试验阳性，应考虑骨盆骨折。注意对疑有骨盆骨折而血流动力学不稳定的患者检查要轻柔，尽量避免行骨盆挤压试验、分离试验及伸屈髋关节检查，以免加重出血和疼痛。

4. 腹膜后血肿的判断

腹膜后血肿是骨盆骨折的常见并发症，可引起腹膜刺激症状，表现类似腹腔器官损伤，但二者的处理原则不同，腹腔器官损伤多需立即开腹探查，而腹膜后血肿则多采取保守治疗。

5. 骨折的判断

疼痛、肿胀、压痛、畸形、不稳定和骨擦音，这些体征均提示存在骨折。应注意判断是单纯性骨折还是复合性骨折，是稳定性骨折还是非稳定性骨折。

6. 闭合性骨折的观察

应警惕大出血的可能。单侧闭合性股骨骨折失血量可达 1000mL，单处骨盆骨折失血量可达 500mL，且骨盆骨折通常是多处骨折。

7. X 线检查

对病情不稳定、有大出血可能的患者应避免搬动，可行床边 X 线检查以明确诊断。

### （五）救治要点

1. 现场急救

在现场急救时不仅要处理骨折，更要注意全身情况的处理。骨盆和四肢骨骨折急救的目的是用简单有效的方法抢救生命、保护患肢并迅速转送，以便尽快妥善处理。

2. 临床处理

原则是先处理休克和各种危及生命的并发症，再处理骨折。

1）复位。复位是将移位的骨折段恢复正常或接近正常的解剖关系，重建骨的支架作用，是骨折固定和功能锻炼的基础。复位方法有手法复位和切开复位两种。

2）固定。固定是将骨折段维持在复位后的位置直至愈合，是骨折愈合的关键。常用固定方法有外固定和内固定两种。

（1）外固定：常用方法有小夹板、石膏绷带、外展支具、持续牵引和外固定器等。

（2）内固定：切开复位后，使用内固定物将骨折段固定在解剖位置。内固定物包括接骨板、螺丝钉、髓内钉和加压钢板等，但取出内固定物多需要二次手术。

3）功能锻炼。功能锻炼是在不影响固定的情况下，尽快地恢复患肢肌肉、肌腱、韧带、关节囊等软组织的舒缩活动。功能锻炼是尽早恢复患肢功能和预防并发症的重要保证。

（六）主要护理问题

1）疼痛：与骨折部位神经损伤、软组织损伤、肌肉痉挛和水肿有关。

2）有外周神经血管功能障碍的危险：与骨和软组织损伤、固定不当有关。

3）躯体活动障碍：与骨折、牵引或石膏固定有关。

4）潜在并发症：休克、脂肪栓塞综合征、骨筋膜室综合征、静脉血栓栓塞症等。

（七）护理措施

1. 急救护理

1）抢救生命。骨折患者，尤其是严重骨折患者，往往合并其他组织、器官的损伤。应评估患者全身情况，首先处理休克、昏迷、呼吸困难、窒息和大出血等可能威胁患者生命的情况。

2）包扎止血。绝大多数伤口出血可用加压包扎止血，大血管出血时可用止血带止血。最好使用充气止血带，并记录所用压力和时间。伤口用无菌敷料包扎，若骨折段已戳出伤口并已被污染，但未压迫重要血管和神经，则不应现场复位，以免将污染物带到伤口深处。

3）妥善固定。妥善固定可以防止骨折段活动，从而避免其对周围血管、神经或器官等重要组织的损伤，减轻疼痛，并便于搬运。

2. 非手术治疗的护理/术前护理

1）休息和活动。骨盆骨折患者卧床休息期间，髂前上棘、髂前下棘撕脱骨折者可取髋、膝屈曲位；坐骨结节撕脱骨折者应取大腿伸直、外旋位；骶、尾骨骨折者可在骶尾部垫软垫。协助患者更换体位，长期卧床者需练习深呼吸，进行肢体肌肉等长收缩训练。四肢骨折复位后，将患肢维持于固定体位，循序渐进地进行患肢功能锻炼，预防并发症的发生。其他未固定肢体可正常活动。

2）病情观察。观察患者意识和生命体征，患肢固定和愈合情况，患肢远端感觉、运动和末梢血液循环情况等。骨盆骨折常伴有严重并发症，常较骨折本身更严重，因此应进行重点观察和护理。

（1）腹膜后血肿：患者可有腹痛、腹胀等腹膜刺激征表现，大出血可造成失血性休克，甚至造成患者迅速死亡。护理人员应严密观察患者生命体征和意识变化，立即建立静脉通路，遵医嘱输血、输液，若经抗休克治疗仍不能维持血压，应配合医师及时做好术前准备。

（2）盆腔器官损伤：注意有无血尿、无尿或急性腹膜炎等表现。

（3）神经损伤：主要是腰骶神经丛与坐骨神经损伤。观察患者是否有括约肌功能障碍、下肢某些部位感觉减退或消失、肌肉萎缩无力或瘫痪等表现。

（4）脂肪栓塞与静脉栓塞：如患者突然出现胸痛、胸闷、呼吸困难、咳嗽、咯血、烦躁不安甚至晕厥时，应警惕肺栓塞的发生。手术前后常规采取预防栓塞的措施，包括鼓励患者勤翻身、抬高患肢、按摩下肢；早期开展功能锻炼，下床活动；适度补液、多饮水以避免脱水；避免下肢静脉穿刺，必要时遵医嘱使用抗凝药物。一旦出现脂肪栓塞或静脉栓塞，嘱患者绝对卧床，予以高流量氧气吸入、抗凝、溶栓等处理，同时监测生命体征、意识、血氧饱和度、血气分析和出凝血时间。

3）疼痛护理。根据疼痛原因对因、对症处理。创伤性骨折造成的疼痛，在现场急救中予以临时固定可缓解疼痛。疼痛较轻时可采取分散注意力、局部冷敷和抬高患肢等方法，疼痛严重时可遵医嘱给予镇痛剂。

4）患肢缺血护理。观察肢端有无剧痛、麻木、皮温降低、皮肤苍白或青紫、脉搏减弱或消失等血液灌注不足表现。

5）加强营养。指导患者进食高蛋白质、高钙和高铁的食物，多饮水。

3. 术后护理

1）四肢骨骨折术后，早期维持患肢于固定体位，鼓励患者积极进行功能锻炼、早期下床活动，及时拆除外固定，促进肿胀消退。

2）骨盆骨折术后，要严密观察患者生命体征变化；观察切口敷料；做好引流管的护理；指导患者取平卧位，双下肢抬高30°，保持外展中立位，皮牵引制动，防止患肢外旋内收；预防腹胀及并发症。

（八）健康教育

1）安全指导：指导患者及其家属评估家居环境的安全性，妥善清理可能影响患者活动的障碍物；指导患者安全使用步行辅助器械或轮椅，行走练习时需有人陪伴，以防跌倒。

2）功能锻炼：告知患者出院后继续功能锻炼的意义和方法，指导家属协助患者完成各种活动的方法。

3）复诊指导：告知患者若骨折远端肢体肿胀或疼痛明显加重，肢体感觉麻木，肢端发凉，夹板、石膏或外固定器械松动等，应立即到医院复查并评估功能恢复情况。

# 第二节　急性中毒的急救与护理

## 一、急性有机磷农药中毒的急救与护理

急性有机磷农药中毒指短期内大量有机磷农药进入人体，抑制了胆碱酯酶的活性，造成组织中乙酰胆碱大量积聚，出现以毒蕈碱样症状、烟碱样症状和中枢神经系统症状为主要表现的全身性疾病。

### （一）临床表现

急性有机磷农药中毒的发病时间与毒物的种类、剂量和侵入途径等有关。经皮肤吸收一般在 2～6 小时后出现症状，口服一般在 10 分钟至 2 小时内出现症状。

1. 毒蕈碱样症状

毒蕈碱样症状又称 M 样症状，主要是副交感神经末梢兴奋，类似毒蕈碱作用，出现最早。其具体表现：①腺体分泌增加，流涎、流泪、流涕、多汗、咳痰，严重者出现肺水肿等；②平滑肌痉挛，恶心、呕吐、腹痛、腹泻、尿频、气促或呼吸困难；③括约肌松弛，大小便失禁等，还有心率减慢和瞳孔缩小。

2. 烟碱样症状

烟碱样症状又称 N 样症状，主要是乙酰胆碱在神经－肌肉接头、交感神经节蓄积所致。其具体表现：①肌纤维颤动，开始为局部如眼睑、面、舌、四肢肌纤维颤动，逐渐发展至全身肌纤维颤动，有全身紧束感、压迫感，然后发生肌力减退和瘫痪，呼吸肌麻痹引起周围性呼吸衰竭。②交感神经节后纤维释放儿茶酚胺使血管收缩，出现皮肤苍白、血压升高、心律失常等。

3. 中枢神经系统症状

早期有头痛、头晕、疲乏、烦躁不安、失眠、共济失调、谵妄等，严重者出现抽搐、昏迷，可因呼吸中枢抑制而出现中枢性呼吸衰竭、死亡。

4. 局部损害

敌敌畏、对硫磷、敌百虫接触皮肤后，可引起过敏性皮炎，出现水疱和剥脱性皮炎；滴入眼内可引起结膜充血和瞳孔缩小。

5. 迟发性并发症

1）迟发性多发性神经病变：个别急性中毒患者，在重度中毒症状消失后 2～3 周，主要表现为肢体末端麻木、无力、下肢瘫痪和四肢肌肉萎缩等神经系统症状。

2）中间型综合征：少数患者在急性中毒症状缓解后和迟发性多发性神经病变发生

前，在急性中毒后 24～96 小时，突然发生死亡，称中间型综合征。中间型综合征的发生可能与胆碱酯酶长期受到抑制，影响神经－肌肉接头处突触后功能有关。患者死亡前可先有颈、上肢及呼吸肌麻痹。

3）中毒反跳：表现为急性中毒症状好转后数天至 1 周，突然再次昏迷、肺水肿或突然死亡，见于乐果、马拉硫磷口服中毒，可能与残留在皮肤、毛发和胃肠道的有机磷农药被重新吸收或解毒药减量过快、停药过早有关。

（二）辅助检查

1）全血胆碱酯酶活力测定：较特异的辅助诊断方法，对早期诊断、中毒程度分级和指导胆碱酯酶复活药的使用都很有意义。

2）血、胃内容物及可疑污染物有机磷测定。

3）尿中有机磷代谢产物测定：如接触敌百虫时，尿中三氯乙醇含量增高；对硫磷等其他含有对位硝基苯的毒物中毒时，尿中可排出对位硝基酚。

4）血液生化检查：血常规、肾功能、肝功能、心肌酶、电解质等。

5）动脉血气分析：呼吸衰竭者应及时做动脉血气分析。

6）肌电图检查：怀疑有机磷致迟发性多发性神经病变或中间型综合征时，可行肌电图检查。

（三）救治要点

彻底清除毒物（关键），消除乙酰胆碱蓄积，恢复胆碱酯酶活性，严密监测病情，防止中毒反跳，做好患者的心理疏导工作，掌握转诊指征。

1. 急救处理

1）彻底清除毒物，防止毒物继续吸收。首先要将患者立即撤离现场，脱去污染的衣服，用肥皂水清洗污染的皮肤、毛发和指甲。眼部污染可用 2% 碳酸氢钠溶液或生理盐水冲洗；口服中毒者用清水、2% 碳酸氢钠溶液（敌百虫忌用）或 1∶5000 高锰酸钾溶液（对硫磷忌用）反复洗胃，直至洗出的液体清澈、无异味为止。洗胃后给予硫酸钠导泻，必要时灌肠，促使进入肠道的毒物尽快排出。

2）应用特效解毒药物。一旦诊断，应在洗胃的同时尽早、足量使用特效解毒药（抗胆碱药和胆碱酯酶复活药）治疗，两者合用可取长补短，增强协同作用。

（1）抗胆碱药：应早期、足量、重复给药。临床上常选用阿托品，阿托品只阻断 M 受体，对缓解毒蕈碱样症状和对抗呼吸中枢抑制有效，但对缓解烟碱样症状和恢复胆碱酯酶的活性无效。阿托品化的表现包括瞳孔较前扩大、口干、皮肤干燥、颜面潮红、肺部啰音消失及心率增快（重度中毒患者用阿托品后，肺部啰音消失为最主要的阿托品化指征）。达阿托品化后，应采取减量—维持量—停药的步骤，以防病情反复。一般维持用药至症状、体征基本消失 24 小时后，病情无变化才能考虑停药观察。阿托品的持续用药时间一般为 3～7 天。

治疗中如出现瞳孔散大、狂躁不安、谵妄、抽搐、高热、心动过速、尿潴留等，提示阿托品中毒，应立即停用阿托品，补液、利尿，促进其排泄。症状重者用毛果芸香碱

5~10mg，皮下注射，15~30分钟重复1次；狂躁不安或抽搐者给予地西泮（安定）10~20mg肌内注射；高热者物理降温或采用冬眠疗法。

（2）胆碱酯酶复活药：可恢复胆碱酯酶的活性，但对已老化的胆碱酯酶无效。中毒后应尽早（3天内）、足量使用，可明显缓解烟碱样症状。常用药物有氯解磷定、碘解磷定、双复磷等。

3）重度中毒尤其是就医较迟、洗胃不彻底、吸收毒物较多者，血液灌流或血液置换可作为辅助排毒措施。

2．对症治疗

1）保持呼吸道通畅，呼吸困难、发绀时，立即吸氧。呼吸衰竭时进行人工辅助呼吸。

2）镇静抗惊：地西泮10~20mg肌内注射或静脉注射，必要时可重复。

3）维持循环功能，防治休克，纠正心律失常。

4）防治脑水肿：给予利尿脱水剂，常用20%甘露醇250mL快速静脉滴注，30分钟滴完，6~8小时重复1次。地塞米松大剂量短程治疗，30~60 mg/d，分数次静脉给药。

5）维持液体、电解质、酸碱平衡。

6）防治肺部感染、保肝治疗等。

（四）主要护理问题

1）体液不足、电解质平衡紊乱：与有机磷农药致严重吐泻、大量出汗有关。

2）有误吸的危险：与意识障碍、洗胃等有关。

3）营养失调：低于机体需要量。

4）知识缺乏：缺乏有机磷农药中毒的相关知识。

5）恐惧、焦虑：与担心预后有关。

（五）护理措施

1）高热抽搐时，给予物理降温。躁动剧烈者，遵医嘱使用镇静剂。

2）保持呼吸道通畅，呼吸困难立即给氧。遵医嘱注射呼吸兴奋剂。气管内分泌物多时，给予吸痰，并备好气管切开物品。

3）应用特效解毒剂时，应注意观察药物反应。阿托品化患者可出现口干、面色潮红、瞳孔较前扩大、烦躁、脉速等，但应注意避免阿托品中毒。

4）严密观察患者有无肺水肿和脑水肿体征，注意患者体温、脉搏、呼吸、血压、瞳孔、神志的变化。昏迷患者按昏迷常规护理。

（六）健康教育

1）预防指导。

（1）宣传农药相关知识，加强农药管理，要有专人保管，家中的农药应妥善安置，放在高处避免儿童接触。

（2）禁止用剧毒类农药灭虱蚊、苍蝇，禁止向人体或衣物上喷洒。使用农药的人员应穿长筒靴、长袖衣，戴帽子和口罩，用毕换去衣服，彻底清洗皮肤。

（3）禁用农药的包装袋放置粮食或衣物。

（4）禁止食用被农药毒死的牲畜及家禽。

2）发现可疑中毒患者应立即送往医院救治。

3）出院告知：患者应休息2～3周，按时服药，不可单独外出，以防发生迟发性多发性神经病变。

## 二、急性一氧化碳中毒的急救与护理

一氧化碳（carbon monoxide，CO）是无色、无臭、无味的气体，比空气轻，易扩散。此特性使CO在空气中达到致死浓度而不易被发觉，如吸入过量的CO可发生急性CO中毒。

### （一）临床表现

急性CO中毒对人体的危害主要取决于血液中碳氧血红蛋白占比（正常可达5%～10%），同时也与患者中毒前的健康状况、体力活动等有关。根据中毒表现及血液碳氧血红蛋白浓度，可将急性CO中毒分为轻、中、重三级。

1. 轻度急性CO中毒

轻度急性CO中毒血液中碳氧血红蛋白占比10%～20%，主要表现为嗜睡、淡漠、眼球转动不灵、感光能力差、头痛、头晕、耳鸣、恶心、呕吐、心悸、无力或有短暂的晕厥。离开中毒环境、吸入新鲜空气后，症状很快消失。

2. 中度急性CO中毒

中度急性CO中毒血液中碳氧血红蛋白占比30%～50%。除上述症状加重外，主要表现有昏睡、神志不清或浅昏迷，口唇、皮肤、黏膜和指甲出现樱桃红色，尤以面颊、前胸和大腿内侧皮肤更为明显，可伴有震颤和多器官一过性功能损害等。经积极抢救，患者吸入新鲜空气或氧气后，可很快苏醒。

3. 重度急性CO中毒

重度急性CO中毒血液中碳氧血红蛋白占比在50%以上。

1）除上述症状加重外，有突发昏倒、昏迷和惊厥等。昏迷可持续数小时至数天或更长，常并发肺水肿、脑水肿或脑疝而致呼吸衰竭或呼吸中枢麻痹，可于短期内死亡。

2）多器官损害。

（1）迟发性脑病：约占50%，多在急性中毒后1～2周内发生。80%患者的发病过程表现为中毒昏迷—中间清醒—迟发性并发症，20%左右患者无中间清醒期。急性痴呆占86%，行为紊乱为首发表现，头颅CT的异常率达87.5%，主要表现为双侧苍白球和皮质、白质低密度改变。预后与患者年龄、中毒昏迷时间及脑CT所示病变的严重程度密切相关。部分为可逆性。

（2）心脏损害：虽然心肌对缺氧不如脑组织那么敏感，但单位心肌组织的耗氧量大，每100g心肌组织每分钟耗氧量为8～10mL，心率增快使耗氧量亦随之增加，故出现循环系统症状时应高度重视。也有部分急性CO中毒患者没有出现意识障碍而表现为心源性休克。急性CO中毒患者中约70.5％出现心电图异常表现，约57.9％出现心肌酶谱异常。

（3）肝损害：肝动脉血氧摄取率接近脑组织，机体在缺氧情况下会产生大量乳酸，缺氧、乳酸堆积和高碳氧血红蛋白血症均可损害肝，可发生CO中毒性肝炎。

（4）肾损害：缺氧、高碳氧血红蛋白血症和CO共同作用于肾小球毛细血管壁上皮细胞，使其通透性增加，出现肌红蛋白尿，甚至引起急性肾衰竭。

3）其他表现：重度CO中毒者皮肤黏膜有时可不出现樱红色而呈苍白或青紫，约40％患者伴有红斑、水疱、血管神经性水肿和皮肤色素减退等损害。约20％患者伴有软瘫和四肢无力等周围神经病变，可并发筋膜间室综合征。急性CO中毒还可并发高热、惊厥和肺炎等。

（二）诊断要点

有CO吸入史，如冬季关闭门窗用煤炉取暖，同室人一起发病等。临床表现：轻度中毒者为头晕、头痛、恶心、呕吐、胸闷等；中度中毒者伴皮肤、黏膜呈樱红色；重度中毒者除上述症状外，可出现昏迷或惊厥、血压下降、呼吸困难等。测定血中碳氧血红蛋白占比在10％以上。

（三）救治要点

1. 脱离现场

CO比空气轻，救护者应俯伏入室，立即打开门窗，迅速将患者转移到通风的地方。

2. 纠正缺氧

迅速纠正缺氧状态，吸入氧气可加速碳氧血红蛋白解离，增加CO排出。吸入新鲜空气，CO释放出半量约需4小时，吸入纯氧可缩短至30～40分钟，吸入约300kPa（3个大气压）的纯氧可缩短至20分钟。高压氧治疗能增加血液中的溶解氧，提高动脉血氧分压（$PaO_2$），使毛细血管内的氧容易向细胞内弥散，迅速纠正组织缺氧。呼吸停止时，应及早进行人工呼吸或用呼吸机维持呼吸；危重患者可考虑血浆置换。

3. 防治脑水肿

严重CO中毒后，脑水肿可在24～48小时内达高峰。脱水疗法很重要，最常用的是20％甘露醇250mL，6～8小时给药1次，2～3天后颅压增高可减轻。腺苷三磷酸（adenosine triphosphate，ATP）、地塞米松也有助于缓解脑水肿。频繁抽搐者，首选地西泮10～20mg静脉推注，抽搐停止后，静脉滴注苯妥英钠0.5～1.0g，必要时可重复应用。

4．治疗感染

选择广谱抗生素，行血尿培养，根据检查结果调整抗生素。

5．控制高热

1）物理降温。头部用冰帽，体表用冰袋，如降温过程中出现寒战或体温下降困难。

2）冬眠疗法。此法适用于下列患者：昏迷 10 小时以上，经吸氧 6 小时仍未苏醒或昏迷程度仍未减轻者；肛温 39℃ 以上者；呼吸频率在 30 次/分钟以上或有呼吸衰竭表现者；循环衰竭、频繁抽搐和视网膜明显水肿者。人工冬眠对减轻脑水肿、维护脑功能也有一定作用。

6．促进脑细胞代谢

应用能量合剂，常用 ATP、辅酶 A（coenzyme A，COA）、细胞色素 C、大剂量维生素 C、吡拉西坦注射液、醒脑静。

7．预防并发症

保持呼吸道通畅，必要时行气管切开。定时翻身，预防压疮和肺炎。注意营养，鼻饲营养物质。心肌缺血明显者，给予扩血管药物。

（四）主要护理问题

1）急性意识障碍：与急性中毒引起中枢神经损害有关。
2）组织缺氧：与 CO 中毒有关。
3）颅压增高：与脑水肿有关。
4）有误吸的危险：与意识不清、呕吐有关。
5）有受伤的危险：与四肢抽搐、烦躁有关。
6）恐惧、焦虑：与突发疾病、环境陌生及担心预后有关。
7）潜在并发症：迟发性脑病。

（五）护理措施

1．严密观察病情变化

急性 CO 中毒发病急，病情轻重不一。护理人员应严密观察患者意识、瞳孔、血压、脉搏、呼吸、尿量，持续监测血氧饱和度，观察缺氧情况。对频繁抽搐、脑性高热或昏迷时间过长（超过 10 小时）者，可给予以头部降温为主的冬眠疗法，必要时静脉推注地西泮，使患者保持镇静，以免耗氧过多加重病情。3～5 天后，患者有较大的情绪波动、性格变化则应考虑是否发生中毒性精神病或痴呆，要及时报告医师，使患者及时得到救治。

2．做好基础护理，预防并发症

急性 CO 中毒患者昏迷期间，身体不能活动，肢体受压时间过长，易造成受压肢体组织缺氧、水肿、坏死。护理人员应定时协助患者翻身，按摩受压部位，应用气垫床。患者因意识障碍出现尿失禁或不能自行排尿，需留置导尿管。留置导尿管的患者每天冲洗膀胱1~2次，每周更换导尿管1次，同时注意会阴部清洁，导尿及冲洗膀胱应严格无菌操作，防止泌尿系统感染，并注意尿量观察。定时监测血生化、肾功能，保持水电解质平衡。

3. 心理护理

由于急性CO中毒发病突然，患者及其家属往往难以接受，表现为焦虑、抑郁。护理人员应耐心倾听患者诉说病情，引导患者正确认识病情，使患者树立战胜疾病的信心。

（六）健康教育

1）对清醒的患者应做好心理疏导，使其增强抗病信心，做好功能锻炼。

2）卫生宣教：进入高浓度CO场所，应戴CO防毒面具。家庭炉灶、煤气应符合要求。室内通风，火炉装烟囱，保持空气流通。

3）出院指导：加强功能锻炼，促进功能恢复，必要时行康复治疗。

# 第三节　常见意外伤害的急救与护理

## 一、中暑的急救与护理

中暑是由急性热应激引起体温调节功能障碍的急性中枢神经系统疾病。

（一）临床表现

中暑按病情轻重可分为以下几种。

1. 先兆中暑

在高温环境下，患者出现头晕、视物模糊、耳鸣、恶心、胸闷、心悸、无力、口渴、大汗、注意力不集中、四肢发麻，此时体温正常或稍高，一般不超过37.5℃，此为中暑的先兆表现。若此时及时采取措施，如迅速离开高温现场等，多能阻止中暑的发展。

2. 轻度中暑

除有先兆中暑表现，还有面色潮红或苍白、恶心、呕吐、气促、大汗、皮肤热或湿冷、脉搏细弱、心率增快、血压下降等呼吸、循环衰竭的早期表现，此时体温超过38℃。

3. 重度中暑

除先兆中暑、轻度中暑的表现，还伴有晕厥、昏迷、痉挛或高热。重度中暑还可分为以下类别。

　　1）热痉挛：在高温环境中，由于大量出汗，水和电解质丢失过多，如仅补充大量水分而补盐不足，可造成低钠血症、低氯血症，导致四肢无力、肌肉痉挛、疼痛，体温正常或偏低。严重患者出现肌肉痉挛伴收缩痛，呈对称性、阵发性，多见于健康的青壮年。

　　2）热衰竭：由于水、电解质的大量丢失，使有效循环血量明显减少，发生低血容量性休克。机体为了散热，心排血量大大增加，使心血管系统负荷加重，导致心血管功能不全或周围循环衰竭。

　　3）热射病（siriasis）：由于人体受外界环境中热原作用和体内热量不能通过正常生理性散热达到热平衡，使体内热蓄积，引起体温升高。

　　4）日射病（insolation）：在烈日的暴晒下，强烈的日光穿透头部皮肤及颅骨，引起脑细胞受损，进而造成脑组织的充血、水肿；由于受到伤害的主要是头部，所以，最开始出现的不适为剧烈头痛、恶心、呕吐、烦躁不安，继而可出现昏迷及抽搐。

（二）救治原则

　　1）立即脱离高温环境、迅速降温。
　　2）对症治疗，纠正水、电解质、酸碱平衡紊乱。
　　3）积极防治循环衰竭、休克和并发症。

（三）救治要点

1. 先兆中暑和轻度中暑的急救处理

　　1）改变环境。
　　2）降温（使体温<38℃，冷水冷敷）。
　　3）使用降暑药物：给予十滴水、仁丹、藿香正气水。

2. 重度中暑的急救处理

　　1）降温。
　　（1）物理降温：冰袋冷敷，乙醇擦浴，有条件者可使用控温仪（降温毯）。
　　（2）药物降温：与物理降温同时进行，首选氯丙嗪，调节体温中枢功能、扩张血管、松弛肌肉，降低耗氧。
　　2）纠正水、电解质平衡紊乱。每天进水量3000mL，还可静脉输入5％葡萄糖氯化钠注射液1500～2000mL；酸中毒者酌情静脉输入5％碳酸氢钠溶液200～250mL。
　　3）对症治疗。
　　（1）保持呼吸道通畅，并给予吸氧。
　　（2）脑水肿和颅压增高者：甘露醇脱水。
　　（3）心力衰竭：洋地黄制剂。
　　（4）肾衰竭：血液透析。
　　（5）弥散性血管内凝血（disseminated intravascular coagulation，DIC）：肝素＋抗纤维蛋白溶解药。

（四）主要护理问题

1）体温过高：与体温调节机制障碍有关。

2）有效循环血量不足：与出血、出汗和心功能不全有关。

3）低效性呼吸形态：与肺顺应性降低、呼吸肌疲劳、呼吸道阻力增加、呼吸道分泌物过多有关。

4）有感染的危险：与机体免疫力降低和侵入性操作有关。

5）出血：与凝血功能障碍、应激性溃疡有关。

6）潜在并发症：休克、DIC。

（五）护理措施

1. 有效降温

1）室温：20～25℃。

2）准确执行各种降温措施：①冰袋放置位置准确，及时更换，防止冻伤。②乙醇擦拭时应顺着动脉走行方向。③乙醇全身擦浴时，应拍打式擦拭背、臀及四肢。④使用控温仪（降温毯）时，应注意各管道连接严密，患者宜平卧。

2. 密切观察病情变化

1）观察降温效果。

2）监测患者脉搏、呼吸、血压、神志变化，以及皮肤出汗情况，防止发生虚脱、衰竭。

3）观察与高热同时存在的其他症状。

3. 保持呼吸道通畅

协助医师给予患者经口气管插管，呼吸机辅助呼吸，监测指尖脉搏血氧饱和度（$SpO_2$）、动脉血气分析及呼吸形态。

4. 预防感染

严格执行无菌操作。遵医嘱应用抗生素，并注意观察用药反应。保持病房空气新鲜，环境适宜。限制探视，减少感染因素。

（六）健康教育

1）指导患者在高温天气，不论运动量大小都要增加液体摄入量，不要等到感到口渴时再饮水。对于某些需要限制液体摄入量的患者，高温时的饮水量应遵医嘱。

2）注意补充盐分和矿物质。酒精类饮料和高糖分饮料会使人体失去更多水分，在高温时不宜饮用。同时，要避免饮用过凉的冰冻饮料，以免造成胃部痉挛。

3）少吃高油、高脂食物，减少热量摄入。

4）穿着质地轻薄、宽松和浅色的衣物。

5）高温时减少户外工作或活动。如必须进行户外工作或活动，则应每小时饮用500mL以上的水。

6）虽然各类人群均可受到高温影响，但婴幼儿、65 岁以上的老年人、患有精神疾病、心脏病和高血压等慢性病的人群更易发生危险，应格外予以关注。对于这些高危人群，在高温天气应特别注意，及时观察是否出现中暑征兆。

7）合理安排工作，注意劳逸结合。

## 二、烧伤的急救与护理

烧伤指热力（如沸液、热金属、火焰、蒸汽等）、电流、化学物质、放射性物质等导致机体组织损害，可伤及皮肤、皮下组织、肌肉、骨骼、关节、神经、血管、器官等。烧伤不仅是局部组织的损伤，在一定程度上可引起全身性的反应或损伤。

### （一）分类

烧伤主要分为热力烧伤、化学烧伤、电烧伤、放射性烧伤。

1）热力烧伤可由火焰、热水、热液、热气流、蒸汽、爆炸时高温、电火花和直接接触热物导致。热力烧伤是最常见的烧伤。

2）化学烧伤是化学物质与人体表面直接接触导致的组织损害。

3）电烧伤中由电火花引起的电弧烧伤程度较轻，电接触烧伤常常引起广泛的组织凝固坏死。电烧伤程度与电流、电压、电弧等大小有关。电烧伤临床表现为入口大、出口小，入口处损伤比出口处严重，组织深部损伤严重，易发生继发性出血。

4）放射性烧伤常由核辐射和电热力所致。

### （二）救治要点

1. 急救处理

烧伤急救原则是使患者迅速脱离致伤因素，进行必要的急救。对于轻症患者进行妥善的创面处理，对于重症患者做好转送前的准备和及时转送。

1）脱离致伤因素。

（1）热力烧伤时，将患者救离火源现场后，可采取迅速脱去着火衣物，立即卧倒就地慢慢滚动，扑、盖，用水浇灭等措施来灭火，切勿惊慌乱跑、呼喊或用手扑打，以免火借风势燃烧得更旺和引起呼吸道烧伤，或引起双手烧伤。中小面积的四肢烧伤，可将肢体浸入冷水中，以减轻疼痛和热力的损害。一般浸泡半小时，或到不痛为止。

（2）化学烧伤时，立即脱去被酸、碱或其他化学物品浸湿的衣物，创面迅速以大量清水长时间冲洗，不强调使用中和剂。磷烧伤时应立即以湿布覆盖创面，或将受伤部位浸入水中，以防磷遇空气继续燃烧。随后处理时应尽量将磷去除，再用 2％碳酸氢钠溶液湿敷创面，忌用油质敷料，以免磷溶于油中而加速吸收，引起中毒。

（3）触电后应立即断开电源，扑灭电火花引起的火焰。

2）保护创面。将创面用清洁的被单、衣物等包裹，以免污染和再损伤，不要用有颜色的外用药，以免影响对烧伤深度的评估。

3）镇静镇痛。烧伤患者都有较剧烈的疼痛并烦躁不安，应给予安慰和鼓励，使其情绪稳定、安静合作；酌情使用镇痛剂（如哌替啶），轻度烧伤患者可采用肌内注射或口服给药，重症患者可伴微循环障碍，肌内注射吸收不良，故需静脉给药。对于所用药物必须详细记录。

4）呼吸道的观察。对于颜面烧伤的患者，或烧伤发生在密闭环境中，很有可能发生呼吸道烧伤，抢救时应注意检查，嗅闻口腔有无烟熏味，观察痰中和口腔内是否存在碳颗粒，口腔黏膜是否红肿，声音是否嘶哑，有无呼吸困难，听诊有无呼气性哮鸣音。呼吸道受刺激后可很快出现喉头水肿引起窒息，要严密观察，做好气管切开的准备。

5）静脉补液。对于轻度烧伤患者可给口服含盐饮液，较大面积烧伤患者应及早给予静脉补液。

6）转送。重症患者最好在伤后3小时内转送到医院，否则应等到休克期渡过再转送为宜，切忌休克期转送。转送途中静脉输入生理盐水。转送途中忌用冬眠药物，以防出现直立性低血压。有呼吸道烧伤时以湿纱布覆盖口鼻，密切观察呼吸情况。患者的体位尽量与行驶方向垂直或采取足前头后的体位，以防止脑缺血和颠簸。

2. 初期处理

1）维持呼吸道通畅，并给予氧气吸入；建立静脉通路，应选择较粗的血管，使用套管针；酌情使用镇痛剂；肌内注射破伤风抗毒素。

2）创面初期处理（烧伤清创术）：目的是尽量清除创面污染。

（1）剔除创面局部及附近的毛发，修剪手指甲。

（2）以灭菌生理盐水冲洗创面，轻轻拭去表面黏附物，使创面清洁。

（3）正确处理水疱，浅Ⅱ度烧伤创面水疱小者可不予处理，大者可于底部剪破排空；深Ⅱ度烧伤创面应剪除水疱以防感染。

（4）Ⅲ度烧伤创面的残留表皮要尽量去除，外涂碘伏或磺胺嘧啶银，择期手术。

3）处理创面：正确处理创面是治疗烧伤的关键环节。

（1）处理原则。保护创面、减轻损害和疼痛、防止感染。Ⅰ度烧伤创面只需保持清洁；浅Ⅱ度烧伤创面要防止感染、减轻疼痛；深Ⅱ度烧伤创面要防止感染、保存残留上皮组织，促使结痂，争取痂下愈合；Ⅲ度烧伤创面要防止感染，保持焦痂完整、干燥，有计划地进行手术治疗。

（2）处理方法。

①包扎疗法：采用敷料对烧伤创面包扎、封闭、固定的方法。

目的：减轻创面疼痛，防止创面加深，预防创面感染；一定的压力可部分减少创面渗出、减轻创面水肿。

适用范围：适用于污染较轻、创面清洁的四肢浅度烧伤。

方法和注意事项：清创后的创面上先覆盖单层凡士林纱布，外加脱脂纱布和2～3cm厚的棉垫，然后以绷带由远端至近端均匀加压包扎。包扎时尽量使指趾端外露，以便观察肢体血运；指趾分开包扎，以防止发生并指畸形；注意关节的功能位，以免造成功能障碍。包扎后，肢体应抬高，并经常变换受压部位，经常检查敷料松紧、有无渗出、有无臭味和肢端循环状况。一般可在伤后5天更换敷料，如创面渗出多、有恶臭且伴有高热、创面跳痛，需及时换药检查创面。

②暴露疗法：将创面直接暴露于空气中。

目的：为创面局部提供一个温暖、干燥、不利于细菌生长繁殖的环境，可预防与控制创面感染。对深度烧伤则可抑制焦痂液化与糜烂。

适用范围：适用于颜面、会阴等不适于包扎部位的烧伤，以及严重污染和已经发生感染的创面。

方法和注意事项：将患者安放在铺有灭菌床单和纱布垫的床上，使创面直接暴露在温暖、干燥、清洁的空气中，可结合使用电热吹风或远红外线照射。为使创面充分暴露，应经常变换体位。为使腋窝、会阴得到充分暴露，患者应尽量取"大"字形体位。

病房要求：病房应清洁、舒适。采用暴露疗法的患者，不能用衣物保暖，因此病房温度应为 28～32℃，并有湿度监测仪及加热保暖措施，如各种烤灯；另外，病房还应具备通风设施和消毒隔离装置，如紫外线消毒仪。

3. 创面的观察

如创面出现水肿、渗出液增加、颜色转暗、加深，创缘下陷，上皮生长停止，腥臭，焦痂潮湿变色，肉芽血管栓塞，组织变性坏死及创缘出现炎性浸润，是创面脓毒血症或败血症的征象，应密切观察，随时记录。采用包扎疗法的患者如出现体温升高、创面疼痛加剧、持续性跳痛或烦躁不安，均应及时打开检查。

4. 处理感染

感染不仅会侵蚀组织影响创面愈合，而且可导致脓毒血症和其他并发症，必须认真处理，消除致病菌、促进组织新生。感染最易发生在受压迫或潮湿、隐蔽的部位，如腋窝、会阴等。感染的创面应及时引流，清除已溶解的坏死组织，选用湿敷、半暴露疗法或浸润等去除坏死组织。脓液应进行细菌培养并做药敏试验，正确选用抗生素，合理用药。

5. 预防并发症

1）低血容量性休克：预防低血容量性休克是休克期的处理要点，主要措施是补液、维持有效血容量。成人浅度烧伤面积＜15％，儿童＜10％（非头部烧伤），可口服烧伤饮料补充液体，一般不需静脉补液。大面积烧伤患者必须采用静脉补液，根据烧伤面积制订补液计划。

（1）补液的种类。一是胶体液：通常用血浆及血浆代用品，如血浆、羟乙基淀粉、右旋糖酐等。二是晶体液：通常用生理盐水或平衡盐溶液，如复方林格液、乳酸钠林格液等。三是水溶液：如5％或10％葡萄糖溶液。

（2）补液量：根据烧伤程度计算补液量，一般Ⅱ度、Ⅲ度烧伤患者的补液量按表1-2计算。

表1-2 烧伤患者的补液量计算方法

| 补液种类 | | 补液量 | |
|---|---|---|---|
| | | 成人 | 儿童 |
| 晶体液和胶体液 | 第一个24小时 | 1.5mL×面积（%）×体重（kg） | 2mL×面积（%）×体重（kg） |
| | 第二个24小时 | 第一个24小时所需量的1/2 | |
| | 第三个24小时 | 第一个24小时所需量的1/4 | |
| 水溶液 | | 2000～3000mL | 60～80mL/kg<br>100mL/kg（婴儿） |

（3）补液方法：补液速度应先快后慢，其中晶体液和胶体液的半量最好在伤后8小时内输完，水溶液则每8小时各输入1/3。晶体液、胶体液和水溶液要交替输入，特别注意不要在一段时间输入大量不含盐或胶体的液体。

2）感染。感染是烧伤三大死亡原因之一，应及早发现及时处理。感染全身症状的观察及处理如下。

（1）体温：患者出现高热伴寒战，革兰阴性杆菌感染时出现低体温。高热患者可采用各种物理或药物降温措施，同时增加补液量。低体温患者应注意保暖。

（2）脉搏、心率：休克期后患者心率一般在120～140次/分钟，感染时可增至140次/分钟以上。低体温时心率并不下降，出现体温、心率分离现象。

（3）呼吸：感染早期呼吸多快而浅，呼吸音粗，进一步可出现呼气性呼吸困难，后期出现张口、抬肩、点头呼吸。

（4）精神症状：早期症状多为兴奋，表现为烦躁、谵妄、幻觉。后期转为抑制，表现为表情淡漠、意识恍惚。此时应注意安全，必要时使用镇静剂。病房保持安静，减少对患者的刺激。

（5）胃肠道症状：主要有食欲减退、腹胀。

（6）实验室检查：血白细胞计数明显上升或下降。

3）肺炎。肺炎不仅是烧伤患者肺部并发症中最常见的，也是烧伤患者所有并发症中最常见的。

（1）保暖、避免受凉，保持室内空气清洁新鲜。保持室温28℃，相对湿度60%～70%。每日用含氟消毒剂拖地、擦桌椅3次。每日遮挡患者后用紫外线灯照射病室1次。清晨通风换气1次。

（2）定时翻身，促进排痰，保持呼吸道通畅以预防坠积性肺炎和肺不张。每2小时翻身1次，翻身后拍背协助排痰。鼓励患者咳嗽排痰，深呼吸以增强换气。对严重烧伤患者用烧伤翻身床定时翻身。对老年和儿童患者应协助其翻身。对害怕疼痛不愿翻身者，多做思想工作，以取得配合。对痰黏稠不易咳出者雾化后吸痰。对呼吸道烧伤、气管切开、神志不清者，随时吸痰，操作时严格执行无菌操作。对呼吸困难者，给予氧气吸入，成人2～6L/min，儿童1～4L/min。病情允许时取半坐卧位，以利呼吸。

（3）控制输液速度以防肺水肿。休克期保持尿量成人>30mL/h、儿童>20mL/h、婴儿>10mL/h、出现血色素尿者>50mL/h。感染期,输液速度控制为成人 40～60 滴/分、儿童 20～40 滴/分。对呼吸增快、呼吸困难,出现白色泡沫样痰和血性泡沫样痰者立即减慢输液速度,同时给予氧气吸入。

### (三)主要护理问题

1)有窒息的危险:与头面部、呼吸道或胸部等部位烧伤有关。
2)体液不足:与烧伤后大量体液自创面丢失、血容量减少有关。
3)皮肤完整性受损:与烧伤导致组织破坏有关。
4)自我形象紊乱:与烧伤后毁容、肢体残障及功能障碍有关。
5)营养失调,低于机体需要量:与烧伤后机体处于高分解状态和摄入不足有关。
6)潜在并发症:感染、应激性溃疡。

### (四)护理措施

**1. 维持有效呼吸**

1)保持呼吸道通畅。及时清除口鼻及呼吸道的分泌物;鼓励患者深呼吸、用力咳嗽及咳痰;对呼吸道分泌物多者,定时翻身及拍背,改变体位,以利于分泌物排出。

2)加强观察。若发现患者有刺激性咳嗽或咳黑痰、呼吸困难、呼吸频率增快、$SpO_2$下降、$PaO_2$下降等表现,应积极做好气管切开及气管插管的准备。

3)吸氧。中重度呼吸道烧伤患者多有不同程度缺氧,一般用鼻导管或面罩给氧,吸入氧浓度($FiO_2$)为 40％左右,氧流量 4～5L/min,合并 CO 中毒者可经鼻导管给予高浓度氧或纯氧吸入,有条件者积极采用高压氧治疗。

4)加强气管插管及气管切开后的护理。严格无菌操作,正确进行气管内吸引。给予蒸汽吸入、雾化吸入含有抗菌药物、糜蛋白酶的液体,保持呼吸道湿润,以控制呼吸道炎症及稀释痰液。

**2. 补充液体、维持有效循环**

1)建立静脉通路:迅速建立 2～3 条能快速输液的静脉通路,保证各种液体及时输入,尽早恢复有效循环血量。

2)合理安排输液的种类及速度:遵循先晶后胶、先糖后盐、先快后慢的输液原则,合理安排输液的种类及速度。

**3. 加强创面护理,促进愈合**

1)抬高肢体。肢体烧伤者,保持各关节处于功能位,适当地进行局部肌肉锻炼。观察肢体末梢循环情况,如皮温和动脉搏动。

2)保持敷料清洁和干燥。采用吸水性强的敷料,敷料被渗液浸湿、污染或有异味时应及时更换,包扎时压力均匀,达到要求的厚度和范围。

3)适当约束肢体。极度烦躁和意识障碍者,适当予以肢体约束,以防无意抓伤。

4)定时翻身。定时为患者翻身,以避免创面因长时间受压而影响愈合。

5)用药护理。定期做创面、血液及各种排泄物的细菌培养和药敏试验,合理应用广谱、高效抗菌药物及抗真菌药物，注意药物配伍禁忌，观察用药效果及不良反应。

6）病房温度。接受暴露疗法患者的病房温度应控制在 28～32℃，相对湿度 50%～60%。

（五）健康教育

1）烧伤是一种破坏很强的损伤，对患者以后的生活质量有很大的影响。因此，预防火灾发生至关重要。增强防火意识，进行安全操作是每个公民的义务。

2）在火灾现场，切记不要喊叫，应以湿毛巾掩住口鼻离开，以防呼吸道烧伤。

3）保护创面、隔离热源使创面不再继续受损，对预后很有利。例如，烫伤后，及时用凉水冲淋。

4）营养支持很重要，应鼓励患者增加蛋白质及维生素摄入量。

5）患者要以最佳的心理状态接受治疗，积极配合治疗和护理。

6）创面愈合后尽早进行功能锻炼，降低二次手术的概率。

## 三、淹溺的急救与护理

淹溺，又称溺水，指人淹没于水或其他液体中，由于液体、污泥、杂草等物堵塞呼吸道和肺泡，或因咽喉、气管发生反射性痉挛，引起窒息和缺氧，肺泡失去通气、换气功能，使机体所处于的一种危急状态。国际复苏联络委员会（International Liaison Committee on Resuscitation，ILCR）将淹溺定义为一种淹没或浸润于液态介质中而导致呼吸障碍的过程。

（一）病因

淹溺多见于儿童、青少年和老年人，常见原因有误落水、意外事故（如遇洪水灾害）等，偶有投水自杀者。

（二）发病机制

根据淹没的介质不同，分为淡水淹溺和海水淹溺两种类型。

1. 淡水淹溺

一般江河、湖泊、池塘中的水渗透压较血浆渗透压低，属于淡水。淡水淹溺约占全部淹溺的 90%，其中 50% 发生在泳池中。淹没于淡水后，通过呼吸道和胃肠道进入体内的淡水迅速进入血液循环，血容量剧增，可引起肺水肿和心力衰竭，并可稀释血液，引起低钠、低氯和低蛋白血症。低渗液体使红细胞肿胀、破裂，发生溶血，出现高钾血症和血红蛋白尿。过量的血红蛋白堵塞肾小管引起急性肾衰竭。高钾血症可致心搏骤停。

淡水吸入呼吸道最重要的临床意义是肺损伤，低渗性液体经肺组织渗透迅速渗入肺毛细血管，损伤气管、支气管和肺泡壁的上皮细胞，使肺泡表面活性物质失活，肺顺应

24

性下降，肺泡表面张力增加，肺泡容积急剧减少，肺泡塌陷萎缩，进一步阻滞气体交换，造成全身严重缺氧。

**2. 海水淹溺**

海水含钠量约是血浆的 3 倍以上，还含有大量的钙盐和镁盐。海水淹溺时其高渗透压使血管内的液体大量进入肺泡内，引起急性肺水肿、血容量降低、血液浓缩、低蛋白血症、高钠血症、低氧血症。此外，海水对肺泡上皮细胞和肺毛细血管内皮细胞的化学损伤作用更易促使肺水肿的发生。高钙血症可导致心律失常，甚至心搏骤停。高镁血症可抑制中枢和周围神经，导致横纹肌无力、血管扩张和血压降低。

**3. 其他**

如不慎跌入粪池、污水池和化学物贮槽时，可附加腐生物和化学物的刺激、中毒作用，引起皮肤和黏膜损伤、肺部感染及全身中毒。

**（三）临床表现**

缺氧是淹溺者最重要的表现。落水时间短者或人体吸入水量＜2.2mL/kg 时，可出现轻度缺氧表现，如口唇及四肢末梢发绀、面部水肿、四肢发硬、呼吸浅表。人体吸入水量＞10mL/kg 时，1 分钟内即可出现低氧血症，落水时间长者，出现严重缺氧，表现为面色青紫，口腔、鼻腔充满血性泡沫或泥沙，四肢冰冷，昏迷，瞳孔散大，呼吸、心搏停止，甚至溺死。另有患者因冷水强烈刺激引起喉头水肿和声带关闭，导致呼吸、心搏停止而死亡。

**（四）救治要点**

**1. 急救处理**

淹溺所致死亡的主要机制是缺氧，缺氧时间和程度是决定淹溺患者预后的最重要因素。尽快对淹溺患者进行通气和供氧是最重要的现场急救措施，可以促使患者自主呼吸和循环恢复。

1）水中营救：现场目击者在初步营救和复苏中发挥关键作用，应在保证施救者安全的前提下积极开展营救。

2）水中复苏：对于呼吸停止者，只有接受过训练的救援者在漂浮救援设施的支持下方可实施水上人工呼吸。

3）救离水中：立即将淹溺者救离水中。在不影响心肺复苏（cardio pulmonary resuscitation，CPR）的前提下，尽可能去除湿衣服，擦干身体，防止患者出现体温过低。

4）初期复苏：淹溺者一旦被救离水中，应立即遵循标准基础生命支持顺序进行复苏。

（1）清理呼吸道：迅速清除口、鼻腔中的污水、污物、分泌物及其他异物，有活动义齿者取出，并将舌拉出；对牙关紧闭者，可先掐住两侧颊肌，然后再用力将口张开、松解领口和紧裹的内衣、腰带，保持呼吸道通畅。

（2）CPR：清理呼吸道后应尽快实施CPR。①如没有呼吸或仅有濒死呼吸，应尽快给予 2~5 次人工通气，每次吹气 1 秒左右，并能看到胸廓有效的起伏运动。②由于此时肺顺应性降低及高呼吸道阻力，通常需要更长的吹气时间。但应注意，吹气压越高越可能造成胃膨胀，增加反流，并降低心排血量。③如果淹溺者对初次通气无反应，应将其置于硬平面上开始胸外按压，按压/通气比例为 30：2。由于大多数淹溺者在缺氧后会出现心搏骤停，因此，单纯实施胸外按压并无效果，应予以规范的 CPR。在 CPR 开始后应尽快使用自动体外电除颤器。

5）迅速转运：淹溺者经现场急救后，应及时转送至医院，进行下一步救治。搬运患者时注意有无头、颈部损伤和其他严重创伤，做好保护。

2. 院内急救

1）机械通气：尽早实施合理有效的机械通气对淹溺患者的救治至关重要。对于意识不清、呼吸急促、全身发绀、咳粉红色泡沫样痰、血压下降、血氧饱和度<85%，以及存在电解质、酸碱平衡紊乱的患者，应进行气管插管及机械通气。通气原则是保持充足的氧供和尽可能低的气道压力，同时在必要时利用支气管镜进行气道吸引和灌洗。此外，可使用镇静剂或肌松药以降低气道压力。当患者意识恢复、呼吸功能改善、循环稳定，并且血气分析和胸部 X 线检查结果好转时，可考虑撤机。

2）纠正低血容量，水、电解质和酸碱平衡紊乱：淡水淹溺者应适度限制液体摄入，并适量补充氯化钠溶液、血浆和白蛋白。海水淹溺者由于体液大量渗入肺组织，可能导致血容量减少，需要及时补充葡萄糖溶液、低分子量右旋糖酐和血浆，同时严格控制氯化钠溶液的使用，并注意纠正高钾血症和酸中毒。

3）防治急性肺损伤：应用糖皮质激素进行早期、短程、足量的治疗，以预防和治疗淹溺后的急性肺损伤或急性呼吸窘迫综合征（acute respiratory distress syndrome，ARDS）。

4）防治缺氧性脑损伤：淹溺后患者可能出现不同程度的缺氧性脑损伤，特别是呼吸衰竭的情况下。改善通气、维持血氧饱和度水平，并根据病情应用甘露醇、甘油果糖、白蛋白和呋塞米等药物，以减轻脑水肿和降低脑组织损伤。

5）防治低体温：如果淹溺后患者的体温低于 30℃，需要进行复温处理，使中心体温至少达到 32~35℃，以减少脑和肺的再灌注损伤。

6）对症处理：积极预防和治疗感染及多器官功能障碍等并发症。体外膜肺氧合（extracorporeal membrane oxygenation，ECMO）对于救治淹溺后难治性心搏骤停患者具有一定疗效。

（五）护理措施

1）观察病情：密切观察患者的血压、心率、心律、呼吸、意识和尿量的变化，观察有无咳痰，痰的颜色、性质，听诊肺部啰音。有条件者行中心静脉压监测，综合分析中心静脉压、动脉压和尿量情况，以指导输液治疗。

2）加强呼吸道管理：勤翻身、叩背及清除呼吸道分泌物，保持呼吸道通畅。

3）液体管理：对淡水淹溺者，应严格控制输液速度，从小剂量、低速度开始，防止短时间内摄入大量液体加重血液稀释和肺水肿。

4）复温护理：复温要求稳定、安全。复温的方法有以下几种。

（1）体表复温法：迅速将低体温者移入温暖环境，脱掉潮湿的衣服、鞋袜。采取全身保暖措施，如加盖棉被或毛毯，将热水袋用毛巾、衣服或毯子隔开，放腋下或腹股沟处；有条件者用电毯包裹患者躯体，亦可用热辐射（红外线和短波透热）进行复温等。

（2）中心复温法：低体温严重者，除体表复温外，也可采用中心复温法，如采用加温加湿给氧、加温静脉输液（43℃）等。

5）做好心理护理：向患者及其家属解释治疗措施及目的，消除其焦虑与恐惧心理，使其能积极配合治疗与护理。对自杀淹溺的患者应尊重其隐私，引导其积极对待人生、事业、他人等，提高心理承受能力。

## （六）健康教育

1）重视对初学游泳儿童的安全教育。

2）对从事水上作业者，定期进行健康检查。

3）进行水上自救相关知识和技能的训练，水上作业时应备有救生器材。

4）下水前要做好充分准备活动，不宜在水温较低的水域游泳。

5）乙醇会损害判断力和自我保护能力，下水作业前严禁饮酒。

6）避免在情况复杂的自然水域游泳，或者在浅水区跳水、潜泳。

7）有慢性或者潜在疾病者不宜从事水上作业。

# 第四节　其他危重症患者的急救与护理

## 一、心搏骤停

心搏骤停指各种因素引起的心脏突然停止跳动，丧失泵血功能，导致全身各组织严重缺血、缺氧。心搏骤停是临床上最危急的情况之一。一般情况下，心搏停止 10～15 秒意识丧失，心搏停止 30 秒呼吸停止，心搏停止 60 秒瞳孔开始散大固定，心搏停止 4 分钟糖无氧代谢停止，心搏停止 5 分钟脑内 ATP 枯竭、能量代谢完全停止。

CPR 是心搏骤停重要的急救措施，CPR 时间与患者的存活率有密切的关系。口对口呼吸法、胸外心脏按压法和体外电击除颤法构成了现代 CPR 的三大基本内容。

## （一）病因

1）冠心病是最常见的原因，其中 70% 患者于院外死亡。冠心病所致猝死 10% 发生于发病后 15 分钟内，30% 发生于发病后 15 分钟至 2 小时。

2）重症心肌炎。

3）呼吸停止，如气管异物、水肿引起呼吸道阻塞，脑部病变（肿瘤、出血、外伤）

导致颅压增高，可致呼吸停止。

4）严重的电解质平衡紊乱和酸中毒，严重的低血钾、高血钾、高血镁可引起心搏骤停。酸中毒时细胞内钾外移，血钾增高，心肌收缩力减弱。

5）毒物、药物中毒及药物过敏。

6）各种原因引起的休克。

7）溺水和电击伤。

8）其他中毒：有机磷、鼠药中毒，蛇咬伤导致蛇毒中毒等。

9）麻醉及手术意外：麻醉过深、气管插管及手术牵拉对迷走神经的刺激、心血管检查等可引起心搏骤停。

（二）病情评估

1．症状与体征评估

1）意识丧失，常伴有抽搐。

2）心音及大动脉搏动消失。

3）呼吸困难或停止。

4）瞳孔散大。

5）发绀。

判断依据应尽量简单，主要依据是患者突然意识丧失、颈动脉搏动消失。

2．心电图特征

1）心室颤动：心室肌发生极不规则的快速、不协调的颤动，心电图表现为 QRS 波群消失，代之不规则、连续的心室颤动波，频率为 200～400 次/分。

2）心室自主节律：也称电机械分离，心肌仍有生物电活动，出现缓慢而无效的收缩。心电图表现为宽而畸形、振幅较低的 QRS 波群，频率为 20～30 次/分。此时心脏已丧失排血功能，心音、脉搏消失。

3）心室静止：心电图呈一直线；心房、心室肌完全失去电活动，心电图上房室均无激动波，或偶见 P 波。

（三）急救措施

1．ABC 评估

确认患者的心搏、呼吸停止，立即置患者于平卧复苏体位，呼叫"120"，同时实施 CPR。当现场只有一人进行急救时，对于溺水、外伤、药物中毒及 8 岁以下儿童呼吸停止四种情况，先进行 1 分钟 CPR，再通知"120"。

2．辅助呼吸

在有条件的情况下，尽早给予有储氧袋的面罩呼吸囊或气管插管人工呼吸机辅助呼吸，早期给纯氧 30 分钟。

3．电除颤

发现心室颤动和无脉搏性室性心动过速立即给予 200J 电击除颤；若无效，分别给予 300J、360J 再次除颤；连续 3 次除颤无效，可考虑给药。

4．建立静脉通路

首选近心端或中心静脉给药；次选气管内给药，其给药剂量是静脉的2.0~2.5倍。

5．常用复苏药物

1）首选药物为肾上腺素 1mg，静脉注射，3~5 分钟后可重复使用；当心室颤动和无脉搏性室性心动过速引起心搏停止，可选用血管加压素 40U，静脉注射，只用 1 次。

2）对于室性心律失常，首选药物为利多卡因 1.0~1.5mg/kg，静脉注射，维持量 1~3mg/min。

3）顽固性心室颤动可用胺碘酮 300mg，静脉注射，维持量 1mg/min，微量注射泵维持 6 小时后再减为 0.5mg/min，静脉维持 18 小时。

4）对于尖端扭转型室性心动过速或疑有低血镁或难治性心室颤动，用硫酸镁 1~2g，静脉注射。

5）纠正酸中毒和高血钾，用 5％碳酸氢钠溶液 125mL（成人），根据血气分析调节用量。

6）调节血压：多巴胺遵医嘱使用，不同剂量对血压的调节作用不同。

7）寻找引起心搏骤停的常见原因并对症处理，如低血容量、低血钾、低体温、中毒、心脏压塞、气胸、缺氧、肺动脉栓塞、冠状动脉栓塞等。

（四）护理要点

1．一般护理

1）置单人抢救室或复苏室，抢救药品、物品应处于应急状态。

2）抢救场所保持良好的秩序。

3）抢救过程应及时记录，包括复苏开始时间、用药、抢救措施、病情变化及各种参数。

2．临床观察

1）评估复苏是否有效。

（1）面色、指甲、口唇发绀是否改善或消失。

（2）观察瞳孔有无缩小及对光反射是否存在。

（3）有无反射（睫毛反射、吞咽反射）。

（5）心电图波形。

2）监测生命体征。重点观察心律失常情况，持续体温、脉搏、呼吸、血压、心率和血氧饱和度监测。①体温过高者及时降温，过低会引起心室颤动。②注意心率的变化，因此时患者的心脏极不稳定，随时可出现再次停搏，过快、过慢均须及时提醒医师予以处理。③监测血压的动态变化，观察末梢血循环，根据血压与医嘱使用和调节升压药，维持血压在（90~105）/（60~75）mmHg，达到保证组织灌注和防止血压过高的目的。④观察呼吸，监测血氧饱和度和血气分析；$SpO_2$ 维持在 95％以上，每 30 分钟至 2 小时监测血气 1 次。保持呼吸道通畅，观察气管导管的位置、两肺呼吸音、呼吸机参数和运转情况。⑤监测中心静脉压、尿量，留置导尿管，观察和记录每小时尿量，严密记录 24 小时出入量，根据血压、心率、中心静脉压及尿量调整输液速度和量。

3. 用药护理

1）利多卡因过量会出现反应迟钝、烦躁、抽搐及心率变慢等。

2）使用升压药时注意局部渗出和管道通畅情况，注意局部皮肤是否有红、肿、热、痛和苍白。

3）多种药物静脉维持时注意配伍禁忌，碳酸氢钠和肾上腺素不能同时在同一条静脉通路中使用。

4）老年人应慎用甘露醇脱水，可引起不可逆的肾功能损害。必须使用时，使用过程中应严密观察肾功能。

4. 并发症的预防与护理

1）心律失常。严密监测心率、心律的变化，有无多源性室性期前收缩，室性期前收缩二联律、三联律，室性心动过速等现象，一旦发现及时处理。

2）DIC。严密观察口腔黏膜、皮肤的出血点，注意监测实验室检查结果，如凝血酶原时间、凝血谱等项目。

3）多器官功能障碍综合征（multiple organ dysfunction syndrome，MODS）。严密观察呕吐物、大便的次数及性状，注意应激性溃疡的发生，一般因缺氧引起的消化道出血在 MODS 中最早出现。注意球结膜水肿的情况，同时严密观察心、肺、肾等功能。

4）预防感染。加强皮肤、呼吸道、泌尿道的护理，预防感染。

## 二、脑血管病

脑血管病是由各种血管源性病因引起的脑部疾病的总称，可分为急性和慢性两种类型。急性脑血管病是一组突然起病的脑血液循环障碍性疾病，表现为局灶性神经功能障碍，甚至伴发意识障碍，又称为脑血管意外或脑卒中。急性脑血管病的主要病理过程为脑缺血和脑出血。慢性脑血管病指脑部因慢性的血供不足，导致脑代谢障碍和功能衰退。其表现隐袭、进展缓慢，如脑动脉粥样硬化、血管性痴呆等。

（一）概述

1. 血液供应

脑的血液由颈动脉和椎－基底动脉系统供应。

1）颈动脉系统：通过颈内动脉、大脑前动脉和大脑中动脉供应大脑半球前 3/5 部分的血液。

2）椎－基底动脉系统：通过两侧椎动脉、基底动脉、小脑上动脉、小脑前下动脉及小脑后下动脉和大脑后动脉供应大脑半球后 2/5 部分（枕叶和颞叶底部），以及丘脑后半部、脑干和小脑的血液。

2. 分类

1）缺血性脑血管病：多由于脑动脉硬化等引起脑动脉管腔狭窄、血流减少或完全阻塞，脑部血液循环障碍导致脑组织受损而出现一系列表现。临床较多见，占全部脑血管病患者的 70%～80%。

2）出血性脑血管病：多由长期高血压、先天性脑血管畸形等因素导致。由于血管破裂，血液溢出压迫脑组织，血液循环受阻，常表现出颅压增高、意识不清等。出血性脑血管病占全部脑血管病患者的 20%～30%。

3. 危险因素

1）高血压。高血压是脑血管病最重要的危险因素，尤其是出血性脑血管病。血压短期内急骤升高，造成血管破裂导致出血性脑血管病。正常血压情况下的出血性脑血管病比较少见。血压长期持续高于正常，发生脑卒中的危险性升高；血压越高，脑卒中的危险性越大。

2）吸烟。吸烟者脑卒中的发病率比不吸烟者高 2～3 倍；停止吸烟，发病率随之降低。

3）糖尿病。糖尿病患者的脑卒中发病率明显高于血糖正常人群。

4）高脂血症。高脂血症患者的脑卒中发病率明显高于血脂正常人群。

5）肥胖。控制体重不仅有利于预防脑卒中，而且对高血压、糖尿病、高血脂都会带来有益的影响。

6）久坐不动的生活习惯。久坐不动、活动量少，容易导致肥胖、高血压，也容易引起动脉血栓形成。

7）血液黏稠。血液黏稠容易形成血栓，血栓脱落堵塞脑血管则发生脑卒中。

8）心房颤动。慢性心房颤动容易在心脏内形成血栓，栓子脱落后随血流到达脑血管内导致脑栓塞。

（二）临床特征

1. 短暂性脑缺血发作

突然发病，局灶性神经功能缺失持续几分钟至几小时，多在 24 小时内完全恢复，在 CT 等影像学检查中无表现，但可反复发作。颈动脉系统的缺血发作以对侧肢体发作性轻度瘫痪最为常见。椎－基底动脉系统的缺血发作有时仅表现为眩晕、眼球震颤、共济失调。未经治疗的短暂性脑缺血发作患者约 1/3 之后可发展为脑梗死，1/3 反复发作，还有 1/3 可自行缓解。

2. 脑血栓形成

脑血栓形成是脑血管疾病中较常见的一种。供应脑部的动脉血管壁发生病理改变，使血管腔变狭窄，最终完全闭塞，导致某一血管供应范围的脑梗死。脑梗死分为白色梗死和红色梗死。

脑血栓形成常有血管壁病变基础，如高脂血症、动脉粥样硬化、糖尿病等，患者可能有短暂性脑缺血发作史，多在安静、血压下降时发病，起病较缓。脑血栓形成的临床表现与血液供应障碍的部位有关。颈内动脉，大脑前、中、后动脉，椎－基底动脉等血栓形成可出现相应动脉支配区的神经功能障碍。脑动脉深支管腔血栓形成，可造成大脑深部或脑干的小软化灶，称为腔隙性梗死。

脑血栓形成较常见且有特点的临床表现有单纯运动性脑卒中、构音障碍、手笨拙综合征、单纯感觉性脑卒中、共济失调性轻度偏瘫。也有一部分患者不出现临床表现，仅在影像学检查时被发现。

3. 脑栓塞

脑栓塞指来自身体各部位的栓子经颈动脉或椎－基底动脉系统进入颅内，阻塞脑部血管引起的脑功能障碍。栓子来源以心源性最常见，栓塞多见于颈内动脉系统，特别是大脑中动脉。由于栓子突然堵塞动脉，故起病急骤，且可多发。患者体格检查多见肢体偏瘫，常伴有风湿性心脏病和（或）心房颤动等体征。

4. 脑出血

脑出血的出血部位原发于脑实质，以高血压动脉硬化所致出血最为常见。脑出血80％位于大脑半球，主要在基底节附近；其次为各脑叶的皮质下白质；余者见于脑干、小脑、脑室。

根据破裂血管的部位不同，脑出血的临床表现各异。起病时血压明显增高，常见头痛、呕吐，伴脑局部病变的表现。

基底节区出血：常见对侧肢偏瘫、偏身感觉障碍及偏盲的"三偏征"。

脑叶出血：颅压增高和脑膜刺激征，对侧肢体有不同程度的瘫痪和感觉障碍，发病即昏迷。

脑桥中央区出血：深昏迷、针尖样瞳孔、四肢瘫痪、高热。

小脑出血：眩晕明显，频繁呕吐，枕部疼痛，共济失调、眼球震颤。严重者可出现脑干症状、颈项强直、昏迷。

脑室出血：可有一过性昏迷和脑膜刺激征，出血量多者出现昏迷、呕吐、去脑强直或四肢松弛性瘫痪。

5. 蛛网膜下腔出血

这里指原发性蛛网膜下腔出血，即脑部非外伤性动脉破裂，血液流入蛛网膜下腔。常见的病因是先天性动脉瘤和脑血管畸形。前者多位于颅底动脉环的分支处，常累及脑神经，以动眼神经功能障碍较多见。脑血管畸形常位于大脑前动脉和大脑中动脉供血区，部分患者可有癫痫发作史。

临床表现以突发剧烈头痛、呕吐、脑膜刺激征为主，少数有抽搐发作、精神症状及脑神经受累表现，以动眼神经麻痹多见。老年患者的临床表现常不典型，多表现为精神症状或意识障碍。

延迟性血管痉挛：蛛网膜下腔中血细胞直接刺激血管或血细胞破坏后产生多种血管收缩物质导致延迟性血管痉挛。其临床特征表现为在蛛网膜下腔出血后的2周内出现渐进性意识障碍和局灶性神经功能障碍，如肢体瘫痪等，而头颅CT检查无再出血征象。如早期识别、积极处理，可极大限度改善预后。

（三）治疗原则

脑血管病处理的基本原则是在抢救患者生命的同时，力求及早明确病变类型和可能的病因。

1. 急救措施

1）无法区别是出血性脑血管病或缺血性脑血管病时，则应该首先做如下处理。

（1）保持安静，患者平卧。

（2）保持呼吸道通畅，给氧。

（3）严密观察患者意识（意识的变化可提示病情进展）、眼球位置（供病变定位参考）、瞳孔（判断脑神经是否受累及是否发生脑疝）、血压、心率、心律、呼吸、体温（可反映颅压和病情程度）。

（4）调控血压，最好能维持在患者基础血压水平或 150/90mmHg 左右，不宜降得过低。

（5）加强护理，定时翻身、吸痰，保持大小便通畅，用脱水剂者应注意膀胱情况。

（6）保持营养和水、电解质平衡，如有头痛、呕吐等颅压增高症状，应予降颅压处理。

2）一旦缺血性脑血管病或出血性脑血管病诊断明确，应分别给予针对性处理。

2. 短暂性脑缺血发作

1）其治疗主要是防治高血压和动脉硬化，如有心脏病、糖尿病、高脂血症等应积极治疗，也可采用脑血栓形成的治疗方法，外科手术尚需根据患者的具体情况考虑。

2）短暂性脑缺血发作是一个多病因的疾病，应排除脑血管病以外的病因，如脑肿瘤等。

3）治疗原则是防止血栓进展及减小脑梗死范围。

3. 脑血栓形成

1）有高血压者使用降压药，降压不宜过快、过低，以免影响脑血流量。有意识障碍、颅压增高、脑水肿者使用脱水剂。

2）扩充血容量：适用于无明显脑水肿及严重心功能不全者。

3）溶栓药物：溶栓治疗是脑血栓形成的理想治疗方法，用于起病后极早期及缓慢进展性脑卒中。溶栓治疗过程中，应注意出血并发症。

4）抗凝治疗：过去主张用于进展性非出血性脑梗死，但抗凝治疗可能发生出血并发症，要求有较完善的实验室条件，随时监测，不断调整药物剂量。

5）可适当应用脑代谢活化剂，促进脑功能恢复。

6）手术治疗：对急性脑梗死导致脑肿胀及脑内积水者，可做脑室引流术或去除坏死组织，以挽救生命。

4. 脑栓塞

1）除治疗脑部病变外，要同时治疗导致脑栓塞的原发疾病。

2）脑部病变的治疗基本上与脑血栓形成相同。

3）脑栓塞常为红色梗死，溶栓治疗应慎重。

5. 脑出血

1）保持病房安静，防止继续出血。

2）积极防治脑水肿，降低颅压。

3）调控血压，改善血液循环。

4）加强护理，防治并发症。

5）手术治疗：如基底节附近出血，经内科治疗症状继续恶化、小脑出血血肿体积＞15mL或脑叶血肿体积＞45mL，但体质较好者，条件许可时可手术清除血肿。颅骨钻孔清除血肿的适应证和禁忌证尚未形成完全一致的意见。

6）注意事项：①应用高渗性利尿剂等脱水时要注意水、电解质平衡和肾功能。②若无颅压增高，血压应调控在发病前基础水平或150/90mmHg。③止血剂和凝血剂的应用尚有争议，但如伴有消化道出血或凝血功能障碍时考虑使用。④使用调控胃酸药以避免应激性溃疡。⑤有感染、尿潴留、烦躁或抽搐等，应对症处理。

6. 蛛网膜下腔出血

治疗原则是制止出血，防治继发性脑血管痉挛，去除出血的原因和防止复发。

（四）护理措施

1. 体位

1）急救体位。

（1）急性期应严格卧床，尽量少搬动患者，特别是出血性脑血管病急性期的重症患者，原则上应就地抢救。

（2）患者头部可放一软枕，抬高15°～30°，以促进静脉回流，减轻脑水肿，降低颅压。

（3）对于缺血性脑血管病，为防止脑血流量减少，患者可取平卧位。

（4）患者头偏向一侧，可防止误吸，保持呼吸道通畅。

2）康复体位。脑血管病的治疗包括两个重要阶段：一是急性期的治疗，二是恢复期的治疗与康复锻炼。从急性期治疗开始，不论患者意识清楚与否，护理人员都应注意患者肢体的正确摆放，防止出现畸形或肢体挛缩，使患者能获得最佳的功能恢复。

（1）仰卧位：患者头部枕于枕头上，躯干平展，在患侧臀部至大腿下外侧垫一个长枕，防止患侧髋关节外旋。患侧肩胛骨下方放一枕头，使肩上抬，并使肘部伸直、腕关节背伸，手指伸开，手中不握东西。患侧下肢伸展，可在膝下放一枕头，使膝关节屈曲，足底不接触物品，可用床架支撑被褥。

（2）健侧卧位：健侧肢体处于下方的侧卧位。患者头枕于枕头上，患侧上肢用枕头垫起，肩关节屈曲约100°，上肢尽可能伸直，手指伸展。患侧下肢用枕头垫起，保持屈髋、屈膝位，足部垫在枕头上，不能悬于枕头边缘。健侧肢体在床上取舒适的姿势，可轻度伸髋、屈膝。健侧卧位有利于患侧的血液循环，可减轻患侧肢体的痉挛，预防患肢水肿。

（3）患侧卧位：患侧肢体处于下方有助于刺激、牵拉患侧，减轻痉挛。患者头稍前屈，躯干后倾，用枕头稳固支撑后背，患侧肩前伸、肘伸直、前臂旋后、手腕背伸、手心向上、手指伸展。患侧下肢髋关节伸展、微屈膝。注意一定要保持患侧肩处于前伸位。

上述三种体位可交替变换。还可采取以下措施，保持正确体位：腋下放一枕头，防止上肢内收挛缩；患侧下肢足部放一稍软物体，以防足下垂；大腿外侧置沙袋，以防外旋。协助患者进行关节被动运动，每天至少 2 次。

2. 急救护理

1）镇静。许多患者会出现躁动，甚至可能导致自伤，这会对患者、照护者和家庭带来痛苦。躁动的常见病因为发热、血容量不足，去除病因后再考虑使用镇静剂及抗精神病药。

（1）推荐小剂量使用镇静剂：迅速起效的苯二氮䓬类最好，但剂量不宜过大，以免影响观察意识。必要时加用镇痛剂和神经镇静剂对症处理严重的头痛。剂量和服药时间应根据临床需要。

（2）慎用阿片类药物及其他呼吸抑制剂：尤其是当伴有颅压增高时更应注意，以免导致呼吸骤停。

（3）脑卒中后癫痫的治疗：首选抗惊厥药为苯二氮䓬类，静脉给予地西泮（5mg，推注时间要长于 2 分钟，最大量 10mg），可反复应用，随后应改用长效抗惊厥药。

2）控制血压。

（1）缺血性或出血性脑卒中后出现血压升高，一般不需要紧急治疗。在发病 3 天内一般不用抗高血压药，除非有其他疾患，如心肌梗死、梗死后出血、合并高血压脑病、合并主动脉夹层、合并肾衰竭、合并心脏衰竭。

（2）缺血性脑卒中需立即降压治疗的适应证：收缩压＞220mmHg、舒张压＞120mmHg 或平均动脉压＞130mmHg。需溶栓治疗者，应将血压严格控制在收缩压＜185mmHg，或舒张压＜110mmHg。

（3）对出血性脑卒中，一般建议比脑梗死患者更积极地控制血压。有高血压病史的患者，血压水平应控制在平均动脉压在 130mmHg 以下。刚进行手术后的患者应避免平均动脉压＞110mmHg。如果收缩压＜180mmHg、舒张压＜105mmHg，暂不降压。如果收缩压＜90mmHg，应给予升压药

3）高颅压。

（1）保持患者头部抬高 20°～30°。

（2）保持良好体位，避免颈静脉压迫。

（3）大多数患者可给予生理盐水或乳酸林格液静脉注射维持正常的血容量，速度 50mL/h。除非患者有低血压，否则应避免滴注速度过快，因为有增加脑水肿的危险。避免给予含糖溶液（怀疑低血糖者除外），此类溶液低渗，有增加脑水肿的危险。

（4）维持正常体温。

（5）渗透压治疗：如果有指征，可用甘油果糖、甘露醇治疗。

（6）保持正常通气（二氧化碳分压控制在 35～40mmHg 或略低水平）。

（7）对于轻、中度脑血管病者，如无缺氧，不常规给氧；如血氧饱和度<90％，给氧 2～4L/min，禁忌高浓度吸氧。

（8）如无病理性呼吸形态，血气分析提示中度缺氧，则给予吸氧即可。如果有病理性呼吸形态、严重低氧血症或高碳酸血症、有较高误吸风险的昏迷患者，建议早期行气管插管。

3. 心理护理

1）缓解恐惧与紧张情绪：通过细致的观察和全面的了解，分析患者的思想状态，以消除其内心的顾虑。当护理人员察觉到患者的情绪波动时，应向患者传授相关疾病的医学知识，强调情绪对治疗效果的重要影响，帮助患者维持积极的心理状态，以配合治疗，减轻紧张和恐惧。同时，护理人员应以热情、专业和自信的态度进行技术操作，激发患者的安全感。

2）克服依赖心理：对于处于恢复期的患者，家属和护理人员应协同工作，在患者病情稳定时，鼓励其自理生活，同时提供必要的支持与鼓励。向患者阐明进行力所能及的活动对肢体功能的恢复至关重要，并定期协助患者进行功能锻炼，以加速康复进程。

3）正确面对疾病：一旦发现患者出现绝望情绪，应及时与患者进行深入沟通，耐心倾听其感受，全面了解其产生悲观情绪的原因。通过介绍病情相似患者的康复案例，帮助患者建立战胜疾病的信心，正确认识疾病，积极参与治疗。

4）关注患者情绪波动：为了帮助患者摆脱痛苦、恐惧和忧虑，治疗和护理过程中应密切关注患者的情绪变化，保持和蔼的态度、热情的服务。护理人员应指导患者如何控制情绪，并告知家属极端情绪如大喜、大怒、大悲和恐惧可能诱发疾病复发。应重视患者情绪的稳定，特别是控制愤怒情绪，以降低复发风险。

（五）健康教育

Brunnstrom 将脑血管病后的功能恢复分为以下六个阶段。
1）第一期：松弛性瘫痪，无活动。
2）第二期：可引出联合反应、共同运动，出现痉挛。
3）第三期：随意出现的共同运动，痉挛增强。
4）第四期：共同运动模式打破，出现随意运动，痉挛减轻。
5）第五期：肌张力逐渐恢复，有随意精细运动。
6）第六期：运动接近正常水平。

大多数患者可按以上阶段逐渐恢复，但部分患者可因不同原因，停滞在某一阶段不再继续好转。一般情况下，第一期持续 7～10 天，不超过 14 天；第二期、第三期持续 2～4 周。

### 三、急性呼吸窘迫综合征

急性呼吸窘迫综合征（ARDS）指严重感染、创伤、休克等肺内外疾病后出现的以肺泡-毛细血管损伤为主要表现的临床综合征，是急性肺损伤（acute lung injury，ALI）的严重阶段或类型。其临床特征为呼吸频速和窘迫、难以纠正的进行性低氧血症。

#### （一）发病机制

ARDS 发病的共同基础是肺泡-毛细血管的急性损伤。肺损伤可以是直接性的，如胃酸或毒气吸入、胸部创伤等导致内皮或上皮细胞物理化学性损伤，更多见则是间接性肺损伤。虽然肺损伤的机制迄今未完全阐明，但已经确认它是全身炎症反应综合征（systemic inflammatory response syndrome，SIRS）的一部分。

1. 全身炎症反应

临床上严重感染、多发创伤是急性肺损伤和 ARDS 最主要的病因。

2. 炎症细胞

肺内炎症细胞都不同程度地参与 ARDS 的发病。

3. 炎症介质

炎症细胞激活和释放炎症介质是同炎症反应伴随存在的，密不可分。

4. 肺泡表面活性物质

研究表明，肺泡表面活性物质（pulmonary surfactant，PS）具有降低肺泡表面张力、防止肺水肿、参与肺的防御机制等功能。ARDS 过程中，肺泡表面活性物质的主要改变为功能低下、成分改变和代谢改变等。

#### （二）临床表现

ARDS 临床表现可以有很大差别，其取决于潜在疾病和受累器官的数目与类型，而不取决于正在发生的肺损伤的表现。

1）ARDS 多发病迅速，通常在受到发病因素刺激（如严重创伤、休克、败血症、误吸有毒气体或胃内容物）后 12~48 小时发病，偶有长达 5 天者。一旦发病，很难在短时间内缓解，因为修复肺损伤的病理改变通常需要 1 周以上的时间。

2）呼吸窘迫是 ARDS 最常见的症状，主要表现为气促和呼吸次数增多。呼吸次数大多在 25~50 次/分钟，其严重程度与基础呼吸频率和肺损伤的严重程度有关。

3）难以纠正的低氧血症、严重氧合功能障碍：变化幅度与肺泡渗出和肺不张形成的低通气或无通气肺区占全肺区的比例有关，比例越大，低氧血症越明显。

4）无效腔/潮气比值≥0.6 可能与更严重的肺损伤相关（健康人为 0.33~0.45）。

5）重力依赖性影像学改变：在 ARDS 早期，由于肺毛细血管膜通透性增高，可呈非重力依赖性影像学变化。随着病程进展，当渗出突破肺泡上皮细胞防线进入肺泡内后，肺部斑片状阴影主要位于下垂肺区，即重力依赖性影像学改变。

（三）诊断标准

我国最新 ARDS 诊断标准如下。

1）有原发病的高危因素。

2）急性起病，呼吸频数和（或）呼吸窘迫。

3）低氧血症：急性肺损伤时 $PaO_2/FiO_2 \leqslant 300mmHg$，ARDS 时 $PaO_2/FiO_2 \leqslant 200mmHg$。

4）胸部 X 线检查提示两肺浸润阴影。

5）肺动脉楔压（pulmonary artery wedge pressure，PAWP）$\leqslant 18mmHg$ 或临床上能除外心源性肺水肿。

凡符合以上 5 项可诊断急性肺损伤或 ARDS。由于 ARDS 病程进展快，一旦发生多数病情已相当严重，故早期诊断十分重要，但迄今尚未发现有助于早期诊断的特异性指标。

（四）治疗

ARDS 应积极治疗原发病，防止病情继续发展，更紧迫的是要及时纠正严重缺氧。在治疗过程中不应孤立对待 ARDS，而应将其视为 MODS 的一个组成部分。在呼吸支持治疗中，要防止呼吸机相关肺损伤（ventilator associated lung injury，VILI）、呼吸道继发感染和氧中毒等并发症的发生。

1. 呼吸支持治疗

1）机械通气。机械通气是 ARDS 的主要治疗方法，是近年发展较为迅速的领域。机械通气以维持生理功能为目标，选用模式应视具体条件及医师经验，参数设置高度个体化。目前多主张呼气末正压（positive end-expiration pressure，PEEP）水平稍高于压力-容积曲线的下拐点。近年来基于对 ARDS 的病理生理和呼吸机相关肺损伤的认识更新，一些新的通气策略开始应用于 ARDS 的临床治疗。其主要包括以下内容。

（1）允许性高碳酸血症策略：为避免气压-容积伤，防止肺泡过度充气，而故意限制气道压或潮气量，允许动脉血二氧化碳分压（$PaCO_2$）逐渐升高达 50mmHg 以上。

（2）肺开放策略：肺开放策略指 ARDS 患者机械通气时需要"打开肺，并让肺保持开放"，实施方法有多种，包括应用压力控制通气（pressure controlled ventilation，PCV）、反比通气（inverse ratio ventilation，IRV）及加用高的 PEEP 等，近年来也有学者主张用高频振荡法来实施肺开放策略。

（3）体位：若一侧肺浸润较明显，则取另一侧卧位，俯卧位更加有效，有效率达 64%～78%。其主要作用是改善通气/血流比值（V/Q）、减少动-静脉分流和改善膈肌运动。

其他新的通气方式包括部分液体通气、气管内吹气和比例辅助通气等，也在 ARDS 的治疗中得到应用。

2）ECMO。ARDS 经机械通气、氧疗后，呼吸功能在短期内无法纠正的情况下，可考虑 ECMO。ECMO 配合机械通气可以降低机械通气的一些参数，减少机械通气并发症的发生。

2. 改善肺微循环、维持适宜的血容量

1）研究表明，短期大剂量皮质激素治疗对早期 ARDS 或严重脓毒血症并没有明确的疗效。目前认为，对刺激性气体吸入、外伤骨折所致的脂肪栓塞等非感染性因素引起的 ARDS，以及 ARDS 后期，可以适当应用激素，尤其当 ARDS 是由肺外炎症导致时，可尝试早期大剂量应用糖皮质激素冲击治疗。ARDS 伴有脓毒血症或严重呼吸道感染者，早期不主张应用激素。

2）抗凝治疗如肝素的应用，可改善肺微循环，其他如组织因子、可溶性血栓调节素等正在进行临床试验。

在保证血容量、稳定血压的前提下，要求出入量保持轻度负平衡（$-1000 \sim -500\mathrm{mL/d}$）。在内皮细胞通透性增加时，胶体可渗透至间质内，加重肺水肿，故在 ARDS 的早期不宜给胶体液。当然，若血清蛋白浓度低则另当别论。

3. 营养支持治疗

ARDS 患者处于高代谢状态，应及时补充热量和高蛋白质、高脂肪食物。应尽早给予强有力的营养支持，可鼻饲或静脉补充营养。

4. 其他治疗探索

1）肺表面活性物质替代疗法：目前国内外有自然提取和人工制剂的肺泡表面活性物质，治疗婴儿 ARDS 有较好效果，但在成人患者中开展的 4 个随机对照研究结果表明，对严重 ARDS 并未取得理想效果。这可能与肺泡表面活性物质的制备、给药途径、剂量及给药时机有关。由于近年来的研究表明肺泡表面活性物质在肺部防御机制中起重要作用，将来肺泡表面活性物质的临床应用可能展现出令人兴奋的前景。

2）吸入一氧化氮（NO）：NO 在 ARDS 中的生理作用和可能的临床应用前景已有广泛研究。有报道将吸入 NO 与静脉应用阿米脱林甲磺酰酸联合应用，对改善气体交换和降低平均肺动脉压有协同作用。目前，NO 应用于临床尚待深入研究，并有许多具体操作问题需要解决。

3）免疫治疗：通过中和致病因子、对抗炎症介质和抑制效应细胞来治疗 ARDS。

（五）护理措施

1. 基础护理

1）口腔护理：每天进行 2 次口腔护理，减少细菌繁殖。

2）皮肤护理：定时翻身，每天温水擦浴 1 次，预防压疮。

3）排泄护理：留置导尿管者，保持引流通畅，防管道受压、反流，每天更换引流袋；便秘者必要时可给予缓泻剂或灌肠。

2. 呼吸道护理

保持呼吸道通畅和预防感染。应用呼吸机时，注意湿化呼吸道、定时吸痰，防止呼吸机管道脱落、扭曲，保持有效通气。吸痰并非遵循每2小时抽吸1次的原则，还应根据患者的症状和体征而定，如患者有缺氧症状、肺部听诊有痰鸣音或水泡音，应随时吸痰。对于气管切开的患者，除按常规护理外，注意加强呼吸道湿化和吸痰时无菌操作。

3. 机械通气的护理

1）监测及记录：在机械通气过程中，报警系统保持开启，定时检查并准确记录呼吸机应用模式及参数（潮气量、呼吸频率、$FiO_2$、PEEP、吸/呼时间比值、压力支持水平等）。同时，密切观察患者的病情变化，如意识状态、生命体征、皮肤和黏膜色泽等，并协助医师做好血气分析，加强各项呼吸功能的监测，为医师及时调整呼吸模式及各项参数提供客观有效的依据。

（1）通气模式与潮气量：ARDS时肺顺应性降低，生理性无效腔体积增大，增加了通气量的需求。增大潮气量可增加肺气体容量和功能残气量，促进氧合。但增加潮气量时应注意控制气道峰压在4.0kPa（$40cmH_2O$）以下，以预防气压伤及减少对血液循环系统的负面影响。在增加潮气量而低氧血症无明显改善情况下，可采用反比通气。

（2）PEEP：PEEP是ARDS施行呼吸治疗的首选方法。适当的PEEP可增加肺泡及肺间质压力，减少肺毛细血管渗出，促使血管外液吸收，减轻肺泡及间质水肿；可使萎陷的肺泡重新膨胀、肺功能残气量增加，肺顺应性增加，V/Q改善，从而改善肺换气功能，提高$PaO_2$。一般设置PEEP在$5\sim10cmH_2O$。反比通气时，吸气时间的延长可使平均气道压力和肺充气膨胀时间延长，有利于防止和治疗肺泡萎缩，并使PEEP降低，从而减轻由于PEEP过高对静脉回心血量和心排血量的不利影响。

（3）$FiO_2$的调节：早期应尽快纠正缺氧，以保证重要器官（如脑组织）的氧供。早期可用100%，$1\sim2$小时后降至$40\%\sim70\%$，以减少高浓度氧对肺泡的损伤。随后根据$PaO_2$或$SpO_2$调节$FiO_2$。

2）妥善固定气管插管：适当约束患者双手，防止意外拔管。因患者自主呼吸频率过快，气管插管后联合使用镇静剂与肌松剂，阻断患者自主呼吸，以保证机械通气效果。因此，气管插管一旦脱出或与呼吸机断开，则后果严重。应密切观察患者的呼吸情况，每班交接气管导管插入深度，严防导管移位或脱出。

3）密闭式气管内吸痰：气管内吸痰在ARDS机械通气患者的护理中非常重要，其目的是清理呼吸道分泌物，保持呼吸道通畅，改善肺泡的通气和换气功能。密闭式气管内吸痰能较好地维护机械通气状态，保证吸痰前后肺内压力相对稳定，同时还能防止带有细菌、病毒的飞沫向空气中播散。因此，可根据患者的一般情况、双肺呼吸音、气道压力、$SpO_2$、咳嗽等进行观察与判断，采取密闭式气管内吸痰法适时吸痰。吸痰时严格遵守无菌原则，密切观察患者$SpO_2$的降低幅度，避免高负压（>20kPa）、长时间（>12s）吸痰所致的急性肺不张。另外，需注意选择小于人工气道管径的密闭吸痰管，在每次吸痰后以无菌生理盐水冲净吸痰管内的分泌物，每24小时更换1次密闭吸痰装置。

4）观察镇静剂的效果：镇静剂有利于减轻机械通气患者的焦虑及插管不适，促进人机协调，保证机械通气效果。每$15\sim30$分钟评估1次镇静程度并进行药物剂量的调整，避免镇静不足或过度。在镇静剂使用过程中，加强患者的病情观察，根据意识、瞳孔、肢体活动及肌张力等变化，区分镇静过度与意识障碍。

5）防治呼吸性碱中毒：机械通气中常并发酸碱平衡紊乱。过度通气往往导致呼吸性碱中毒，应及时调节 $FiO_2$ 并适当加长呼吸机与患者气管套管之间的管道长度，增加生理性无效腔体积，以增加吸入气体中的二氧化碳浓度，从而有效地纠正呼吸性碱中毒。另外，注意定时复查动脉血气分析，根据血气分析结果调整通气参数，以保证患者充分的氧气供给及二氧化碳的排出。

6）预防呼吸机相关感染：

（1）严格执行手卫生制度，减少探视。

（2）严格执行无菌操作，如进行吸痰及各种侵入性检查、治疗时，均应遵守无菌原则。

（3）注意呼吸机管道的更换或使用一次性呼吸机管道。

（4）定时翻身、拍背、转换体位，及时吸痰，减少肺内痰液的潴留。

（5）气管插管者，气囊充气合适，以免胃内容物误吸。

（6）注意观察患者临床表现，监测体温、心率、白细胞计数等。

4. 特殊治疗措施的护理

1）控制性肺膨胀的护理。可由医师或护理人员遵医嘱实施肺膨胀。实施肺膨胀过程中严密监测循环功能及 $SpO_2$ 变化。吸痰后须重新选择最佳参数，施行肺膨胀。

2）俯卧位通气的护理。定时根据医嘱要求进行翻身，固定体位。如使用翻身床时，则根据要求调整翻身床角度，注意严防气管导管牵拉、脱落、扭曲，导致严重呼吸道阻塞。严密监测俯卧位时患者生命体征的变化及呼吸参数，尤其是呼吸道峰压、潮气量及 PEEP 的变化。

5. 心理护理

在接受机械通气治疗期间，患者可能会因为病房内的环境紧张、机器噪声及自身病情的严重性而产生强烈的紧张和恐惧心理。在这种情况下，护理人员应当及时对患者进行安慰和鼓励，解释机械通气治疗的重要性，并强调其积极的预后，以帮助患者树立战胜疾病的信心。同时，通过调节环境的温度、光线和噪声，创造一个舒适的环境，确保患者能够得到充分的休息。

由于人工气道的建立可能导致患者出现语言交流障碍，并可能引起焦虑和不安，护理人员可以通过与患者家属沟通来了解患者的日常生活习惯，并通过观察患者的表情、手势和眼神来理解他们的需求。此外，提供纸笔、日常生活图片或实物，可以帮助患者表达他们的需求，从而增加沟通的效率。当患者感到烦躁时，护理人员应与患者进行交流，播放他们喜爱的音乐或广播，以消除不良情绪，促进其配合治疗。对于极度烦躁且不配合治疗的患者，可以考虑使用镇静剂，通过静脉推注或持续静脉输注，使患者保持安静状态。

## 四、休克

休克是人体在各种病因打击下出现的以有效循环血量急剧减少，组织、器官的氧和血液灌注不足，末梢循环障碍为特点的病理综合征。目前休克分为低血容量性休克、感染性休克、创伤性休克、心源性休克、神经源性休克和过敏性休克六类，常见的是低血容量性休克、感染性休克和创伤性休克。

（一）发病机制和临床表现

休克是一个有着复杂病理生理过程的临床综合征。休克发生后机体重要器官微循环处于低灌注状态，导致细胞缺血缺氧、代谢异常，继续发展可导致细胞损害、代谢紊乱、组织结构损伤、重要器官功能失常，最终出现 MODS。根据微循环的改变可将休克分为三个阶段。

1. 代偿期

由于有效循环血容量显著减少，引起循环容量降低、动脉血压下降。此时机体通过一系列代偿机制调节和矫正所发生的病理变化，引起心率加快、心排血量增加以维持循环相对稳定，又通过选择性收缩外周和内脏的小血管使机体内血量重新分布，保证心、脑等重要器官的有效灌注。此时微循环内动静脉间短路开放，前括约肌收缩，表现为"只出不进"。循环血量减少，组织处于低灌注、缺氧状态，患者可表现为烦躁、恐惧、精神紧张、恶心、呕吐、面色与全身皮肤苍白、口唇和甲床发绀，出冷汗，尿量减少，脉搏增快，收缩压正常或偏低、舒张压轻度升高、脉压降低。若能在此时去除病因积极复苏，休克常较容易得到纠正。

2. 失代偿期

当休克继续发展，微循环将进一步将动静脉短路和直接通道大量开放，原有的组织灌注不足更为加重。毛细血管中血流淤滞，部分血管失去代偿性紧张状态，此时微循环内"只进不出"。临床表现为血压进行性下降，表情淡漠，反应迟钝，或有意识模糊，软弱无力，皮肤湿冷，肢端青紫，皮肤花斑，脉搏细速，血压下降至 60~80mmHg，脉压<20mmHg，浅表静脉萎陷，尿量<20mL/h。进一步加重时，患者可出现昏迷状态，呼吸急促，收缩压低于 60mmHg，甚至出现无尿。

3. 微循环衰竭期

当休克持续较长时间后，进入难治期或不可逆期，失代偿期出现的某些器官的微循环淤滞更加严重，由于组织缺少血液灌注，细胞处于严重缺氧和缺乏能量的状况，引起细胞自溶并损害周围其他的细胞，最终引起大片组织、整个器官乃至多个器官受损，出现 DIC 和 MODS，随着持续的重度组织灌注贫乏，细胞功能损害，导致微循环衰竭而死亡。

（二）治疗

1. 一般措施

1）使用抗休克裤。

2）保持呼吸道通畅，必要时行气管切开。

3）间歇给氧，6~8L/min。

4）保持安静，减少搬动，适当应用镇静剂。

5）取平卧位或头胸和双下肢抬高卧位。

**2. 补充血容量**

补充血容量是抗休克的根本措施。

**3. 治疗原发病**

只有处理原发病，抗休克措施才能奏效。

**4. 纠正酸碱失衡**

休克时因组织缺氧，常有不同程度的酸中毒，但在休克早期因过度换气，可发生呼吸性碱中毒，故一般不宜用碱性溶液，多数经充分扩容，特别是补充平衡盐溶液后，酸中毒即可得到纠正，但如休克和酸中毒严重，则必须补充碱性溶液。

**5. 应用心血管药物**

根据病情使用血管收缩剂（如去甲肾上腺素、间羟胺）、血管扩张剂（如酚苄明、酚妥拉明、异丙肾上腺素、多巴胺）和强心剂（如毛花苷C）。

### （三）护理

**1. 特级护理**

对休克患者24小时专人护理，制订护理计划，在实施过程中根据患者休克的不同阶段和病情变化，及时修改护理计划。随时做好重症护理记录。

**2. 严密观察病情变化**

至少每15～30分钟为患者测量脉搏、呼吸、血压，还应观察以下变化。

1）意识和情绪。休克患者可能出现的情绪变化包括烦躁、淡漠、恐惧。昏迷是全身组织、器官血液灌注不足的表现，应将患者取仰卧位，头及躯干抬高20°～30°、双下肢抬高15°～20°，防止膈肌及腹腔器官上移，影响心肺功能，并可增加回心血量，改善脑血流灌注。

2）皮肤色泽及温度。患者面色及口唇苍白，皮肤湿冷，四肢发凉，皮肤出现出血点或淤斑，可能为休克已进入DIC阶段。

3）血压、脉压和中心静脉压。休克时血压常低于80/50mmHg，脉压<30mmHg。对心功能差的患者，可放置Swan-Ganz导管，监测右房压、肺动脉压、PAWP及心排血量，以了解患者的血容量及心功能情况。

4）脉搏及心率。休克早期患者脉搏增快，随着病情发展，出现脉搏减速或心律不齐，甚至摸不到脉搏。

5）呼吸频率和深度。注意呼吸频率和深度，如呼吸增快、变浅、不规则，为病情恶化。当呼吸频率增至30次/分钟以上或下降至8次/分钟以下，提示病情危重。

6）体温。休克患者体温一般偏低，感染性休克的患者体温可突然升高至40℃以上，或骤降至正常体温以下，均提示病情危重。

7）瞳孔。注意观察患者双侧瞳孔的大小、对光反射情况，如双侧瞳孔散大、对光反射消失，说明脑缺氧和病情严重。

8）尿量及尿比重。休克患者应留置导尿管，每小时测 1 次尿量，如尿量少于30mL/h、尿比重增高，说明血容量不足；尿量在 30mL/h 以上，说明病情好转。若输入相当量的液体后尿量仍不足 30mL/h，则应监测尿比重和血肌酐，同时注意尿沉渣中的血细胞、球型等。疑有急性肾小球坏死者，更应监测血钠、尿钠和尿肌酐，以了解肾的损害情况。

3. 补充血容量

休克主要是全身组织、器官血液灌注不足引起的，应在监测血压及血流动力学的条件下调节输液速度。当中心静脉压低于正常值（6~12cmH$_2$O）时，应加快输液速度；当中心静脉压高于正常值时，说明液体输入过多、过快，应减慢输液速度，防止肺水肿及心肺功能衰竭。

4. 保持呼吸道通畅

休克（尤其是创伤性休克）患者常有呼吸反常现象，应随时注意清除患者口腔及鼻腔的分泌物，以保持呼吸道通畅，同时给予吸氧。昏迷患者口腔内应放置通气管，并注意听诊肺部，监测动脉血气分析，以便及时发现缺氧或通气不足。FiO$_2$一般为 40%~50%，氧流量为每分钟 6~8L。

5. 应用血管活性药物

1）从低浓度、慢速开始。休克患者应用血管活性药物，应从低浓度、慢速开始，每 5 分钟监测 1 次血压，待血压平稳后改为每 15~30 分钟监测 1 次。并按等量浓度严格控制输液速度，维持血压稳定。

2）严防液体外渗。静脉滴注升压药时，严防液体外渗，以免造成局部组织坏死。出现液体外渗时，应立即更换输液部位，外渗部位用 0.25%普鲁卡因做血管周围组织封闭。

6. 并发症的预防与护理

1）防止坠床。对神志不清、烦躁不安的患者，应固定输液侧肢体，并加床栏防止坠床，必要时用约束带将患者四肢固定于床旁。

2）口腔感染。休克、神志不清的患者，由于唾液分泌少，容易发生口腔感染。床旁应备口腔护理包。根据口腔 pH 值选择口腔护理液，每天做 4 次口腔护理，保持口腔清洁。神志不清的患者做口腔护理时，要认真检查口腔黏膜有无异常。

3）肺部感染。休克、神志不清的患者由于长期处于平卧位，活动受限，易发生坠积性肺炎。应每天雾化 4 次，定时听诊双肺部以了解肺部情况，必要时给予吸痰。

4）压疮。休克患者由于组织灌注不足，加之受压部位循环不良，极易发生压疮。因此，应注意皮肤护理，保持皮肤清洁、干燥，卧位舒适，定时翻身，按摩受压部位及骨隆突处，检查皮肤有无损伤，并严格交接班。

## 五、急性心肌梗死

急性心肌梗死（acute myocardial infarction，AMI）指由于冠状动脉供血急剧减少或中断，引起相应的心肌细胞发生严重而持久的急性缺血性坏死。临床上可有严重而持久的胸痛、急性心力衰竭、休克、严重心律失常等表现，或伴有低热、白细胞计数升高、红细胞沉降率加快等，并有特征性的血清心肌酶学及心电图动态改变。

### （一）病因与诱因

1. 病因

急性心肌梗死的基本病因是冠状动脉粥样硬化（偶为冠状动脉栓塞、炎症、先天性畸形、痉挛和冠状动脉口阻塞），造成一支或多支血管腔狭窄和心肌供血不足，而侧支循环尚未建立。一旦血供急剧减少或中断，使心肌严重而持久地急性缺血达 1 小时以上，即可发生心肌梗死。

2. 诱因

凡是能增加心肌耗氧量或诱发冠状动脉痉挛的体力和精神因素，都可能使冠心病患者发生急性心肌梗死，常见的诱因有以下几点。

1）过度劳累：进行不能胜任的体力劳动，可使心脏的负担明显加重，心肌需氧量突然增加，而冠心病患者的冠状动脉已发生硬化、狭窄，不能充分扩张而造成心肌短时间内缺血。

2）激动：激动、紧张、愤怒等激烈的情绪变化使血压剧升，心肌耗氧量剧增。

3）暴饮暴食：进食大量高脂肪、高热量的食物后，血脂浓度突然升高，导致血液黏稠度增加、血小板聚集性增高，在冠状动脉狭窄的基础上形成血栓，引起急性心肌梗死。

4）寒冷刺激：突然的寒冷刺激使冠状动脉痉挛、收缩，附着在血管壁上的栓子容易导致管腔阻塞，可能诱发急性心肌梗死。

5）便秘：便秘时用力屏气使腹压增高，加重心肌缺血、缺氧而导致心肌梗死。

6）心排血量下降：休克、手术、出血或严重心律失常导致心排血量下降，冠状动脉血流量锐减。

### （二）临床表现

1. 先兆症状

1）突然的、严重的心绞痛发作。

2）原有的心绞痛性质改变，或诱因不明显，在安静休息时发作，含服硝酸甘油疗效差。

3）疼痛时伴有大汗、恶心、呕吐、心律失常、低血压等。

4）心绞痛发作时，出现心功能不全表现或原有心功能不全表现加重。

5）心绞痛发作时心电图出现 ST 段抬高呈弓背向上型，T 波倒置或高耸，病理性 Q 波。

2. 典型症状

1）疼痛：发生急性心肌梗死时，最先出现的症状是突发的胸骨后或心前区剧痛，多无明显诱因，程度较重、持续时间较长，多在半小时以上，有时可达数小时或数天，休息或含服硝酸甘油多不能缓解。患者常伴烦躁不安、大汗、恐惧或有濒死感。

2）全身症状：一般在疼痛发生后 24～48 小时出现，表现为发热、心动过速、白细胞计数增高和红细胞沉降率增快等。体温可升高至 38℃ 左右，很少超过 39℃，持续约 1 周左右。

3）胃肠道症状：疼痛剧烈时常伴频繁的恶心、呕吐和上腹胀痛，肠胀气也较多见，重症者可发生呃逆。

4）心律失常：在发病的 1～2 周内，尤其在 24 小时内，75%～95% 的患者出现各种心律失常，以室性心律失常最多见，房室传导阻滞和束支传导阻滞也较多见。可伴有乏力、头晕、晕厥等症状。

5）低血压和休克：疼痛时出现血压下降，但未必是休克表现。如疼痛缓解而收缩压仍低于 80mmHg，且有烦躁不安、面色苍白、皮肤湿冷、脉细而快、大汗淋漓、尿少（少于 20mL/h）、神志不清，甚至发生晕厥，则为休克表现，多发生于起病后数小时至 1 周内。

6）心力衰竭：主要为急性左心衰竭，为心肌梗死后心脏舒缩能力显著减弱、不协调所致。其表现为呼吸困难、咳嗽、发绀、烦躁等，重者可发生肺水肿，随后可发生颈静脉怒张、肝大、水肿等右心衰竭表现。右心室心肌梗死者可一开始就出现右心衰竭表现，伴血压下降。

（三）诊断

1）病史：缺血性胸痛的临床病史。

2）心电图的动态演变。

3）心肌坏死的血清心肌损伤标志物浓度动态改变。由于心肌细胞不可逆的损害、坏死，释放大量心肌酶入血液循环，所以血清心肌酶水平大大增加，在急性心肌梗死病程中动态测定心肌酶的水平，对确诊、分期、监护、评估梗死面积及判断预后均有较为重要的意义。

（四）急救要点

1. 院前急救措施。

1）立即让患者平卧休息，保持镇静。

2）给予含服硝酸甘油 0.3～0.6mg 或硝酸异山梨酯（消心痛）10mg，也可用上述药物的气雾剂。

3）镇静镇痛，可用吗啡 5～10mg 皮下注射，或盐酸哌替啶 50～100mg 肌内注射。

4）有条件时给予吸氧，4～6L/min。

5）当心率<50 次/分钟时，可用阿托品 0.5mg 静脉注射或 1mg 肌内注射。

6）发现心搏骤停时，立即进行 CPR。

2. 紧急溶栓治疗

1）询问患者是否有脑血管病病史、活动性出血和出血倾向、严重而未控制的高血压、近期大手术或外伤史等溶栓禁忌证。

2）溶栓前先检查血常规、出凝血时间和血型。

3）迅速建立静脉通路，遵医嘱应用溶栓药物，注意观察有无不良反应：过敏反应表现为寒战、发热、皮疹等；低血压，收缩压<90mmHg；出血，包括皮肤黏膜出血、血尿、便血、咯血、颅内出血等，一旦出血，应紧急处置。

4）溶栓疗效观察。

3. 紧急置入冠状动脉支架

在 ST 段抬高和新出现或怀疑新出现左束支传导阻滞的急性心肌梗死患者，在条件适宜的导管室，于发病 12 小时内或虽超过 12 小时但缺血症状仍持续时，对梗死相关动脉进行经皮冠状动脉介入治疗（percutaneous coronary intervention，PCI）。

（五）护理措施

1. 一般护理措施

1）严密监护：对急性心肌梗死患者，应立即收入冠心病监护病房，进行生命体征的严密监护，观察有无心肌梗死并发症。一旦发现病情变化，应立即通知医师并积极处理。

2）给氧：给予持续低流量吸氧，卧床休息，注意保暖。

3）保证静脉通路通畅，有条件者可留置中心静脉导管或肺动脉导管进行监测。

4）饮食与休息：发病后 4～12 小时给予流质饮食，以减轻胃扩张。随后过渡到低脂、低胆固醇、清淡饮食，提倡少量多餐。发病 12 小时内应绝对卧床休息，保持环境安静，限制探视，并告知患者及其家属休息可以降低心肌耗氧量和交感神经兴奋性，有利于缓解疼痛，以取得他们的配合。

2. 并发症的护理。

1）心律失常：心肌梗死最常见的并发症。常见的心律失常有室性期前收缩、室性心动过速、心室颤动、窦性心动过缓、房室传导阻滞、室上性心动过速、心房颤动、心房扑动。

2）心源性休克：多发生于心肌梗死后 24 小时内，表现为低血压、出冷汗、面色苍白、意识障碍、脉搏细弱、呼吸浅而快及尿量减少等。

3）心功能不全：先出现呼吸困难、咳嗽、发绀、心率增快、肺部啰音等左心衰竭表现，继之出现肝大、下肢水肿、颈静脉怒张等右心衰竭表现。

4）心室壁破裂：常发生于心肌梗死后 1 周内，特别是 1～3 天内。多为心室游离壁破裂，会造成心包积血引起急性心脏压塞而猝死。

5）乳头肌功能不全或断裂：特点为二尖瓣脱垂合并关闭不全，心尖区出现全收缩期杂音，可引起急性左心衰竭。乳头肌断裂多见于下壁心肌梗死，可迅速发生肺水肿，患者常在数天内死亡。

6）室壁瘤：由于心肌梗死的瘢痕部位既薄又无收缩功能，心室腔压力可使之向外膨出，从而形成室壁瘤。室壁瘤的表现：①心功能不全或心力衰竭加重。②心尖搏动弥散或外移，呈收缩期抬举。③心电图呈 ST 段持续性抬高。④X 线平片显示心影有局限性膨出。⑤心室造影可见心脏局限性外突。⑥可出现严重室性心律失常。⑦栓塞，心肌梗死时有血液凝固性增高倾向，加之血压下降、血流缓慢、卧床等因素，故易形成血栓。如为左室室壁瘤的附壁血栓脱落所致，可引起脑、肾、脾或四肢等处的动脉栓塞。下肢静脉血栓脱落可致肺栓塞。

7）心肌梗死后脑卒中：多见于有明显脑动脉硬化的老年患者。由于心肌梗死导致心排血量突然下降，造成脑供血不足，进一步引起脑血栓形成、脑软化、脑出血、癫痫发作、精神障碍等脑卒中表现。

8）梗死后综合征：一种较少见的并发症，于心肌梗死后数周至数月内出现，表现为心包炎、胸膜炎或肺炎，临床上有胸痛、发热、白细胞计数增高、红细胞沉降率增快、心包及胸膜摩擦音等，可能是自身免疫性改变所致，肾上腺皮质激素有明显疗效。

9）肩手综合征：发生于起病后数周到数月内，表现有肩臂强直、活动受限伴疼痛，主要累及左侧，有肌萎缩、水肿等，可能与心肌梗死后肩臂活动减少及梗死后反射性神经营养障碍有关。此种并发症临床上较为少见。

3. 心理护理

急性心肌梗死患者可表现出恐惧、焦虑、忧虑、抑郁、悲观、失望、无助等心理。护理人员要做到工作有条不紊、忙而不乱，以娴熟的护理技术缓解患者的不安情绪。针对不同患者的心理特点进行个性化的心理护理，耐心倾听患者的诉说，理解患者、同情患者。

4. 便秘的护理

合理饮食，及时增加富含纤维素的食物，如水果、蔬菜；适当进行腹部按摩（顺时针方向）以促进肠蠕动。一般在患者无腹泻的情况下常规应用缓泻药，以防止便秘时用力排便导致病情加重。允许患者床边使用坐便器，排便时应提供屏风遮挡。告知患者若出现排便困难，应立即告知医护人员，可使用开塞露或低压盐水灌肠。

5. 生活护理。

卧床休息期间为患者提供全面的生活护理。

（五）健康教育

1. 饮食指导

急性心肌梗死患者恢复后均应调整饮食，以减少再发。适当控制进食量，禁吃刺激性食物，少吃动物脂肪及其他胆固醇含量较高的食物。

**2. 戒烟**

戒烟是急性心肌梗死后的重要二级预防措施。急性心肌梗死后继续吸烟者，再梗死和死亡危险增高 22%~47%。应积极劝导患者戒烟，并实施戒烟计划。

**3. 避免诱发因素**

指导患者积极治疗高血压、高脂血症、糖尿病等疾病。告知患者及其家属，紧张、劳累、情绪激动、便秘、感染等是急性心肌梗死的诱因，应注意尽量避免。

**4. 心理指导**

患者因对今后工作能力和生活质量的担心，多有焦虑情绪。应充分理解患者，并指导患者保持乐观、平和的心情，正确对待自己的病情。创造一个良好的身心修养环境，当患者出现紧张、焦虑、烦躁等不良情绪时，应设法进行疏导，必要时争取患者工作单位领导和同事的支持。

**5. 运动指导**

建议患者出院后进行康复锻炼。达到最大心率的 40%~60% 的低强度运动是安全有效的。运动方式包括步行、慢跑、太极拳、骑自行车、游泳、健美操等，每周运动 3~4 天，开始时每次 10~15 分钟，逐步延长到每次 30 分钟以上。避免剧烈运动、竞技性运动、运动时间过长。

**6. 用药指导**

指导患者遵医嘱服药，告知药物的作用和不良反应，并教会患者定时测脉搏、定期门诊随诊。若胸痛发作频繁、程度较重、时间较长，服用硝酸酯制剂疗效较差时，提示发生急性心血管事件，应及时就医。

**7. 照护者指导**

急性心肌梗死是心源性猝死的高危因素，应教会照护者 CPR 的基本技术以备急用。

# 第五节 危重症患者的监测技术

## 一、体温监测

体温监测又称体温测量，指对人体内部温度进行测量从而为疾病诊治提供依据的方法。

（一）体温计种类

1）水银体温计：临床上最常用的一种体温计。

2）电子体温计：有热敏电阻体温计和温差电偶体温计两种。电子体温计不仅可以制作成类似水银体温计的断续测量的体温计，还可以做成可以连续测量的体温计（每秒测量 1 次），为实现连续测量体温提供了极大的帮助。

3）红外线体温计：主要用于测量鼓膜温度。

## （二）体温测量部位

1）直肠温度：为中心温度，亦称肛温。测量时可将体温计置于肛门深部，儿童插入肛内 2～3cm，成人插入肛内 6～10cm。临床上应用较多，但易受粪便影响。

2）食管温度：为中心温度，需要将体温测量探头放置在咽喉部或食管下段进行测量。

3）鼻咽温度：将体温计插到鼻咽部或鼻腔顶测得鼻咽温度，可间接反映脑部温度。

4）鼓膜温度：将专用的鼓膜体温测量探头置于外耳道内鼓膜上即测得鼓膜温度，可反映流经脑部血流的温度，与脑部温度非常接近。

5）口腔温度和腋下温度：腋下温度一般比口腔温度低 0.3～0.5℃，将腋下温度加 0.5～1℃ 则与直肠温度接近。腋下是常用监测体温的部位。麻醉、昏迷患者及不合作者不宜测量口腔温度。

6）皮肤温度：能反映末梢循环状态，在血容量不足或低心排血量时，外周血管收缩，皮肤温度下降。皮肤各部位温度差别很大，主要受皮下血液循环、出汗等因素的影响。平均皮肤温度（℃）=0.3×（胸壁温度+上臂温度）+0.2×（大腿温度+小腿温度）。大腿内侧皮肤温度与平均皮肤温度非常接近，故现在常规将皮肤温度探头置于大腿内侧。测量皮肤温度时，应注意环境温度的影响。

## （三）临床意义

目前，临床上的监护设备有 T1、T2 两个插孔，用于监测中心温度与平均皮肤温度，并显示温度差。正常情况下，温度差不超过 2℃。严重休克患者，温度差增大；温度差减小多提示病情好转，外周循环改善；温度差进行性增大，多提示病情恶化。

## 二、血流动力学监测

血流动力学监测可分为无创和有创两大类。无创的血流动力学监测是应用非机械损伤的方法，经皮肤或黏膜等途径间接取得有关心血管功能的各项参数，如无创血压（non-invasive blood pressure，NIBP）监测、心电图等，已成为常用的监测手段。有创的血流动力学监测指经体表插入各种导管或监测探头到心脏和（或）血管腔内，利用各种监测仪或监测装置直接测定各项生理参数。

血流动力学监测适用于各科危重症患者，如创伤、休克、呼吸衰竭和心血管疾病患者，以及行心胸外科、神经外科及较大而复杂手术的患者。

（一）心率监测

1. 正常值

正常成人安静时心率应在 60~100 次/分钟，随着年龄的增长而变化。儿童心率较快，老年人心率较慢。目前生命体征监测仪均有心率监测装置，可在屏幕上显示心率。心率报警的上限、下限可随意设置，当心率超过报警上限、下限或心脏停搏，生命体征监测仪能够自动报警。

2. 临床意义

1）判断心排血量：心率对心排血量影响很大，心排血量等于每搏量与心率的乘积。在一定的范围内，随着心率的增加，心排血量会增加，但当心率太快（>160 次/分钟）时，由于心室舒张期缩短，心室充盈不足，每搏量减少，心排血量减少。心率减慢（<50 次/分钟）时，由于心搏次数减少而使心排血量减少。进行性心率减慢是心脏停搏的前奏。

2）计算休克指数：发生失血性休克时，心率改变最为灵敏，故严密监测心率的动态改变，对早期发现失血极为重要。休克指数=心率/收缩压。血容量正常时，休克指数=0.5；休克指数=1 时，提示失血量占血容量的 20%~30%；休克指数为 1~1.5 时，提示失血量占血容量的 30%~50%。

3）估计心肌耗氧量。心肌耗氧量与心率的关系极为密切，心率的快慢与心肌耗氧量呈正相关关系。心率-收缩压乘积（rate-pressure product，RPP）反映了心肌耗氧量情况，正常值应<12000，若大于 12000，提示心肌耗氧量增加。

（二）中心静脉压监测

1. 监测方法

经皮穿刺监测中心静脉压，主要操作为经颈内静脉或锁骨下静脉，将导管插至上腔静脉。中心静脉压受以下四种因素影响：①右心室充盈压；②静脉内壁压，即静脉内血容量；③作用于静脉外壁的压力，即静脉收缩压和张力；④静脉毛细血管压。

2. 临床意义

中心静脉压的高低主要反映右心室前负荷和血容量。静脉毛细血管压与静脉张力、右心功能有关，不能反映左心功能。这是因为三尖瓣和肺动脉瓣对中心静脉血流有阻滞作用，肺循环阻力的改变使来自左心的压力下降。

中心静脉压<2cmH$_2$O，提示右心充盈不佳或血容量不足；中心静脉压>20cmH$_2$O，提示右心功能不全。当患者出现左心功能不全时，单纯监测中心静脉压没有临床意义。中心静脉压是反映右心功能的间接指标，对了解循环血量和右心功能具有十分重要的临床意义，对指导治疗具有重要的参考价值，特别是持续监测其动态变化，比单次监测更具有指导意义。结合该指标与其他血流动力学参数一起进行综合分析，具有重要的临床意义。

3. 注意事项

1）判断导管插入上腔静脉、下腔静脉或右心房无误。

2）将玻璃管零点置于第四肋间右心房水平腋中线处。

3）确保静脉内导管和测压管道系统内无凝血、空气，测压管道无扭曲等。

4）测压时确保静脉内导管畅通。

5）加强管理，严格执行无菌操作。

4. 影响中心静脉压的因素

1）病理因素：中心静脉压升高见于右心衰竭及全心衰竭、心房颤动、肺梗死、支气管痉挛、输血及输液过量、纵隔压迫、张力性气胸、血胸、各种慢性肺疾病、心脏压塞、缩窄性心包炎及导致胸腔内压力升高的其他疾病等。中心静脉压降低见于失血引起的低血容量、脱水、周围血管阻力降低等。

2）神经因素：交感神经兴奋导致静脉张力升高，体内儿茶酚胺、血管升压素、肾素和醛固酮等的分泌增多，可引起中心静脉压不同程度升高；低压感受器作用加强，使血容量相对减少和回心血量不足，从而导致中心静脉压降低。

3）药物因素：快速补液及应用去甲肾上腺素等收缩血管药物会使中心静脉压升高；应用血管扩张药或右心功能较差患者应用洋地黄类强心药改善心功能后，中心静脉压降低。

4）麻醉插管和机械通气：浅麻醉和进行气管插管时，中心静脉压随动脉压升高而升高，机械通气时胸腔内压力升高，会引起中心静脉压升高。

5）其他因素：如缺氧、肺血管收缩、肺动脉高压、应用 PEEP 呼吸机械通气及肺水肿时，中心静脉压升高。

5. 并发症及防治

1）感染：中心静脉置管感染率为 2%～10%，因此，在操作过程中应严格遵循无菌原则，加强护理，每天更换敷料、用肝素溶液冲洗导管。

2）出血和血肿：颈内静脉穿刺时，穿刺点或进针方向偏向胸锁乳突肌内侧时，易穿破颈动脉。进针太深可能穿破椎动脉和锁骨下动脉，在颈部形成血肿。肝素化后或凝血功能障碍的患者更易发生出血和血肿。因此，颈内穿刺前应熟悉局部解剖，掌握颈内静脉穿刺要点，一旦误穿入颈动脉，应局部压迫颈动脉，对肝素化患者应延长局部压迫时间。

3）其他并发症：包括气胸、血胸、栓塞、神经和淋巴管损伤等。虽然中心静脉置管并发症发生率很低，但后果严重。因此，必须加强预防措施，熟悉解剖，认真操作，一旦出现并发症，应立即采取积极治疗措施。

（三）肺动脉压监测

肺动脉压（pulmonary artery pressure，PAP）监测又称漂浮导管监测或 Swan－Ganz 导管监测。

1. 基本原理

在心室舒张终末，主动脉瓣和肺动脉瓣均关闭，二尖瓣开放，在肺动脉瓣与主动脉瓣之间形成了一个密闭的液流内腔，如肺血管阻力正常，则左心室舒张末压、肺动脉舒张压、PAWP 近似相等。左心室舒张末压可代表左心室前负荷，并且受其他因素影响较小。但临床测量左心室舒张末压较困难，而肺动脉舒张压和 PAWP 在一定条件下近似于左心室舒张末压，故 PAWP 可用于间接监测左心功能。

2. 适应证

1）ARDS 患者并发左心衰竭时，最佳的诊断方法是测定 PAWP。低血容量性休克应用扩容治疗时，测定 PAWP 用来估计左心室前负荷，指导合理治疗。对施行各类大手术的高危患者监测 PAWP，可预防和减少循环衰竭的发生。

2）循环功能不稳定的患者，应用正性肌力药和血管扩张药等时，通过监测PAWP，可以指导治疗并观察治疗效果。

3）判断心源性肺水肿。

3. 监测方法

1）器材和监护仪。根据临床需要可选用不同规格的 Swan-Ganz 导管，常用的是四腔管，成人用 F7，儿童用 F5。Swan-Ganz 导管长 100cm，从顶端开始每隔 10cm 有1 个黑色环形标记，可作为插管深度的指示。每根 Swan-Ganz 导管有 3 个空腔和 1 根金属导线，顶端开口可供测量肺动脉压和采取血标本；近端开口（距顶端 30cm）用于测量右心房压（right atrial pressure，RAP）或中心静脉压，以及供测量心排血量时注射生理盐水；第三个腔开口于靠近 Swan-Ganz 导管顶端的气囊内，气囊的充气量为1.25~1.5mL，气囊充气后利于 Swan-Ganz 导管随血流向前推进，金属导线终止于Swan-Ganz 导管顶端近侧 3.5~4.0cm 处，金属导线一端与热敏电阻相连，另一端连接心排血量计算机。

不同厂商生产的 Swan-Ganz 导管，插头可通用。Swan-Ganz 导管测压时尚需配套中心静脉穿刺套管针及导引钢丝、静脉扩张器、导管鞘、三通开关、旁路输液管、充气用注射器、压力换能器、心电图机和压力监护仪等。

2）插管方法。通常选择右侧颈内静脉插管，此处从皮肤到右心房的距离最短，Swan-Ganz 导管可直达右心房。操作方法与经颈内静脉穿刺插管行中心静脉压监测方法极为相似，易于掌握，并发症少。当颈内静脉穿刺成功后，将特制的导引钢丝沿Swan-Ganz 导管鞘送入颈内静脉，然后经导引钢丝送入静脉扩张器及外鞘管，拔除导引钢丝及静脉扩张器，留外鞘管在血管内。然后经外鞘管将 Swan-Ganz 导管插入颈内静脉内。Swan-Ganz 导管插入 15~20cm 即可进入到右心房，心电示波器上显示右心房压波形，此时可将气囊部分充气，有利于 Swan-Ganz 导管向前推进。Swan-Ganz导管通过三尖瓣口进入右心室后，压力突然升高，出现典型的平方根形右心室压波形，此时气囊完全充气。当 Swan-Ganz 导管插入肺动脉时，舒张压较前显著升高，有重波切迹，再继续向前插管，Swan-Ganz 导管即可嵌入肺动脉分支，并出现 PAWP 波形。

4. 注意事项

1）Swan-Ganz 导管顶端应位于左心房同一水平的肺动脉第一节分支，此处的 PAWP 才能准确反映左心房压（left atrial pressure，LAP）。

2）Swan-Ganz 导管前端最佳嵌入部位应在肺动脉较大分支，当气囊充气后监测仪上即显示 PAWP 波形和压力值，放气后监测仪上又显示肺动脉压波形和肺动脉收缩压（pulmonary arterial systolic pressure，PASP）、肺动脉舒张压、肺动脉压值。

3）呼吸对 PAWP 有影响，机械通气或自主呼吸时，均应在呼气末测 PAWP。

4）用温度稀释法测心排血量时，注射液的温度与患者体温的差值 >10℃，通常采用 0~4℃冰生理盐水，注射速度一般为 2mL/s，连续测 3 次取平均值。

5. 并发症与防治

1）心律失常：当 Swan-Ganz 导管进入右心室时，由于其顶端裸露部分触及心内膜，可引起室性心律失常。为防止或减少心律失常的发生，当 Swan-Ganz 导管进入右心房时，宜将气囊充气，覆盖 Swan-Ganz 导管尖端，插入过程中遇到阻力时不可用力插入。若频繁发生心律失常，可暂停操作，静脉注射利多卡因。

2）气囊破裂：Swan-Ganz 导管可重复使用，气囊弹性消失后易发生破裂。气囊破裂多见于肺动脉高压的患者。应注意保护气囊。Swan-Ganz 导管应储存在室温低于 20℃的地方，室温过高会引起气囊破裂。气囊充气量 <1.5mL，并注意小心、缓慢充气。若怀疑气囊破裂，应将注入的气体抽出，同时拔除 Swan-Ganz 导管，因为气囊乳胶碎片可形成栓子。右向左分流型先天性心脏病患者应使用二氧化碳气体充气。

3）血栓形成和栓塞：Swan-Ganz 导管周围的血栓形成可堵塞插入导管的静脉，出现上肢水肿、颈部疼痛和静脉扩张。休克和低血压患者处于高凝状态，抽取这些患者的血标本后，Swan-Ganz 导管没有经冲洗、抗凝处理，容易引起血栓形成。应注意定期用肝素盐水冲洗，有栓塞史和高凝状态患者需用抗凝药治疗。

4）肺栓塞：Swan-Ganz 导管尖端栓子脱落可导致肺栓塞，Swan-Ganz 导管插入过深、气囊过度膨胀和长期嵌顿，可压迫血管形成血栓。为减少此并发症的发生，气囊充气量不可超过 1.5mL，应间断缓慢地充气，必要时拍胸部 X 线片，检查 Swan-Ganz 导管尖端位置及气囊充气的情况。

5）导管扭曲、打结、折断及损伤心内结构：如果 Swan-Ganz 导管插入过深，可引起导管扭曲、打结。F5 Swan-Ganz 导管发生扭曲、打结的机会较多。遇到导管扭曲时应退出和调换 Swan-Ganz 导管。退出有困难时，可注入冷生理盐水 10mL。打结的处理方式：可在 X 线透视下，放松气囊后退出。若打结不能解除，由于 Swan-Ganz 导管的韧性较好，可将其打结抽紧，然后轻轻拔出。在气囊充气状态下，退出 Swan-Ganz 导管可损伤肺动脉瓣或三尖瓣，因此，应注意气囊放气后才能退管。Swan-Ganz 导管折断较罕见，但 Swan-Ganz 导管放置时间不宜太久，因为塑料老化或多次使用有可能发生 Swan-Ganz 导管折断，所以置管前应特别注意检查 Swan-Ganz 导管质量。

6）肺出血和肺动脉破裂：肺动脉高压患者，Swan-Ganz 导管尖端易进入肺动脉小分支，由于气囊过度充气和血管壁变性，可致肺动脉出血，甚至穿透血管壁。因此，气囊不能过度充气，并且测量 PAWP 的时间应尽量缩短。

7）感染：感染可发生在穿刺点或切口处，也可引起细菌性心内膜炎。因此，操作过程中必须严格遵循无菌原则，并加强护理，定期更换敷料。

6. 临床意义

1）评估左心室、右心室功能。正常情况下，PAWP 较左心房压高 1~2mmHg。在无肺与二尖瓣病变时，PAWP、左心房压、左心室舒张末压大致相等，所以 PAWP 可反映左心室前负荷和右心室后负荷。

2）指导治疗：为扩容补液，应用强心药、血管收缩药和血管扩张药治疗提供依据，同时还可判断治疗效果和预后。

3）指导选择最佳的呼吸机 PEEP 模式。

4）通过压力波形分析，可帮助确定 Swan-Ganz 导管位置。

（四）心排血量监测

1. 适应证

心排血量是反映心脏泵血功能的重要指标，通过心排血量监测可判断心脏功能，诊断心力衰竭和低心排血量综合征，评估预后，指导治疗。

2. 测定方法

心排血量监测方法在临床上可分为无创和有创两种。无创监测方法包括心阻抗图（impedance cardiogram，ICG）、多普勒超声心排血量监测等。有创监测方法包括温度稀释法、改良有创血流动力学监测、经肺热稀释法等。

1）温度稀释法：常用的心排血量监测方法，是目前临床上判断心功能的"金标准"，能方便迅速地得到心排血量数值。通过 Swan-Ganz 导管向右心房注射 2~10℃的冷生理盐水，冷生理盐水随血液流动而被稀释并吸收血液的热量，温度逐渐升高，直到与血液温度一致。这一温度稀释过程被 Swan-Ganz 导管前端的热敏电阻感应，通过记录就可得到温度-时间曲线。心排血量可由公式计算得到。

经计算机输入相关参数，可自动计算心排血量，并显示其波形。同时，可以通过心排血量、平均动脉压、平均肺动脉压（mean pulmonary arterial pressure，MPAP）等指标计算出体循环血管阻力（systemic vascular resistance，SVR）和肺循环血管阻力（pulmonary vascular resistance，PVR）。

2）改良有创血流动力学监测：又称持续心排血量监测或持续温度稀释法心排血量监测。该方法的插管及测压方法与 Swan-Ganz 导管一样，只是在监测心排血量时，不是通过注入冷生理盐水，而是通过特有的脉冲能量加热线圈引起血液温度的变化，血液温度被位于肺动脉处的热敏电阻感应，通过软件计算出有关血流动力学参数。

3）经肺热稀释法：需要在中心静脉和一条相对较大的动脉（如股动脉）上同时插管，导管不进入心腔，从静脉管注入冷生理盐水，动脉管可监测温度变化。

4）心阻抗图：一项无创监测方法，主要研究每个心动周期胸部电阻抗的变化，其改变与心脏、大血管血流的容积密切相关。其操作安全、简单，与计算机相连可动态监测心排血量及其他血流动力学参数。

5）多普勒超声心排血量监测：是通过多普勒超声测量胸主动脉血流而监测心排血量的一种无创、连续监测方法。

3. 注意事项

1）一般情况下，用 0~30℃ 生理盐水均可监测心排血量，但最好生理盐水的温度与肺动脉血温度相差在 10℃ 以上，最大注射容量在 F7 Swan-Ganz 导管为 10mL、F5 Swan-Ganz 导管为 5mL。一般生理盐水在 4~13 秒内注入，否则测不到或测不准心排血量，室温和操作者手温可影响温度稀释法的准确性。

2）计算心排血量时，需向计算机输入某些参数，如体表面积（body surface area，BSA）、中心静脉压和 PAWP，可由计算机自动进行心血管功能指标计算，包括心排血量、每搏量。

4. 临床意义

心排血量由心率、前负荷、后负荷及心肌收缩力等因素决定，监测心排血量及计算各心血管功能指标可以了解心脏泵血功能，并绘制心功能曲线，以判断心功能与前负荷、后负荷的关系，以便正确地进行心血管治疗。心排血量监测有助于心力衰竭和低心排血量综合征的诊断、处理和预后判断。

### 三、心电图监测

#### （一）应用范围

心电图反映心脏兴奋的电活动过程，对心脏基本功能及其病理研究有重要的参考价值。心电图可以分析与鉴别各种心律失常，也可以反映心肌受损的程度和发展过程，以及心房、心室的功能、结构情况。特征性的心电图改变和演变是诊断心肌梗死最可靠和最实用的方法。心电图监测在指导心脏手术及指示必要的药物处理上有参考价值。因此，心电图监测多年来一直被列为常规的监测手段。

#### （二）临床意义

1）持续监测心率、心律，及时发现和识别心律失常。
2）持续显示心电活动，及时发现水、电解质平衡紊乱，心肌缺血及心肌梗死。
3）监测药物对心脏的影响，可作为临床用药的参考依据。
4）观察心脏起搏器的功能。

#### （三）心电监护仪的种类

1. 心电监护系统和床边监护仪

ICU 内通常配备有心电监护系统，该系统由一台中央监护仪和 4~6 台床边监护仪组成。床边监护仪能够同时监测患者的动态心电图、呼吸、体温、血压（包括无创和有创监测）、血氧饱和度、脉率等生理参数，并可为各参数设置报警阈值以提醒医护人员。床边监护仪的心电图信号可以通过导线、电话线或无线方式输入中心监测站，以便同时监护多个患者。

心电监护系统和床边监护仪具备以下功能：①显示、打印和记录心电图波形及心率；②设置心率报警上限和下限，报警时可同时记录和打印；③心律失常分析，能在室性期前收缩每分钟超过 5 次时发出报警，心脏停搏超过 4 秒时自动报警；④图像冻结功能，可暂停心电图波形的显示，便于仔细观察和分析；⑤能够对数小时至 24 小时的心电图波形进行趋势显示和记录；⑥部分生命体征监测仪配备有计算机，可分析多种类型的心律失常，识别 T 波变化，并诊断心肌缺血。

2. 动态心电监测仪（Holter 心电监测仪）

动态心电监测仪由分析仪和记录仪组成。记录仪是一种可随身携带的小型心电图磁带记录仪，通过胸部皮肤电极长时间（24 小时）记录不同负荷状态下的心电图波形。分析仪可以利用计算机进行自动识别。动态心电监测仪主要用于诊断冠心病和心律失常，也可用于监测起搏器功能、查找晕厥原因，并评估抗心律失常药物的应用效果。

3. 遥控心电监测仪

该监测仪无需使用导线与心电图监测仪相连，遥控半径一般为 30m，中心监测站可同时监测多位患者（通常为 4～6 位），患者身旁可携带一个发射仪器。

（四）使用注意事项

1）详细阅读使用说明书，熟悉操作方法，床边监护仪电极片不应粘在心前区，以便紧急时行胸外心脏电除颤。

2）正确识别及消除伪差干扰，如使用一次性电极、接紧各种接头、接好地线等。

3）心电图监测不能代替常规心电图检查。心电图监测只能监测心率、心律的动态变化，若需分析心电图异常波形应做常规导联心电图。

## 四、脑功能监测

### （一）颅压监测

颅压指颅腔内容物对颅腔壁所产生的压力。正常情况下，大脑中的脑组织、脑血流、脑脊液的体积与颅脑的容积是相适应的，从而能保持颅内相对稳定的压力。当以上任何一种内容物的容量发生改变时，均容易导致颅压的变化。颅压监测是早期确诊高颅压的最可靠手段，也是评价治疗效果的可靠方法。

1. 适应证

1）进行性颅压增高的患者，如脑水肿、脑脊液循环通路受阻、脑脊液分泌增多或呼吸障碍、动脉压急剧增高、颅脑外伤、颅内感染等患者。

2）颅脑手术后的患者，患者可因颅骨骨瓣复位不当或包扎过紧出现不同程度的脑水肿，或因术后疼痛引起颅压变化。

3）使用 PEEP 的患者，包括重症颅脑损伤等患者，可根据颅压改变调整 PEEP。

2．测压方法

1）脑室内测压：经颅骨钻孔后，将硅胶导管插入侧脑室，然后连接压力换能器，再接上监护仪即可测试颅压。

2）硬脑膜外测压：将压力换能器放置于硬膜外与颅骨之间，避免过紧或过松，以免读数不准。此法感染风向低，可长期监测，但装置昂贵，不能普遍应用。

3）硬脑膜下监测：用于开颅术中，将传感器置入蛛网膜表面或蛛网膜下腔，可对术中或术后患者进行颅压监测。此法优点为可以避免脑穿刺损伤脑组织，缺点是准确性较脑室内测压差，容易引起感染。

4）脑实质的压力监测：在右侧额区颅骨钻孔，将纤维状传感器插入脑实质内 2～3cm。其优点是监测准确、操作简便、容易固定，一般不发生零点漂移；缺点是创伤大，传感器价格昂贵且要求较高。

3．临床意义

正常成人平卧时颅压为 10～15mmHg（1.33～2kPa），颅压在 15～20mmHg（2～2.7kPa）为轻度增高，颅压在 20～40mmHg（2.7～5.3kPa）为中度增高，颅压＞40mmHg（5.3kPa）为重度增高。

4．影响颅压的因素

1）$PaCO_2$：脑血管反应不受二氧化碳直接影响，而与细胞外液 pH 值改变有关。$PaCO_2$ 下降时，细胞外液 pH 值升高，脑血流量减少，颅压降低。$PaCO_2$ 增高时，细胞外液 pH 值下降，脑血流量和脑容量增加，颅压升高。脑外科手术时，用过度通气方式可降低 $PaCO_2$，使脑血管收缩、脑血流量减少，颅压降低。但若 $PaCO_2$ 过低，致使脑血流量太少，则可引起脑缺血、缺氧，导致脑水肿，其损害反而加重。

2）$PaO_2$：$PaO_2$ 下降至 50mmHg（6.67kPa）以下时，脑血流量明显增加，颅压升高。$PaO_2$ 增高时，脑血流量及颅压均下降。如长期的低氧血症常伴有脑水肿，即使提高 $PaO_2$ 至正常水平，颅压也不易恢复正常。

3）其他影响因素：气管插管、咳嗽、打喷嚏均可使颅压升高，颈静脉受压也能使颅压升高。颅压与体温有关，体温每降低 1℃，颅压降低 3.7％～5.5％。影响颅压的因素还有血压，颅压随着血压的升高而升高。

（二）脑电图监测

脑电图监测是应用脑电图记录仪，将脑部产生的自发性生物电流放大 100 万倍后，记录获得的图形，是通过脑电活动的频率、振幅、波形变化，了解大脑功能状态的一种检查方法。脑电图显示的是脑细胞群自发而有节律的生物电活动，是大脑皮质锥体细胞群及其树突突触后电位的总和。

脑电图监测方法简单、经济方便，可在疾病过程中反复监测。近年来，国内外十分重视对复苏后脑功能的恢复和预后的判断。在判断脑死亡方面，脑电图有着重要的诊断价值。

（三）脑血流图监测

脑是机体代谢最旺盛的器官之一，脑的重量仅为体重的 2%，脑血流量却占心排血量的 15%，脑的耗氧量占全身耗氧量的 20%～25%。脑功能的维持需要依赖足够的血供，一旦脑血供障碍或脑血流中断，脑功能就难以维持而发生一系列病理生理变化，甚至发生脑死亡。脑血流图监测可以反映脑功能状态。目前，常用的脑血流图监测有脑电阻图（rheoencephalogram，REG）检查、经颅多普勒超声（transcranial Doppler，TCD）血流测定等。

1. 脑电阻图检查

当头部通过微弱的高频交流电时，可以产生与脉搏同步的导电变化，这种变化形成的阻抗脉波是由主动脉内的脉压波传递至脑血管的容积脉搏波。一般认为，头部阻抗脉波的 2/3 来源于颅内血流，而 1/3 来源于颅外血流。因此，脑电阻图的变化主要受颅内动脉血流的影响。该检查主要反映脑血管的血流充盈度、动脉壁的弹性以及血流动力学的变化，从而判断脑血管和脑功能的状态。

2. 经颅多普勒超声血流测定

该技术通过分析发射的超声波与折返波的位相差异及多普勒频移，判断血流方向和速度，了解脑部及其他部位的血流动态，进一步评估脑部功能状态。经颅多普勒超声血流测定是一种非侵入性监测方法，只需将探头放置在颅骨较薄的区域，如颞部、眼眶或枕骨大孔，即可通过音频或监视屏显示局部脑血流情况。

经颅多普勒超声血流测定在临床上的应用：准确反映病变位置和血管狭窄程度；对颅压增高进行连续监测；指导降低颅压的治疗，并评估治疗效果。

（四）其他脑功能监测

其他的脑功能监测还有脑地形图、脑诱发电位、头颅 CT 及头颅 MRI 等。

格拉斯哥昏迷评分（GCS）能客观反映颅脑损伤的严重程度，便于判断病情、评估预后，对脑功能的判定有较高可信度，但要参考其他参数进行全面分析。

# 第六节　危重症患者的营养支持

## 一、营养支持方法

### （一）肠内营养

肠内营养（enteral nutrition，EN）指对于消化功能障碍、不能耐受正常膳食的患者，经口或管饲途径，将只需化学性消化或不需要消化、由中小分子营养素组成的营养液直接注入胃肠道，提供营养素的方法。肠内营养符合生理、给药方便、费用低廉、使用安全、易监护，可维持肠黏膜结构和屏障功能的完整性，加速胃肠功能与形态的恢复。

肠内营养是危重患者治疗中的重要一环，目的是供给细胞代谢所需要的能量与营养底物，维持组织、器官结构与功能，满足机体的需要；通过营养素的药理作用调节代谢紊乱，调节免疫功能，增强机体免疫力，从而影响疾病的发展与转归。

1. 适应证

1）不能经口进食、经口进食不足或有经口进食禁忌者。

2）短肠综合征、胃肠道瘘、炎性肠病、吸收不良综合征、胰腺疾病、神经性厌食症或胃瘫痪等胃肠道疾病患者。

3）术前、术后营养支持，肿瘤化疗、放射治疗的辅助治疗，烧伤、创伤、肝衰竭、肾衰竭、心血管疾病、先天性氨基酸代谢缺陷病患者。

4）肠外营养的补充或过渡。

2. 禁忌证

1）重症胰腺炎急性期患者。

2）严重应激状态、麻痹性肠梗阻、上消化道出血、顽固性呕吐、严重腹泻或腹膜炎患者。

3）小肠广泛切除 4～6 周内的患者。

4）小于 3 个月的婴儿。

5）完全性肠梗阻及胃肠动力严重减慢的患者。

6）胃大部切除后易产生倾倒综合征的患者。

此外，严重吸收不良综合征及长期少食衰弱的患者，小肠缺乏足够吸收面积的肠瘘患者，休克、昏迷的患者，症状明显的糖尿病、糖耐量异常患者，接受高剂量类固醇治疗的患者要慎用肠内营养。

3. 营养支持途径的选择

1）消化道功能基本正常者，如无禁忌，应以经口进食为主。必要时可经肠外（静脉途径）补充部分热量、水分和电解质。

2）不能经口进食和拒绝经口进食且胃肠道功能尚好者，可用管饲营养液代替经口进食。常根据预期管饲时间的长短、病情需要等选择不同的管饲途径。①经鼻-胃管：适用于短期肠内营养支持及胃肠功能良好的患者。②经鼻-肠管：适用于胃功能不良、消化道手术后需胃肠减压且需长期营养支持的患者，以及误吸危险性较大的患者。③经胃造口：适用于长时间肠内营养支持的患者。④经空肠造口：适用于误吸危险性较大，或胃切除而又长时间需要营养支持的患者。

4. 营养制剂分类

1）非要素营养制剂：以整蛋白或蛋白游离物为氮源，具有渗透压接近等渗、口感好、使用方便、患者易耐受等优点，既适用于经口进食，也可管饲。

2）要素营养制剂：一种营养素齐全、不需消化或稍加消化即可吸收的少渣营养制剂。要素营养制剂一般以氨基酸为氮源，以葡萄糖、蔗糖或糊精为碳水化合物，以植物油、中链甘油三酯（medium chain triglycerides，MCT）为脂肪来源，含多种维生素和矿物质。常用制剂包括氨基酸单体类（爱伦多）、短肽类（百普素）。要素营养制剂的优点包括营养全面、无须消化即可直接或接近直接吸收、成分明确、不含残渣或残渣极少、不含乳糖、刺激性小、适合特殊用途等。

3）组件制剂：也称不完全营养制剂，是以某种或某类营养素为主的肠内营养制剂。组件制剂可对完全营养制剂进行补充或强化，以弥补完全营养制剂在适应个体差异方面的不足；亦可采用两种或两种以上的组件制剂构成组件配方，以满足患者的特殊需要。常用的有蛋白质组件制剂、碳水化合物组件制剂、脂肪组件制剂、维生素组件制剂和矿物质组件制剂。

5. 营养制剂的输注方式

可根据患者实际情况采用分次推注、分次输注或连续输注的方式。

6. 并发症及防治

1）误吸：若患者年老体弱、昏迷或存在胃潴留，当通过鼻-胃管管饲营养液时，可因呃逆后误吸而致吸入性肺炎，是较严重的并发症。预防措施是让患者取半卧位，管饲营养液30分钟后若回抽液量＞150mL，提示有胃潴留，应暂停鼻-胃管管饲，可改用鼻-肠管管饲。

2）腹泻、腹胀：发生率为 $3\%\sim5\%$，与管饲液体速度及浓度有关，也与渗透压有关，主要原因是管饲太快。因渗透压过高导致腹泻、腹胀时，可酌情给予阿片酊等药物以减慢肠蠕动。

（二）肠外营养

肠外营养（parenteral nutrition，PN）指通过静脉途径提供人体所需的营养素的方法。如果患者所需的各种营养素完全由胃肠外途径供给，则称为全胃肠外营养（total parenteral nutrition，TPN）。患者胃肠功能障碍不能充分吸收营养时，可采用肠外营养。

1. 适应证

1）不能正常进食，放射治疗期间胃肠道反应过重的患者。

2）严重烧伤和严重感染患者。

3）胃肠道需要休息或消化不良，如溃疡性结肠炎、局限性肠炎、长期腹泻等患者。

4）特殊病情，如坏死性胰腺炎、急性肾衰竭、肝衰竭、短肠综合征等患者。

2. 禁忌证

1）胃肠功能正常、适应肠内营养或5天内胃肠功能可恢复者。

2）不可治愈、无存活希望、临终或不可逆昏迷患者。

3）需急诊手术、术前不可能实施营养支持者。

4）心血管功能障碍或严重代谢紊乱需要控制者。

3. 常用营养制剂

1）葡萄糖溶液：肠外营养的主要能源物质，每天补充100g以上，能显著减少蛋白质分解。葡萄糖溶液的缺点包括外周静脉注射时，葡萄糖浓度高可刺激外周静脉壁，需经中心静脉输入；机体利用葡萄糖能力受限，过量、过快输入可能导致高血糖、尿糖阳性，甚至高渗性非酮症糖尿病昏迷。

2）脂肪乳剂：肠外营养的另一重要来源。10%的脂肪乳为等渗，可经外周静脉输入。脂肪乳剂的最大用量为2g/(kg·d)。

3）复方氨基酸溶液：配制的结晶、左旋氨基酸溶液，符合人体合成代谢的需要，是肠外营养的唯一氮源。

4）电解质：肠外营养需补充钾、钠、氯、钙、镁、磷等。

5）维生素：有水溶性维生素和脂溶性维生素两种，均为复方制剂。1支注射液含量为正常人体每天需要量。

6）微量元素复方注射制剂：含锌、铜、铁、碘、锰等多种微量元素。1支注射液含量为正常人体每天需要量。

4. 营养支持途径的选择

1）外周静脉途径：估计全胃肠外营养支持不超过2周时采用。

2）中心静脉途径：长期应用全胃肠外营养支持时选用。

5. 营养液输注方式

1）全营养混合液（total nutrient admixture，TNA）方式：将每天所需要的各种营养物质，在无菌条件下按顺序混合后，装入由聚合材料制成的输液袋或玻璃容器后再输入。临床上多采用此类方式，混合后输注有利于体内代谢平衡，高渗性糖溶液稀释后可减轻对血管的刺激，也减轻了单独输入糖溶液或脂肪乳剂时的不良反应或并发症。

2）单瓶输注：各种营养素非同步输入可造成某些营养素的浪费，故在无法采取TNA方式时才采用单瓶输注。

6. 并发症及防治

1）机械性并发症：多与中心静脉置管有关，常见的有如下几种。

（1）气胸：锁骨下静脉穿刺时损伤胸膜可引起气胸，常发生于瘦弱、营养不良的患者，因其皮下脂肪组织少，皮肤穿刺点与胸膜顶距离近，当置管时患者体位不当或穿刺方向不正确，就极有可能刺破胸膜而发生气胸。

（2）空气栓塞：可发生在置管、输液及拔管过程中。置管时，当穿刺针已进入静脉，卸下注射器准备插管时容易进入空气。此外，输液过程中、更换输液瓶及拔管时均可发生空气栓塞。

（3）血胸：导管穿刺时穿破静脉可导致血胸，穿刺时导致锁骨下动脉损伤可引起局部皮下大范围的淤血及血肿形成，有时也可引起纵隔血肿。

2）代谢性并发症。

（1）糖代谢紊乱：肠外营养时由于大量输入葡萄糖，机体不能及时利用，使血糖水平骤升，易发生高血糖及高渗性并发症，患者可出现脱水、多尿、嗜睡或昏迷。

（2）氨基酸代谢紊乱：早年肠外营养的主要氮源是水解蛋白质，溶液内含氨量很高，输入后极易发生高氨血症或氮质血症。

（3）脂肪代谢紊乱：接受长时间肠外营养支持的患者，预防必需脂肪酸（essential fatty acid，EFA）缺乏的最好方法是每天补充脂肪乳剂，不仅能供能，而且可同时提供 EFA。每周输注脂肪乳剂 2 次即可预防 EFA 缺乏。

（4）电解质、维生素及微量元素缺乏：肠外营养时需补充一定量的电解质，如补充不足，可发生电解质缺乏。凡长期行肠外营养支持的患者，应每天补充微量元素。

3）器官损伤。长期肠外营养支持可导致肝损伤，破坏肠黏膜的正常结构和功能，导致肠黏膜上皮萎缩、功能减退。

4）感染性并发症。放置导管时发生污染、长期留置导管、营养液被污染、患者本身存在感染灶等，都可导致导管性脓毒血症。此时患者可出现寒战、高热，重者可发生感染性休克。

## 二、营养支持患者的护理

### （一）护理评估

1. 健康史

1）损伤性疾病病史：是否有常见的损伤性疾病，如大面积烧伤、大手术前后、多发性损伤、严重感染。

2）胃肠功能障碍性疾病病史：是否有常见的胃肠功能障碍性疾病，如肠梗阻、坏死性胰腺炎、短肠综合征等。

3）慢性消耗性疾病病史：是否有常见的慢性消耗性疾病，如恶性肿瘤、肝衰竭、肾衰竭、消化道瘘。

2. 身体状况

1）消瘦：体重变化可反映营养状态，如实测体重比标准体重低 15%，提示存在营养不良，但应排除脱水或水肿等因素。

2）贫血：可出现皮肤黏膜苍白、胃肠道功能紊乱、疲乏无力，严重时可发生心力衰竭。

3）水肿：早期可出现眼睑等部位水肿，中期可出现全身软组织明显水肿，严重时可出现胸腔积液、腹腔积液。

（二）护理诊断

1）营养失调，低于机体需要量：与营养摄入不足或体内营养过度消耗等因素有关。

2）有感染的危险：与中心静脉置管、胃肠造口、营养不良、免疫力下降和肠黏膜屏障受损有关。

3）有并发症的风险：肠内营养支持的并发症包括腹胀、腹泻、反流、误吸、电解质平衡紊乱、糖代谢紊乱等。肠外营养支持的并发症包括气胸、血胸、空气栓塞、电解质平衡紊乱等。

（三）护理措施

1. 肠内营养支持患者的护理

1）保护黏膜、皮肤。每天涂油膏保持鼻腔润滑，造口周围皮肤保持清洁、干燥。

2）预防误吸。

（1）注意保持鼻-胃管的位置，不可上移，胃排空迟缓、由鼻-胃管或胃造口置管输注营养液的患者取半卧位，防止反流导致误吸。

（2）测量胃内残余量：每 4 小时抽吸 1 次胃内残余量，如胃内残余量>150mL 应暂停输注。

（3）观察及处理：密切观察患者反应，一旦出现呛咳，咳出营养液样物，憋闷或呼吸急促，即可确定为误吸，鼓励患者咳嗽，必要时经气管镜清除吸入物。

3）防止胃肠道并发症。

（1）置管并发症：鼻咽及食管黏膜损伤，导管堵塞。

（2）胃肠道并发症：常见恶心、呕吐、腹痛、腹胀、腹泻、便秘等。预防方法：①控制营养液的浓度及渗透压，营养液浓度及渗透压过高易引起恶心、呕吐、腹痛和腹泻，应从低浓度和低渗透压开始。②控制输液量及输注速度，控制营养液的温度。

（3）感染性并发症：吸入性肺炎多由置管不当或导管移位、胃排空迟缓或营养液反流、药物或精神神经障碍引起反射能力低下所致。

（4）代谢性并发症：高血糖、低血糖及电解质平衡紊乱，多由营养液不均衡或组件配方不当引起。

2. 肠外营养支持患者的护理

1）保证营养液及输注器具清洁无菌：营养液要在无菌环境下配制，放置于 4℃ 以下的冰箱内暂存，并于 24 小时内用完。

2）营养液中严禁添加其他治疗用药。

3）控制输注速度：避免输注过快引起并发症和造成营养液的浪费，葡萄糖输注速度应控在 5mg/(kg·min) 以下，输注 250mL 20％的脂肪乳剂需4～5 小时。

4）高热的护理：肠外营养液输注过程中可能出现高热，原因可能是营养液产热，也可能是营养物过敏，还可能是导管相关感染，需查明原因予以处理。

5）导管护理：妥善固定；防止扭曲、折叠、受压，输注结束时用肝素稀释液封管，防止血栓形成；保持清洁无菌，插管部位每天消毒、更换敷料，并观察和记录有无红肿、感染现象，如有感染应通知医师并拔管，同时留取管端做细菌培养；定时冲洗。

6）密切监测：记录每天出入液量、摄入热量及各种营养成分含量；每 6 小时测 1 次体温、脉搏、呼吸、血压，注意观察有无脱水、水肿、发热、黄疸等情况发生；肠外营养初期每天测血清电解质、血糖，并进行血气分析，3 天后根据情况每周测 1～2 次；每 1～2 周检测 1 次肝功能、肾功能；每 1～2 周检测 1 次营养指标，包括体重、血细胞计数、血浆蛋白浓度等。

7）并发症的观察与护理：患者一旦出现异常反应，应及时通知医师，及时处理。静脉穿刺插管后，重点注意患者呼吸、循环、中枢神经系统表现，以防发生气胸、血胸、胸腔积液、局部气肿、空气栓塞等并发症。留置导管行营养支持期间，严格执行无菌操作，注意发现细菌性或真菌性脓毒血症。代谢性并发症（高血糖、低血糖、电解质平衡紊乱等）较常见，护理重点是控制滴注速度和营养液浓度。

（四）健康教育

1）给患者讲解营养不良对机体的危害，使患者正确认识合理营养的重要意义。

2）鼓励患者尽可能经口进食，并让患者充分认识肠内营养对维护肠道结构及功能、避免肠源性感染的重要意义。

3）指导患者逐步恢复经口进食，并在今后的康复过程中保持饮食均衡。

# 第七节　急诊科常用急救技术

## 一、止血、包扎、固定、搬运

### （一）止血

急性大出血是机体受伤后致死的主要原因。血管损伤、出血可引起或加重休克。当大动脉（如颈动脉、锁骨下动脉、股动脉等）出血时，患者可在短时间内死亡。所以，患者受伤时，应立即采取有效的止血措施，避免因急性大出血而引起休克甚至死亡。止血是现场急救的基本技术之一。为适应现场需要，能及时、有效地抢救外伤出血患者，现介绍如下几种简便、有效的止血方法。

1. 加压包扎止血法

加压包扎止血法常用于小动脉及静脉的出血。伤口用无菌敷料覆盖后，再用绷带、三角巾等紧密包扎，以停止出血为度。若伤口内有碎骨片时禁用此方法，以免加重伤口损伤。

2. 指压止血法

指压止血法是一种快速、有效的止血方法，但是一种临时用于动脉出血的止血方法，不宜持久采用。操作者用手指把患者出血部位近端的动脉血管压在骨骼上，使血管闭塞、血流中断，从而达到止血目的。

1) 面动脉指压止血法。操作者在患者咬肌前缘与下颌骨下缘交界处摸到面动脉的搏动，用拇指或示指向下颌骨方向垂直压迫。此法常用于颜面部的出血。

2) 颞浅动脉指压止血法。操作者在患者外耳门前上方颧弓根部摸到颞浅动脉搏动点，用拇指垂直压迫耳屏上方凹陷处。此方法可用于头部发际范围内、前额及颞部的出血。

3) 颈总动脉指压止血法。操作者在患者颈部气管与胸锁乳突肌之间摸到颈总动脉的搏动，向颈椎方向压迫。如果不是紧急情况，最好不用此法，更不能同时压迫两侧颈总动脉。

4) 肱动脉指压止血法。操作者将患者上肢外展、外旋并屈肘抬高上肢，触及上臂肱二头肌内侧肱动脉搏动处，向肱骨方向垂直压迫。此法常用于前臂、上臂或上肢远端出血。

5) 尺动脉、桡动脉指压止血法。操作者双手拇指同时在腕横纹上方尺动脉、桡动脉搏动处垂直压迫。此法常用于手部的出血。

6) 腘动脉指压止血法。操作者在患者腘窝横纹中点处用拇指向下垂直压迫。此法常用于小腿或足部出血。

7) 足背动脉与胫后动脉指压止血法。操作者分别压迫患者足背中间近脚踝处的足背动脉，以及足跟内侧与内踝之间的胫后动脉。此法常用于足部出血。

3. 填塞止血法

先用1~2层大的无菌纱布覆盖伤口，然后用纱布条或绷带等充填其中，外面加压包扎。此法常用于中等动脉损伤出血、大静脉或中等静脉损伤出血及伤口较深、出血严重的患者。此法也可直接用于不能采用指压止血法或止血带止血法的出血部位的止血。

4. 止血带止血法

止血带止血法是四肢较大的动脉出血时抢救生命的重要手段，用于四肢大动脉出血或采用加压包扎止血法不能有效控制的大出血。如使用不当，可出现肢体缺血、坏死等严重并发症。

1) 操作方法。

(1) 充气止血带：压迫面积大，对受压组织损伤较小，并可控制压力，松解也方便。

（2）橡皮止血带：橡皮管材质，弹性好，易压迫血管使其闭塞，但橡皮管管径过细可造成局部组织损伤。在准备结扎橡皮止血带的部位要加衬垫，拉紧橡皮止血带围绕肢体缠绕一圈，压住橡皮止血带一端，再缠绕第二圈，并将橡皮止血带末端用一只手的示指、中指夹紧，向下拉出固定。

（3）绞紧止血法：若一时没有适宜的止血带，可就地取材，如绷带、布条等均可作为止血带使用。上止血带的部位加好衬垫后，用止血带缠绕，然后打一个活结，用一根筷子（或铅笔等）的一端插入活结一侧的止血带下，并旋转绞紧至停止出血，再将筷子或铅笔的另一端插入活结套内，将活结拉紧即可。

2）注意事项。

（1）衬垫垫平：止血带不宜直接结扎在皮肤上，应先用三角巾、毛巾等制成平整的衬垫缠绕在要结扎止血带的部位，再上止血带。

（2）部位准确：扎止血带的部位在伤口的近心端（上方）。在实际抢救患者时，往往将止血带结扎在靠近伤口处的健康部位，可以最大限度地保存肢体功能。

（3）松紧适宜：止血带结扎的松紧应适度，要以停止出血或远端动脉搏动消失为度。止血带结扎过紧，可损伤受压局部；止血带结扎过松，达不到止血的目的。

（4）定时放松：为防止远端肢体缺血、坏死，原则上应尽量缩短使用止血带的时间，一般止血带的使用时间不宜超过 3 小时，每隔 40~50 分钟松解 1 次，暂时恢复远端肢体血液供应。止血带松解 1~3 分钟后，在原来结扎止血带部位稍高平面处重新结扎。若远端肢体已无保留可能，在转送途中可不必再松解止血带。

（5）标记明显：应用止血带后，在止血带明显部位加上标记，注明结扎止血带的时间。

（6）松解止血带：应在输血、输液和采取其他有效的止血方法后才可松解止血带。

## （二）包扎

包扎是现场急救的基本技术之一。对于无明显活动性出血的伤口，通过包扎可以起到保护伤口、减少污染、固定敷料、帮助止血和减轻疼痛等作用。

1. 包扎方法。

包扎主要有三角巾包扎法和绷带包扎法。

1）三角巾包扎法。三角巾使用方便，包扎面积大，不仅是较好的包扎材料，也可作为固定夹板、敷料使用。可将三角巾叠成带状、燕尾状和蝴蝶状等，多用于肩部、胸部、腹股沟部等处的包扎。

2）绷带包扎法。绷带包扎法适用于头颈部及四肢的包扎，在人体的不同部位需采用不同的包扎方法。绷带包扎法使用适当的力量，可达到保护伤口、固定敷料及加压、止血的目的。

（1）环形包扎法。将绷带做环形缠绕，第一圈稍呈斜形，第二圈将第一圈斜出的一角压于环形圈内，最后环绕数周，用胶布固定，这样绷带就不会滑脱了。环形包扎法主要用于肢体粗细相等的部位，如颈部、手腕部等。

（2）螺旋包扎法与螺旋反折包扎法。螺旋包扎法是把绷带逐渐向上缠，从第三圈开始将绷带做螺旋形向上缠绕，每绕一圈与前一圈重叠 1/3~1/2，绕成螺旋状。螺旋包扎法常用于肢体粗细基本相等的部位，如肢体、躯干等处。对于肢体粗细不等的部位，如小腿、前臂等处，待到渐粗的地方就在同一部位将绷带反折一下，盖住前一圈的 1/3~2/3，由下而上缠绕，称为螺旋反折包扎法。

（3）"8"字形包扎法。将绷带一圈向上、一圈向下，每圈在正面和前一圈相交叉。"8"字形包扎法主要用于肩、肘、膝、踝等关节部位。

（4）回返包扎法。将绷带做多次来回反折，助手在绷带来回反折时按压其反折端。第一圈从中部开始，接着各圈一左一右，直至将伤口全部包扎住，再做环形缠绕将所反折的各端包扎、固定，最后将绷带缠绕几圈后固定。该法可用于头部和断肢残端的包扎。

2. 注意事项

1）包扎前先简单处理伤口。

2）包扎要牢靠、松紧适宜。

3）肢体保持功能位，在皮肤皱褶处与骨隆突处加衬垫。

4）包扎方向宜从远心端向近心端。

5）包扎打结固定的位置，应避免在伤口处。

（三）固定

固定是与止血、包扎同样重要的现场急救技术，是针对那些怀疑发生骨折的部位进行处理的方法。固定既可以限制受伤部位的活动，从而减轻疼痛，又可以避免骨折断端等活动而损伤血管、神经乃至重要器官。固定有利于防止休克，便于患者的搬运。

1. 材料的选择

1）木制夹板：常用的固定材料，有不同的规格以适合人体不同部位的需要。

2）颈托：专门用于固定颈椎，对怀疑颈椎骨折或脱位患者必须用颈托固定。在紧急情况下，可就地取材，用硬纸板、衣物等做成颈托而起到固定的作用。

2. 固定方法

1）上臂骨折的固定。患者手臂屈肘 90° 呈功能位，用两块夹板固定上臂骨折处，一块放在上臂骨折处内侧，另一块放在上臂骨折处外侧，然后用绷带缠绕固定。待绷带缠绕固定好后，再用绷带或三角巾悬吊骨折上臂。

2）前臂骨折的固定。患者手臂屈肘 90° 呈功能位，用两块夹板固定前臂骨折处，夹板分别放在前臂骨折处内、外侧，再用绷带缠绕固定。用绷带缠绕固定好后，用绷带或三角巾悬吊骨折前臂。

3）大腿骨折的固定。将骨折大腿放直，夹板长度上至腋窝、下过足跟，两块夹板分别放在大腿骨折处内侧、外侧，再用绷带或三角巾固定。若无夹板，可利用健侧肢体进行固定。

4）小腿骨折的固定。将骨折小腿放直，夹板长度以上过膝关节、下过足跟为宜，两块夹板分别放在小腿骨折处内侧、外侧，再用绷带或三角巾固定。

5）脊椎骨折的固定。脊椎骨折后，容易导致脊椎脱位，如果不加固定就搬动患者，会加重损伤。例如，可用颈托固定颈椎，或用硬纸板、衣物等做成颈托而起到固定的作用。

3. 注意事项

1）开放性伤口应先止血、包扎，然后固定。若出现危及生命的严重情况要先进行抢救，待病情稳定后再固定。

2）夹板固定时其长、宽需与骨折肢体相适应。

3）固定应松紧适宜、牢固可靠，并避免影响局部血液循环。肢体骨折固定时务必使指/趾端露出，以便观察末梢循环状况，及时处理异常情况。

4）夹板不可直接接触皮肤，且应衬以棉垫或其他软织物，尤其在夹板两端、骨隆突处及悬空部位应加厚衬垫。

（四）搬运

搬运是现场急救不可缺少的重要组成部分，能使患者迅速脱离危险地带，纠正影响患者的病理因素，减少痛苦，减少再受伤害。应安全、迅速地将患者送往医院治疗，以免造成患者残疾。

1. 搬运方法

搬运有徒手搬运和器械搬运两种方法。正确的搬运方法可以减少患者的痛苦，防止损伤加重；错误的搬运方法不仅会加重患者的痛苦，还会造成新的损伤。

1）徒手搬运。指在搬运患者过程中凭人力和技巧的一种搬运方法。对于转送路程较近、病情较轻、无骨折的患者可采用这种搬运方法。

（1）扶行法：用于辅助伤势轻微并能自行行走的清醒患者。运用扶行法不仅能为患者提供支持，还能体现对患者的关心。

（2）肩负法：将虚弱患者双手跨过操作者肩膀，操作者弯腰将患者撑起，使患者双脚离地，操作者站立后上身略向前倾斜行走。对心脏病、哮喘及胸部创伤患者不宜用此法。

（3）座椅式：两名操作者一起采用的搬运方法。两名操作者面对面站于患者的背后，呈蹲位，各自用右手紧握左手腕，左手再紧握对方右手腕，组成"座椅"。患者将两手臂分别置于两名操作者颈后，坐在"座椅"上，操作者慢慢抬起患者并站立，将患者抬走。两名操作者的手必须握紧，移动步调必须协调一致。

2）器械搬运。器械搬运指用担架等作为搬运器械的搬运方法。

（1）担架搬运：担架是现场救护中最方便的搬运器械。2～4名操作者按救护搬运的正确方法将患者轻轻移上担架，做好固定，患者的头部向后、足部向前，以便后面抬担架的操作者观察患者的病情变化。抬担架的操作者移动步调应一致。

（2）被单、被褥搬运：遇有窄楼梯、狭窄通道，担架或其他搬运器械难以搬运时所采用的一种方法。取一条牢固的被单平铺在床上，将患者轻轻地搬到被单上，然后用半条被单盖在患者身上，操作者面对面紧抓被单四角，缓慢移动。搬运时有专人托护患者腰部，则效果更佳。这种搬运方式容易造成患者肢体弯曲，故胸部创伤、脊柱损伤等患者不宜用此法。

2. 特殊患者的搬运

1）脊柱、脊髓损伤患者的搬运。怀疑有脊柱、脊髓损伤的患者，不可任意搬运或弯曲其脊柱，应按脊柱损伤原则处理。搬运时，原则上应有 3 名及以上的操作者同时进行，动作协调一致。切忌一人抱胸、一人搬腿的双人拉车式搬运方法，因为这样会造成脊柱弯曲，使脊椎压迫脊髓而加重损伤。遇有颈椎受伤的患者，应用颈托固定其颈部。若无颈托，则可用木板、厚书等用物放在患者头部左右进行固定，然后一名操作者托住患者头部，其余操作者协调一致用力将患者平直地抬到担架上。搬运时注重用力一致，以防因患者头部扭动和前屈而加重伤情。

2）颅脑损伤患者的搬运。颅脑损伤患者可能伴有脑组织外露和呼吸道阻塞等表现。搬运时应使患者呈侧卧位，以保持呼吸道通畅；脑组织外露者，应用无菌敷料保护好外露的脑组织，再用衣物、软衬垫等将患者头部垫好，以减轻震动，同时应考虑到颅脑损伤常合并颈椎损伤的可能。

3）胸部创伤患者的搬运。胸部创伤患者可能伴有开放性伤口或血胸、气胸，需包扎。搬运已处理的气胸患者时，以座椅式搬运为宜，患者取坐位或半坐卧位。有条件时最好使用座式担架或将担架调整为半靠状搬运。

4）腹部创伤患者的搬运。腹部创伤患者宜取仰卧位，下肢弯曲，以免腹腔器官受压而脱出。注意脱出的肠管要用无菌敷料保护好，不可回纳。这类患者可用担架搬运。

5）休克患者的搬运。休克患者头脚稍微垫高一些，注意密切观察病情变化，用担架搬运即可。

6）呼吸困难患者的搬运。呼吸困难患者取坐位，若有条件最好用座式担架或将担架调整为半靠状搬运。

7）昏迷患者的搬运。昏迷患者肌肉松弛，取仰卧位易发生呼吸道阻塞。该类患者宜采用平卧位将头偏向一侧或侧卧位，用普通担架搬运。

## 二、抗休克裤

抗休克裤（antishock trousers，AST）利用充气加压原理研制而成，在处理失血性休克及其他原因引起的休克、制止腹部和下肢活动性出血等方面，显示出独特的功效，成为院外急救和院内急救复苏过程中不可缺少的装备。

### （一）结构

抗休克裤一般由两层聚乙烯织物制成，设有充气囊、充气阀、气压表及外包护套，充气囊内能耐受 100mmHg（13.3kPa）以上的压力，充气阀及气压表用于向充气囊内充气、减压和监测充气囊内压力，外包护套可拆卸换洗。我国自行设计的抗休克裤以 1.7m 身高患者为对象，用棉丝绸挂胶布制成中空的气囊，外覆尼龙绸罩，结合部采用张力搭扣对合，在会阴部留空以利于排便、导尿及进行妇产科处理。抗休克裤现有两种型号：单囊型（80 型），即腹部与双下肢为一相通气囊；三囊型（81 型），即腹部和双下肢分为 3 个气囊，便于分别充气、加压。

### （二）原理和应用

抗休克裤主要用于创伤性休克患者。急救现场给患者穿上抗休克裤，仅需 1～2 分钟，由于患者自身血液再分配，自身输血量可达 750～1000mL，从而增加回心血量、提升血压而起到抗休克作用。

**1. 增加回心血量**

通过对腹部和双下肢包绕性充气加压，可人为地增加血管外周阻力和心脏后负荷，使腹部和下肢的静脉收缩，从而增加心排血量、升高血压，使血液在短时间内转移至心脏、脑、肺，首先保证重要器官的血液供给，这对休克患者的复苏十分重要。

**2. 止血作用**

一般抗休克裤充气后压力可达 2.67～5.33kPa（20～40mmHg），该压力可有效地降低血管内、外压力梯度，使血管撕裂伤口变小，出血量减少，起到止血作用。

**3. 固定作用**

抗休克裤充气后可形成气性硬板，且紧贴肢体，可作为临时夹板固定骨折部位，减轻疼痛，尤其适用于骨盆骨折或双下肢骨折。因而对于早期多发性骨折伴失血性休克的患者，抗休克裤可起到抗休克和固定骨折部位的双重作用。

### （三）适应证与禁忌证

**1. 适应证**

1）动脉收缩压<80mmHg 的低血容量性休克、神经源性休克和过敏性休克患者。
2）动脉收缩压<100mmHg，伴其他休克症状的患者。
3）腹部或腹部以下活动性出血，急需直接加压、止血的创伤患者。
4）骨盆骨折或双下肢骨折急需固定的患者，或已伴有活动性出血且出现低血压的患者。
5）腹部内出血、胸外科或脑外科手术过程中预防低血压。

**2. 禁忌证**

1）充血性心力衰竭、心源性休克患者。
2）慢性阻塞性肺疾病、胸腔内损伤、张力性气胸患者。
3）横膈以上部位有活动性出血灶的患者。
4）脑水肿、脑疝及颅脑外伤出血患者。
5）腹部损伤伴器官外露患者。
6）高血压、肥胖、身高过高者及孕妇。

### （四）操作方法

1）操作前快速评估患者的病情、意识状态、出血部位及性质、有无骨折及其部位、合作程度，协助患者平卧、手臂外展。

2）将抗休克裤展开，可从患者的侧方垫入患者的身后，接上充气泵，并打开气囊上的阀门，必要时将抗休克裤平铺在担架上。

3）调整气囊位置，使腹部气囊上缘位于肋缘和剑突下，左下肢气囊包裹患者左下肢，右下肢气囊包裹患者右下肢，然后将腹部气囊包裹其腹部。

4）开启充气泵，打开气囊阀门，使抗休克裤气囊充气。当气囊内压力达到 2.67～5.33kPa（20～40mmHg），或患者收缩压升至 100mmHg 时，可停止充气。没有充气泵时，也可通过口吹、打气筒、氧气筒等方式充气。

5）关闭气囊阀门，注意防止阀门漏气影响使用效果。

（五）注意事项

抗休克裤是一种实用而有效的救护设备，但应用不当可引起并发症，如影响局部血流、使通气功能受限、增加心脏后负荷等。因此使用前应认真评估病情，严格把握适应证与禁忌证。应用过程中还应注意以下事项。

1）遵守操作规程，力求正确使用和及时撤除。

2）密切观察患者的神志、血压、脉搏、呼吸、瞳孔、局部血液循环状况。

3）监测气囊内压力的变化，较长时间使用抗休克裤时，应适当降低充气压力，并适量输入 5％碳酸氢钠溶液以防止和纠正酸中毒。

4）包裹气囊和充气时应注意遵循先双下肢再腹部的原则。而放气时则是先放腹部气囊的气体，再放下肢气囊的气体，且应在血压监护下缓慢放气。若放气过程中血压下降达 30mmHg，则应停止放气，并加快输液速度，及时补充血容量。

5）抗休克裤可保持充气状态 2 小时，如果需要维持更长时间，中途应交替减压与加压。

## 三、球囊－面罩通气

球囊－面罩通气是一种简便易行的通气支持和供氧方法。球囊－面罩通气装置可以在没有人工气道的情况下进行正压通气，尤其是在 CPR 期间。这对于复苏最初数分钟不能及时应用高级人工气道装置或者应用失败的患者很有帮助。

（一）目的

1）维持和增加机体通气量。

2）纠正威胁生命的低氧血症。

（二）适应证与禁忌证

1. 适应证

1）急性呼吸衰竭时出现呼吸停止或呼吸微弱，经积极治疗后无改善、通气量明显不足的患者。

2）慢性重症呼吸衰竭，经治疗无改善或有肺性脑病的患者。

3）呼吸机使用前或呼吸机停用前的患者。

2. 禁忌证

1）中等量以上活动性咯血患者。

2）心肌梗死患者。

3）大量胸腔积液患者。

（三）操作准备

1. 评估患者

1）评估患者的年龄、体重、病情、体位和意识状态。

2）评估患者的呼吸状况，如呼吸频率、节律、深浅度，呼吸道是否通畅，有无活动义齿等。

3）评估患者的心理状况及配合度。清醒患者应向其解释球囊－面罩通气的使用目的及配合要点。

2. 环境准备

病房保持整洁、安静、安全、空气清新。

3. 用物准备

1）球囊－面罩通气装置：由球囊、呼吸活瓣、面罩及衔接管组成。球囊要求弹性好，进气阀完好无漏气；呼吸活瓣瓣膜完整、弹性好、密闭性好；面罩应使用透明材料，可以观察反流情况，能够和面部形成密封的腔隙，同时将口、鼻包括在内，面罩有衔接管可以接入氧气，面罩充盈度适当（约 2/3）。

2）必要时准备供氧装置，包括中心供氧装置或氧气瓶、输氧管等。

（四）操作方法

1）携用物至床边，核对患者床号、姓名。

2）协助患者取仰卧位，去枕、头部后仰，若有活动义齿应取下，解开领扣及腰带。

3）清除上呼吸道分泌物或呕吐物，保持呼吸道通畅。

4）开放呼吸道，操作者站于患者头侧，使患者头部后仰，托起下颌。

5）连接面罩、球囊及氧气，调节氧流量至 8～10L/min，使储气袋充盈。

6）操作者位于患者头顶侧，将面罩紧扣在患者口鼻部。一手以"EC 手法"用中指、无名指、小指置于患者的下颌部保持患者口张开，示指和拇指置于面罩上，同时按紧面罩防止漏气，并保持患者呼吸道通畅；另一手挤压球囊。一般成人每次挤压的潮气量为 400～600mL，挤压频率为 12～16 次/分钟，吸气相用时>1s。

若有两人进行操作，则可一人双手以"双 EC 手法"固定面罩并保持患者呼吸道开放，另一人用双手挤压球囊。

7）评估患者生命体征变化，观察患者胸廓运动，听诊有无呼吸音，观察皮肤颜色、血氧饱和度及腹部有无膨隆。

## （五）注意事项

1）使用时注意潮气量、呼吸频率、吸呼比等。

2）球囊－面罩通气装置要定期检查、测试，保证患者得到有效通气。

3）挤压球囊时，压力不可过大，亦不可时大时小，节律不可时快时慢，以免损伤肺组织，造成呼吸中枢调节紊乱，影响呼吸功能恢复。

4）发现患者有自主呼吸时，应按患者的呼吸动作予以辅助呼吸，以免影响患者的自主呼吸。

5）使用球囊－面罩通气装置后，呼吸活瓣、衔接管、面罩应及时清洗消毒。

6）球囊不宜挤压变形后放置，以免影响其弹性。

## 四、心脏电除颤术

心脏电除颤术是利用除颤器发出的高能脉冲电流，通过电极板直接或经过胸壁作用于心脏，使所有心肌纤维瞬间同时除极，以消除快速异位心律失常，使之恢复为窦性心律的方法。心脏电除颤术分为非同步心脏电除颤术和同步心脏电除颤术。

### （一）非同步心脏电除颤术

非同步心脏电除颤术的除颤器不用同步触发装置，可在心动周期中的任何时间放电。

1. 适应证

非同步心脏电除颤术适用于消除心室颤动、心室扑动。

2. 操作准备

1）评估患者。

（1）评估患者意识状态、生命体征、心电图情况。

（2）评估患者胸部皮肤有无炎症、损伤或其他情况。

（3）若为神志清醒患者，评估有无紧张、焦虑、恐惧等情绪，以及患者对心脏电除颤术的认知。

2）环境准备。

室内环境安静、整洁、安全，光线充足。

3）用物准备。

心电监护仪、除颤器、抢救车、气管插管箱、供氧装置、盐水纱布、导电糊、吸引器、各种抢救药品等。检查除颤器、心电监护仪及连接线路是否完备，除颤器同步性能是否正常，除颤器应处于备用状态。

3. 操作方法

1）通过心电监护或心电图确认患者存在心室扑动或心室颤动。

2）打开除颤器电源开关，按下"非同步"按键。

3）两电极板准备好导电层，或包以盐水纱布。

4）调节除颤器并进行充电。旋转电除颤能量选择键，选择适当电除颤能量，单相波电除颤的能量目前推荐采用 360J，双相波电除颤首次电除颤能量为 200J，若无效则电除颤能量可增至 300J，仍无效时电除颤能量可增至 360J，每次电除颤间隔不应短于 3 分钟。按下"充电"按键，将除颤器充电到所需水平。

5）将电极板分别置于患者左乳头下（心尖部）和胸骨右缘第二肋间（心底部）处，紧贴皮肤并稍施压力，嘱所有人员离开床边，避免与患者和床接触。操作者两手同时按下"放电"按键。

6）观察心电图波形，评价非同步心脏电除颤效果，如患者仍未恢复正常窦性心律，间隔 3~5 分钟后，酌情重复上述过程。

7）除颤后用纱布擦净患者皮肤，擦净电极板，整理电源线、地线等用物，并将用物放回原处备用。将除颤器能量开关回复至零位，除颤器充电备用。

4. 注意事项

1）非同步心脏电除颤前应建立静脉通路，对患者实施心电监护，详细检查用物，及时做好抢救准备。

2）非同步心脏电除颤时电极板的位置要放置准确，并与患者皮肤接触良好，适当加压于两电极板，保证电极板导电良好。

3）除颤器放电时，任何人不准接触患者及病床，以免电击伤。

4）除颤器、心电监护仪连接正确。

5）非同步心脏电除颤完毕应擦净电极板上的导电糊，防止其干涸后使电极板表面不平，影响下次使用，并造成患者皮肤烧伤。

6）非同步心脏电除颤仅是 CPR 的一部分，非同步心脏电除颤后应立即继续进行 CPR，有指征时再次给予非同步心脏电除颤。

（二）同步心脏电除颤术

同步心脏电除颤指利用心电图 R 波的电信号来控制放电，使脉冲电流落在 R 波降支，以保证其不落在易损期，避免诱发心室颤动。

1. 适应证与禁忌证

1）适应证。同步心脏电除颤适用于转复心室颤动以外的各种快速心律失常，如阵发性室上性心动过速、室性心动过速、心房颤动等快速异位性心律失常患者，在药物治疗无效并且严重影响血流动力学时选用同步心脏电除颤。

2）禁忌证。

（1）洋地黄中毒及电解质平衡紊乱，特别是低钾血症所致快速心律失常患者。

（2）伴有高度或完全性房室传导阻滞的患者。

（3）病态窦房结综合征患者。

（4）心房颤动持续时间 1 年以上，转律成功可能性小，且反复发作的患者。

（5）心房颤动心室率<60 次/分钟的患者。

（6）其他：近 3 个月有栓塞病史、心脏明显增大、甲状腺功能亢进引起的心律失常、心力衰竭未纠正的患者。

2. 操作准备

1）评估患者。

（1）评估患者意识状态、生命体征、心电图情况。

（2）评估患者胸部皮肤有无炎症、损伤或其他情况。向意识清醒的患者或家属解释心脏电除颤的必要性、操作过程及可能出现的不适感，取得支持配合。如择期进行同步心脏电除颤，需向患者及其家属解释除颤前的一些要求和准备，包括除颤前检查血钾、肝功能、肾功能，纠正低血钾和酸中毒；嘱患者停用洋地黄类药物 24～48 小时；除颤前 1～2 天口服奎尼丁，以预防心律失常转复后复发；除颤前禁食 6 小时，排空大小便。

2）环境准备。

室内环境安静、整洁、安全，光线充足。

3）用物准备。

检查除颤器、心电监护仪及连接线路是否完备，除颤器同步性能是否正常。除颤器应处于备用状态。

3. 操作方法

1）让患者去枕平卧于木板床上，暴露胸部。

2）给患者静脉注射地西泮 0.3～0.5mg/kg，当患者睫毛反射开始消失时即可实施同步心脏电除颤。

3）打开除颤器电源开关，选择 1 个 R 波高耸的导联进行心电图波形观察，按下"胸外电除颤"按键和"同步"按键。

4）在两电极板上准备好导电层，或包以盐水纱布。

5）调节除颤器并进行充电。旋转电除颤能量选择键，选择适当电除颤能量，按下"充电"按键，将除颤器电除颤能量充电到所需水平。一般心房扑动需要的电除颤能量最小，为 50～100J，心房颤动电除颤能量为 150～200J，阵发性室上性心动过速、室性心动过速电除颤能量为 100～200J。

6）将电极板分别置于患者左乳头下（心尖部）和胸骨右缘第二肋间（心底部）处，紧贴皮肤并稍施压力，嘱所有人员离开床旁，避免与患者和床接触。操作者两手同时按下"放电"按键。

7）除颤器放电后立即观察患者心电图波形，进行心脏听诊，测血压、呼吸，观察神志情况，评价同步心脏电除颤效果。

8）同步心脏电除颤后用纱布擦净患者皮肤，擦净电极板，整理电源线、地线等用物，并将用物放回原处备用。将除颤器电除颤能量开关回复至零位，除颤器充电备用。

4. 注意事项

1）同步心脏电除颤前建立静脉通路，给患者供氧，同步心脏电除颤后患者需绝对卧床休息 24 小时。

2）同步心脏电除颤后需持续心电监护患者至少 24 小时，密切观察患者的呼吸、血压、神志、瞳孔变化，观察患者皮肤及肢体活动情况，及时发现患者有无栓塞征象。

3）同步心脏电除颤放电时需要与心电图 R 波同步，以避开心室的易损期，避免放电引起室上性心动过速或心室颤动。

4）观察同步心脏电除颤位置的皮肤有无损伤，如有灼伤按一般烧伤处理。

5）除颤器用后需检查性能，并及时充电，使其处于备用状态。

## 五、洗胃

洗胃指将一定成分的液体灌入胃腔内，混合胃内容物后再抽出，如此反复多次。其目的是清除胃内未被吸收的毒物或清洁胃腔，临床上常用作胃部手术、检查前准备。对于急性中毒如短时间内吞服有机磷、无机磷、生物碱、巴比妥类药物等患者，洗胃是一项重要的急救措施。

### （一）分类

1. 催吐洗胃术

呕吐是人体排除胃内毒物的本能自卫反应。因催吐洗胃术简便易行，对于服毒物不久且意识清醒的急性中毒患者（除外服腐蚀性毒物、石油制品及食管静脉曲张、上消化道出血等），是一种有效的现场自救、互救措施。

2. 胃管洗胃术

胃管洗胃术将导管从鼻腔或口腔插入，经食管到达胃内，先吸出毒物后注入洗胃液，并将胃内容物排出，以达到消除毒物的目的。口服毒物的患者有条件时应尽早插导管洗胃，不要受时间限制。对于服用大量毒物且在 6 小时之内者，因排毒效果好且并发症相对少，故应首选胃管洗胃术。根据使用器械的不同，胃管洗胃术可分为胃管法、漏斗洗胃器法和电动洗胃器法。

### （二）适应证与禁忌证

1. 适应证

1）经口摄入有毒物质。凡经口摄入各种有毒物质，如农药、过量药物、食物中毒者，为迅速清除毒物，均应尽早、尽快洗胃。

2）检查或术前准备。幽门梗阻伴大量胃液潴留患者需做钡餐检查或手术前的准备、急性胃扩张需排出胃内容物减压者均宜置入导管抽吸及灌洗。

2. 禁忌证

对摄入强腐蚀剂（如强酸、强碱）的患者禁忌洗胃。存在食管静脉曲张、主动脉瘤的患者应慎重洗胃。

### （三）术前准备

1. 物品准备

1）洗胃液：最常用 37～40℃温开水，也可用生理盐水、1∶5000 高锰酸钾液、2％碳酸氢钠溶液等。

2）洗胃盘 1 套：包括粗号导管或漏斗式洗胃器、50mL 或 100mL 注射器、开口器、舌钳、液状石蜡、纱布、治疗巾、橡皮布。

3）其他：量杯、水桶、检验标本瓶。有条件者准备电动洗胃器。

2. 患者配合

患者应取下活动义齿，清理口腔，清醒患者应向其说明洗胃目的和简要程序，取得合作。

### （四）操作步骤

1. 催吐洗胃术

一般情况较好的清醒患者，让患者口服洗胃液（1000～1500mL），用压舌板刺激咽部引起呕吐。如此反复进行，直至胃内容物洗净为止。

2. 胃管洗胃术

1）患者卧位靠近床边，头偏斜，将橡皮布、治疗巾分别铺于患者颈肩后和颌下胸部。

2）向胃内置入导管及灌洗。

（1）胃管法：成人用大号胃管、儿童可用导尿管，一般可经鼻插入。确认导管进入胃内后即可用注射器注入洗胃液，每次 300～500mL，如此反复进行，直至毒物洗净。

（2）漏斗洗胃器法：洗胃器尾端有一漏斗，中段装备一橡皮球，前段为胃导管。对意识不清、不易合作者可用开口器打开口腔、舌钳轻轻拉出舌头，再将导管置入胃内。然后提高洗胃器漏斗到距口腔 30～40cm 高度，经漏斗缓缓灌入洗胃液，每次约500mL。当漏斗内液体灌注将结束时，再将漏斗放低于胃水平以下，并倒置漏斗，利用虹吸作用可将胃内液体引出，如引流不畅可用手捏橡皮球以加强虹吸作用。同样，灌注时如速度太慢，也可手捏橡皮球加快灌注速度。上述操作宜反复多次进行，以清洗彻底为止。

（3）电动洗胃器法：洗胃机装有两个有刻度可计量的大玻璃瓶（一个用于装洗胃液，另一个收集胃内抽出液）和一正负压双向电动机，打开正压向胃内灌注洗胃液，达预定量（一般每次 500mL）后关闭正压，改用负压吸引即可抽出胃内液体。如此反复多次直至清洗干净为止。电动洗胃器插入胃内的导管宜选用较粗胃管或其他胶管，多需经口插入。

3）拔管。上述任一方法均应反复灌洗，直至胃内抽出液清亮、与洗胃液色泽和透亮度基本相同、无异味（如农药中毒的大蒜味），即可考虑停止洗胃拔出导管。一般洗胃液量多需在 5000mL 甚至 10000mL。拔管前可向胃内注入导泻剂，如 50％硫酸镁 60mL 或甘露醇 250mL，以通过腹泻清除已进入肠道内的毒物。因镁离子对中枢神经系统有抑制作用，对昏迷患者会使其昏迷加重，且甘露醇导泻效果、口感均优于硫酸镁，故常规推荐使用 20％甘露醇进行导泻。洗胃完毕可用清水或生理盐水反复清洁口腔。

（五）注意事项

1）洗胃术多用于急性中毒，要求"快"，延误时间则毒物吸收增多，会危及患者生命，因此要分秒必争，迅速准备好物品，立即实施洗胃术。

2）洗胃时间总原则为越早越好，尽快实施。一般服毒后 6 个小时内洗胃最有效。但有些患者就诊时已超过 6 小时，仍可考虑洗胃，以下因素可使毒物较长时间留在胃内：①患者胃肠功能差，使毒物滞留胃内时间长；②毒物吸收后的再吸收；③毒物进入胃内较多；④有的毒物吸收慢，如毒物本身带有胶囊外壳等。

3）向胃内置入导管应轻柔、敏捷、熟练，并确认导管已进入胃内（以抽出胃液最可靠）后再开始灌洗，切忌将导管误入呼吸道而进行灌洗。置管时如患者出现剧烈咳嗽、呼吸急促或发绀、挣扎，表明导管误入呼吸道，应迅速拔出并重新置管。昏迷和置管时伴呕吐者易发生吸入性肺炎，应予以警惕及采取预防措施。

4）洗胃液以温开水最常用且有效安全；2％碳酸氢钠溶液常用于有机磷农药等中毒，但应注意不宜用作敌百虫、水杨酸盐和强酸类中毒者；1：5000 高锰酸钾溶液对生物碱、毒蕈碱类有氧化解毒作用，但禁用于对硫磷中毒者。洗胃液的选择应根据毒物种类考虑，唯有清水最广泛。

5）洗胃时每次灌注量不宜过多，一般每次灌入 300～500mL 即应进行抽吸。尤其是应用电动洗胃器正压送入洗胃液时应严密观察，当达到 500mL 时即关闭正压及改为负压吸引，切忌开机后操作者离开现场，以防灌注量过大引起急性胃扩张甚至胃穿孔。一次灌注量过多还易造成大量毒物进入肠内，导致毒物吸收增多。应用电动洗胃器还应随时向瓶内添加洗胃液，以免向胃内送入大量空气。胃溃疡合并幽门梗阻患者洗胃时，一次灌洗量应少、压力应低，预防出现穿孔或出血。

6）如患者服入强腐蚀性毒物，洗胃会造成一定损害，插管时有可能引起穿孔，一般不宜进行洗胃，且当大量液体进入胃内时极易造成胃穿孔、撕裂。有惊厥史患者进行插管时可能诱发惊厥。昏迷患者插管易导致吸入性肺炎，洗胃应慎重，必须洗胃时应让患者去枕平卧，头偏向一侧，防治误吸而引起窒息。食管静脉曲张患者不宜洗胃。

7）水中毒及电解质平衡紊乱：洗胃及其他因素使体内水分过多，引起水平衡紊乱而发生水中毒。洗胃时大量钾离子及氯离子丧失，且在补液时输入过多的糖、脱水治疗及应用激素多会使钾离子丢失更严重。因此洗胃时应注意观察低钾血症和低氯性碱中毒的征象。

8）凡呼吸停止、心脏停搏患者应先行 CPR，再行洗胃术。洗胃前应检查患者生命体征，如有缺氧或呼吸道分泌物过多，应先吸痰，保持呼吸道通畅，再行洗胃术。在洗胃过程中应随时观察患者生命体征的变化，如患者感觉腹痛、流出血性灌洗液或出现休克表现，应立即停止洗胃。

9）首次灌洗后抽出液应留取标本送检，以鉴定毒物品种，便于指导治疗。

# 第二章  胸外科临床护理实践

## 第一节  胸外科围手术期护理常规

### 一、术前评估

#### （一）采集病史

胸外科手术涉及循环、呼吸和消化等诸多方面，特别是一些特殊状况对术前准备、手术方式和术后护理会产生影响。所以，尽量详细地了解患者的现病史和既往史是胸外科医务人员必须重视的环节。

病史包含专科病史和既往病史。

#### （二）全面的体格检查

体格检查要求全面，任何细节都不应该放过。例如，肺癌患者有时会出现皮下转移，有文献报道，一例肺癌患者手术前在病房突然摔倒，撞伤头皮后出血不止，检查发现头皮下癌转移。

#### （三）辅助检查

胸外科手术创伤大、风险高，在手术前必须对患者进行全面的辅助检查以排除隐匿性疾病。

1）实验室检查：包括血、尿、便三大常规，肝功能、肾功能，血糖，血气分析和电解质，凝血功能，梅毒和艾滋病血清抗体，血清肿瘤标志物，血型等检查项目。

2）影像学检查：对于肺癌患者应进行 X 线、胸部增强 CT、心电图、肺功能、腹部 B 超、心脏彩超（年龄＞60 岁者）、头颅 MRI 和全身骨核素显像等检查。

#### （四）系统评估

结合患者的检查结果、受教育程度、生活背景和体能状态，判断手术对于患者的获益－风险比。

## 二、术前准备

### （一）术前生理准备

1. 循环系统

由于胸外科手术会干扰患者的呼吸和循环功能，特别是全肺切除手术、巨大纵隔肿瘤手术等对心脏功能有较高的要求，手术以后的低氧、肺间质水分增加、液体负荷加重、疼痛、心律失常等都会影响冠状动脉血供和心排血量，所以在手术前必须对患者循环系统状态有一个全面的了解，纠正不良状态。

高血压是最常见的不良状态，凡静息状态下收缩压＞160mmHg，舒张压＞95mmHg者，手术前都需要口服降压药使血压降至接近正常水平，以减少围手术期心脑血管并发症的风险。

2. 呼吸系统

由于术中打开胸腔、切断胸壁肌肉、切开膈肌、切除肺组织及手术过程中对肺组织的牵拉和挤压，胸外科手术后患者会出现功能残气量下降、肺活量下降和肺顺应性降低，使患者在短时间内肺功能处于急剧减退的状态。如果患者在手术前伴有阻塞性或限制性通气功能障碍，则手术后发生呼吸衰竭的概率大大增加。

1）戒烟与口腔卫生：对吸烟患者，戒烟是第一要务。通常要求胸外科手术前2周绝对戒烟，戒烟将有助于恢复支气管上皮细胞纤毛运输功能，有利于患者术后排痰。同时要求患者养成良好的卫生习惯，特别是口腔卫生习惯。

2）术前训练：术前指导患者训练有效咳嗽、咳痰、深呼吸，同时要求患者进行心肺功能锻炼。最简单有效的方法是早晚各做1次登楼运动（5层标准楼层高度）。

3）应用抗生素：对于肺功能正常、没有肺部感染的患者，没有资料表明术前使用抗生素会使患者从中获益。但是对于术前胸部CT提示肺部感染、阻塞性炎症或慢性阻塞性肺疾病、慢性支气管炎的患者，手术前使用敏感抗生素是极其有利的。通常，期望通过药敏试验选择敏感抗生素，以利于杀灭细菌，但术前准备时间多较仓促，细菌培养缓慢或是无法得到确切的细菌培养标本，所以使用广谱抗生素是一种可行的选择。

4）解痉平喘治疗：慢性阻塞性肺疾病、慢性支气管炎患者手术前进行支气管解痉平喘治疗是必需的，研究表明术前进行此项治疗对改善肺功能是有利的。

5）吸氧：对于术前血气分析中$PaO_2$较低的患者，在排除右向左分流性疾病后，单纯由肺部因素造成低氧的，可以给予低流量吸氧，以增加患者术前的氧储备，并改善全身氧合状态。

3. 消化系统

术前应详细检查肝功能并了解患者的既往病史。肝硬化患者由于凝血因子缺乏，在手术中及手术后出血风险较高，且手术创伤可能诱发肝衰竭。

### 4. 血液系统

胸外科手术风险较大、手术时间较长，对患者的凝血功能要求较高。术前检查血常规和凝血功能全套时，需特别注意血小板计数、红细胞计数、血红蛋白水平，以及出血时间、凝血时间、凝血酶原时间等指标。

### 5. 免疫及内分泌系统

对于胸外科患者，存在一些特殊的免疫异常情况，这些情况在手术前必须予以重视和控制。

### 6. 体能支持

体能指一个人的身体素质水平。胸外科手术时间长、创伤大，尤其对老年患者构成较大威胁。手术中切断胸壁肌肉、切开膈肌可能导致呼吸功能下降，缺氧可能引起体内酸性物质堆积，手术也可能导致负氮平衡，这些都对患者的体能提出了较高要求。体能的提升并非一蹴而就，不可能在短时间内实现大幅度提升。然而，在较短时间内改善患者的营养状态和能量储备，通过心肺功能锻炼提高患者的耐受力是可行的。术前心肺功能锻炼已被证实可有效减少术后心肺并发症。护理人员应指导患者进行有效的深呼吸、有效咳嗽训练，并进行适当运动以提高机体对耗氧的耐受力。临床标准包括患者缓慢登楼后心率不超过 130 次/分钟，呼吸频率不超过 30 次/分钟。

### 7. 营养状况

营养状态的评估对手术患者至关重要。根据中华医学会肠外肠内营养学分会《中国成人患者肠外肠内营养临床应用指南（2023 版）》的定义，营养不良指能量、蛋白质及其他营养素的缺乏或过量，导致机体功能甚至临床结局受到不良影响。营养不足通常指蛋白质－能量营养不良（protein－energy malnutrition，PEM），即蛋白质和（或）能量摄入不足或吸收障碍，引起特异性的营养缺乏症状。

## （二）术前心理准备

### 1. 缓解恐惧情绪

胸外科手术由于创伤较大，可能会在短期内对患者的生理功能产生显著影响。加之手术疼痛和呼吸不适的预期，患者术前可能会感到极度恐惧。因此，进行有效的心理疏导，帮助患者缓解焦虑和恐惧情绪，对于他们积极配合术后康复至关重要。术前应与患者进行充分沟通，让患者了解疾病的性质、治疗方案、治疗过程及可能的预后，从而使患者能够积极参与治疗。护理人员应经常鼓励和安慰患者，帮助他们建立信心，积极面对治疗。在必要时，可以考虑使用镇静剂，如苯二氮䓬类或丁酰苯类，以减轻患者的紧张情绪并改善睡眠质量。

### 2. 改善生活习惯

良好的生活习惯有助于患者手术后的恢复，并对其长期健康生活有积极影响。这包括戒烟戒酒、维持口腔卫生（如每天刷牙 2 次、饭后漱口）、规律饮食、按时就寝、保持规律排便和身体清洁等。

### 3. 加强医患沟通

鉴于胸外科手术风险较高，且手术及术后可能存在不确定因素，为了建立相互理解并促进有效治疗，加强医患沟通至关重要。医护人员应主动与患者及其家属进行沟通，确保他们对手术过程、风险及术后恢复有充分了解，从而增强患者的信心并减少不必要的担忧。

## 三、术后监测

### （一）全面的术后评估

胸外科手术具有较高风险，可能严重影响患者的呼吸和循环功能，特别是对于全肺切除、气管肿瘤手术、大型胸内肿瘤手术患者或老年患者等，这些患者手术过程复杂、生理干扰较大。因此，进行全面的术后评估至关重要。

#### 1. 转运回监护病房

手术结束患者清醒后，应由麻醉师、手术医师和手术室护理人员共同护送患者返回监护病房，并与监护病房医师和护理人员进行现场床边交接班。交接内容包括患者的基本情况、诊断、术前生理状态及并发症、手术过程及特殊情况、术中生命体征变化、引流管的安置位置及作用，以及术后需特别注意的事项。

#### 2. 生命体征监测及导管护理

患者返回监护病房后，监护病房医护人员应立即实施必要的生命体征监测，包括心电监测、有创动脉压监测、无创袖带血压监测、中心静脉压监测、$SpO_2$监测、呼吸频率监测等。同时，应重新检查患者身上的所有管道，包括气管插管（记录深度）、深静脉导管、动脉导管、Swan-Ganz导管、胸腔引流管、鼻-胃管（记录深度）、鼻-十二指肠营养管（记录深度）、造口管等，确保管道整理得当、接口牢固固定。

#### 3. 体格检查

在患者生命体征稳定后，监护病房医师应进行必要的体格检查，评估患者的神经和精神状态，判断意识清醒程度和麻醉苏醒情况，检查肢体运动功能。听诊双侧呼吸音，检查有无气胸、肺不张、肺水肿等情况。听诊心音，初步评估心脏功能。仔细观察胸腔引流管的连接，引流液的颜色、性质和量，防止在转移过程中出现胸部引流管脱落或胸内出血等急症。

#### 4. 分级护理

结合患者的病史、手术情况、手术效果及术后早期的检查结果，判断患者是否属于高危患者（需要较长时间的呼吸或循环支持）、关注患者（需要短时间的呼吸或循环支持）或普通患者，据此决定治疗干预的强度和频率。

### （二）生理状态的监测

胸外科手术对患者的呼吸、循环功能影响较大，术后早期容易出现心律失常、低氧、二氧化碳潴留等危及生命的不良事件，及早发现异常并早期干预，对降低术后不良事件风险是十分重要的。

1. 内环境

内环境，即细胞外液，为细胞直接生存的环境，包括血浆、组织液、淋巴液、脑脊液等。内环境的理化性质维持相对恒定，包含两方面含义：一是细胞外液的理化性质保持在一定水平上，不随外部环境变化而变化；二是这种恒定状态是动态平衡的，通过微小波动来维持。血浆是细胞外液中最活跃的成分，主要成分包括水（约 90%）、蛋白质（7%~9%）、无机盐（1%），以及氧气、二氧化碳、葡萄糖等被运输物质，尿素、尿酸、肌酸、肌酐、氨基酸、多肽、胆红素、氨等非蛋白质类含氮化合物。

1）血气分析：是了解胸外科手术后患者内环境状态最直接的手段。通常患者在麻醉苏醒后拔出经口气管插管之前会进行 1 次血气分析，以了解患者自主通气是否足够、内环境是否稳定、是否达到拔管指征。在患者返回病房后，应再次进行 1 次血气分析，通过与之前的血气指标进行比较，再次确认患者通气功能恢复情况。

（1）pH 值：正常人血液的 pH 值始终保持在一定的水平，变动范围很小。正常人动脉血液 pH 值为 7.35~7.45，平均 7.40；儿童血液 pH 值低于成人。

（2）代谢性碱中毒：特征是血浆中 $HCO_3^-$ 浓度原发性增高。根据发病机制和对生理盐水治疗的反应，代谢性碱中毒可分为以下两类。

用生理盐水治疗有效的代谢性碱中毒：通常伴随低氯血症，促进肾小管对 $NaHCO_3$ 的重吸收。病因包括酸性胃液丧失过多（如剧烈呕吐）和低氯性碱中毒（如使用噻嗪类利尿剂和呋塞米导致氯从尿中丢失）。

用生理盐水治疗无效的代谢性碱中毒：不涉及低氯血症。病因包括盐皮质激素过多（如醛固酮促进钠离子和水的重吸收，加速钾离子和氢离子的排泄）、缺钾（低钾血症导致细胞内外钾离子和氢离子转移，促使氢离子排泄增加）、碱性物质摄入过多（如过量摄入 $NaHCO_3$ 或乳酸钠、柠檬酸钠）。

（3）呼吸性碱中毒：特征是血浆 $HCO_3^-$ 浓度原发性降低，常由过度通气引起。常见原因包括精神性过度通气、缺氧、机体代谢亢进、人工呼吸过度，以及某些药物和疾病。

2）血浆电解质：血浆电解质的变化是反映内环境稳态的重要指标，可提示肾功能、饮食摄入状况、脱水情况及细胞内外电解质交换情况。胸外科术后患者的关键电解质包括钾、钠、镁、钙等。

3）脱水：内环境紊乱的病理生理现象，指细胞外液减少所引起的临床综合征。根据血钠或渗透压变化，脱水分为低渗性脱水（低血钠）、高渗性脱水（高血钠）、等渗性脱水（血钠正常）。

（1）高渗性脱水以失水多于失钠、血清钠浓度 >150mmol/L、血浆渗透压 >310mmol/L 为特征，原因包括单纯失水、失水大于失钠、饮水不足。

（2）低渗性脱水以失钠多于失水、血清钠浓度 <130mmol/L、血浆渗透压 <280mmol/L 为特征，原因包括消化液丧失、大汗后只补充水分、大面积烧伤、肾性

失钠。

（3）等渗性脱水是水与钠按正常血浆浓度成比例丢失时引起，或脱水后调节使血钠浓度维持在 130~145mmol/L，渗透压保持在 280~310mmol/L。原因包括小肠液丧失、大量胸腔积液和腹腔积液、胸外科术后急性出血等。

2. 体温

胸外科手术后，由于手术创伤、体内炎症介质的释放及胸腔液体的吸收，患者体温可能会上升。然而，在某些病理状态下，体温的异常波动具有重要的临床意义。例如，食管手术后第 7 天或进食后出现高热，通常意味着吻合口瘘的形成。另外，胸外科手术后 5 天出现体温升高至 39℃，并持续数天不降至正常水平，通常提示存在局部感染，最常见的是切口液化或感染。再如，手术后 7 天体温升高至 39.5℃，无论是否伴有寒战，如果体温能在数天内恢复正常，提示深静脉穿刺点的污染。

密切监测术后患者体温的变化对于揭示机体的异常状态和评估治疗效果至关重要。体温监测相关内容详见第一章第五节"危重症患者的监测技术"。

3. 血流动力学

胸外科手术中，可能对心脏产生一定的不良刺激，特别是在使用电凝刀和氩气刀进行心包表面操作时。此外，肺切除手术，尤其是全肺切除，可能会导致暂时性肺动脉高压，进而影响右心室功能。胸外科手术后，手术创伤、缺氧、补液等因素可能会引起肺水肿，进而导致左心室功能降低。此外，术后还存在出血和心律失常的风险。

加强血流动力学监测在临床上具有极其重要的意义。血流动力学监测不仅可以客观评估患者的基本循环状态，还可以评价液体复苏和药物治疗的有效性。血流动力学监测相关内容详见第一章第五节"危重症患者的监测技术"。

# 第二节　胸外科专科护理实施方案

## 一、胸腔闭式引流术护理实施方案

### （一）原理和目的

1. 原理

胸腔闭式引流是利用负压吸引的原理，把胸腔内的气体、液体吸至体外从而减轻胸腔压力，减轻气体、液体对心肺组织的压迫，促进患者康复。

2. 目的

引流胸腔内的积气、积血和积液；重建胸腔负压，保持纵隔的正常位置；促使术侧肺膨胀，预防肺部感染。

（二）适应证

1）气胸：经胸穿刺抽气肺不能复张者。
2）血胸（中等量以上）。
3）脓胸或支气管－胸膜瘘。
4）乳糜胸。
5）开胸手术后。

（三）禁忌证

1）凝血功能障碍、有出血倾向者。
2）肝性胸腔积液，持续引流可导致大量蛋白质和电解质丢失。

（四）术前准备

1）定位：认真了解病史，根据胸部 X 线、CT 等影像学资料及超声检查协助定位，尤其是局限性或包裹性积液的引流。
2）物品准备：准备好直径合适的引流管，一般以外径约 0.8cm 的透明塑料管或硅胶管为宜，也可是商用的穿刺套管，外接闭式引流袋或水封瓶。
3）张力性气胸应先穿刺抽气减压。

（五）麻醉与体位

1. 麻醉

1%～2%利多卡因或普鲁卡因局部浸润麻醉，包括皮肤、皮下、肌层及肋骨骨膜，麻醉至壁层胸膜后，再稍进针试验性抽吸，待抽出液体或气体后即可确诊。

2. 体位

患者取半卧位。气胸引流位置选在第 2 肋间锁骨中线，引流液体选在第 6～8 肋间腋中线附近，若为局限性积液应依据超声和影像学资料定位。

（六）手术步骤

1）沿肋间做 2～3cm 的切口，用 2 把弯血管钳交替钝性分离胸壁肌层，于肋骨上缘穿破壁层胸膜进入胸腔。此时有明显的突破感，同时切口中有液体溢出或气体喷出。
2）用血管钳撑开、扩大切口，用另一把血管钳沿长轴夹住引流管前端，顺着撑开的血管钳将引流管送入胸腔，其侧孔应在胸内 3cm 左右。引流管远端接水封瓶或闭式引流袋，观察水柱波动是否良好，必要时调整引流管的位置。
3）缝合皮肤，固定引流管，同时检查各接口是否牢固，避免漏气。
4）也可选择套管针穿刺置管。套管针有两种：一种是针芯直接插在特制的引流管内，用针芯将引流管插入胸腔后，拔出针芯，引流管就留在了胸腔内。另一种为三通金属套管，穿入胸腔后一边拔针芯，一边从套管内送入引流管。

5）如需经肋床置管引流，切口应定在脓腔底部。沿肋骨做 5～7cm 切口，切开胸壁肌肉，显露肋骨，切开骨膜，剪除一段 2～3cm 的肋骨。经肋床切开脓腔，吸除脓液，分开粘连，安放一根较粗的闭式引流管。2～3 周后如脓腔仍未闭合，可将引流管剪断改为开放引流。

（七）主要并发症

1）引流不畅或皮下气肿：多由于插管深度不够或固定不牢，导致引流管或其侧孔位于胸壁软组织中；引流管连接不牢，大量漏气也可造成皮下气肿。

2）出血：多由于引流的位置靠近肋骨下缘、损伤肋间血管引起。

3）胸腔感染：长时间留置引流管、引流不充分或切口处污染均可引起。

4）复张性肺水肿：对于肺萎陷时间较长者，排放气体或液体时速度不能过快，交替关闭、开放引流管可预防纵隔摆动及肺水肿的发生。

（八）护理措施

1．保持管道的密闭

1）随时检查引流装置是否密闭及引流管有无脱落。

2）水封瓶的长管没入水中 3～4cm，并始终保持直立。

3）引流管周围用油纱布严密包盖。

4）搬动患者或更换引流瓶时，需双重夹闭引流管，以防空气进入。

5）引流管连接处脱落或引流瓶损坏，应立即双钳夹闭胸壁引流导管，并更换引流装置。

6）若引流管从胸腔滑脱，立即用手捏闭胸壁引流口。消毒处理后，用凡士林纱布封闭胸壁引流口，并协助医师做进一步处理。

2．严格无菌操作

1）引流装置应保持无菌。

2）保持胸壁引流口处敷料清洁干燥，一旦渗湿，及时更换。

3）引流瓶应低于胸壁引流口 60～100cm，以防瓶内液体反流入胸腔。

4）按规定时间更换引流瓶，更换时严格遵循无菌原则。单腔水封瓶必须每天更换瓶内生理盐水，单腔及双腔水封瓶均需每周更换 1 次。

3．患者的体位

1）术后患者常取半卧位，此体位利于呼吸、引流及减轻疼痛。

2）全肺切除术者，常规采用仰卧位或 1/4 侧卧位，以预防纵隔移位和压迫健侧肺，导致呼吸循环功能障碍。

4．保持引流管通畅

1）定时挤压引流管，每 30～60 分钟挤压 1 次，防止引流管受压、扭曲、堵塞。

2）全肺切除术后，引流管一般保持持续夹闭、间断开放的状态，以保证术后患侧胸腔内有一定的渗液，减轻或纠正明显的纵隔移位，每次放液不超过 100mL。

常见病临床护理实践

3）鼓励患者咳嗽、深呼吸和变换体位，以利液体、气体排出，促进肺扩张。

5. 观察和记录

1）注意观察长玻璃管内的水柱波动。因为水柱波动的幅度与无效腔的大小、胸腔内负压的大小相关。一般情况下水柱上下波动 4～6cm。若水柱波动过高，可能存在肺不张；若水柱无波动，提示引流管不畅或肺组织已完全扩张。若患者出现胸闷气促、气管向健侧偏移等肺受压的状况，应疑为引流管被血块堵塞，需设法挤压或使用负压间断抽吸，促使其通畅，并立即通知医师处理。

2）注意观察引流液的颜色、性质和量，并准确记录。若引流液≥100 mL/h，持续超过 3 小时，引流液呈鲜红色且有血凝块，同时患者伴有低血容量表现，提示有活动性出血，及时报告医师协助处理。

6. 拔管及注意事项

1）拔管指征：引流 48～72 小时后，临床观察无气体逸出；引流量明显减少且颜色变浅，24 小时引流量＜50mL，脓液＜10mL；胸部 X 线检查提示肺膨胀良好无漏气；患者无呼吸困难，即可拔管。

2）拔管方法：护理人员协助医师拔管，在拔管时应先嘱患者先深吸一口气后屏气，迅速拔管，并立即用凡士林纱布封闭胸壁引流口，外加包扎固定。

3）注意事项：拔管后注意观察患者有无胸闷、呼吸困难、切口漏气、渗液、皮下气肿等，如发现异常应及时通知医师处理。

（九）健康教育

1）休息与运动：适当活动，根据患者的病情指导患者进行深呼吸及有效咳嗽。

2）饮食指导：加强营养，进食高热量、高维生素、高蛋白质饮食。

3）用药指导：遵医嘱用药。

4）心理指导：了解患者思想状况，解除其顾虑，讲解胸腔引流管的目的及重要性，增强患者战胜疾病信心。

5）康复指导：指导患者及其家属在活动或搬动患者时注意保护引流管，勿脱出、打折。引流瓶应低于胸部水平，避免引流瓶过高，瓶内引流液反流引起逆行感染。

## 二、胃管及十二指肠营养管护理实施方案

### （一）置入长度

由于消化道重建，胃管插入的长度要根据吻合口的高低适当变浅，成人一般为 40～45cm。十二指肠营养管置入长度通常要过十二指肠悬韧带（Treitz 韧带）。

### （二）妥善固定

采用"Y"形 3M 胶带分别固定胃管与十二指肠营养管于鼻翼上，每天早晨常规更

88

换胶带。更换时须将脸部及鼻翼周围皮肤油脂擦拭干净以提高牢固性，并注意更换粘贴部位，防止发生导管相关性压疮。胶带变湿后随时更换。胃肠减压器可用棉质布带悬挂于患者颈部，布带长度短于胃管外置的长度，以降低胃肠减压器及减压液对胃管的牵拉作用，降低计划外拔管的发生风险。

### （三）保持导管通畅

术后 24 小时，胃肠减压可有血性液体引出，每 1～2 小时给予冷盐水冲洗胃管 1 次，不仅可以降低堵管的发生风险，还可以减少切口渗血。十二指肠营养管每 6～8 小时给予温水脉冲式封管，必要时给予碳酸氢钠溶液冲管以防止营养液附壁堵塞导管。

### （四）严密观察导管刻度及引流情况

注意胃管及营养管的刻度，应标识清楚，每班交接并记录。若管道脱出，不要盲目插入，应通知医师及时处理。

### （五）口腔护理

每天清洁患者口腔。意识清楚能合作的患者鼓励其刷牙漱口，刷牙时告知患者固定好胃管及十二指肠营养管，以防脱出。生活不能自理的患者给予口腔护理，口腔护理时观察胃管及十二指肠营养管是否盘曲在口内。意识不清或躁动不合作者，必要时给予适当的约束。

### （六）健康教育

做好术前与术后的健康教育工作，让患者及其家属了解胃肠减压及十二指肠营养管的重要性，提高他们对防脱管的警惕性。

## 三、呼吸道管理实施方案

### （一）术前护理

1. 健康教育

术前向患者及其家属说明呼吸道管理的重要性，增加他们的自我护理知识，提高患者的自理能力。教育吸烟患者术前绝对戒烟，避免术后痰多黏稠难以咳出，增加呼吸道并发症的发生率。

2. 呼吸功能锻炼

1）咳嗽训练：坐位咳嗽时上身稍向前倾，侧卧位咳嗽时，采取屈膝侧卧位。两个体位情况下，均一手按住胸部，另一手按住腹部，做深呼吸 2～3 次后微张口，深吸一口气，从肺部深处向外咳嗽 2～3 次。

2）吸气训练：吸气训练器是鼓励患者进行深而慢的最大吸气运动的一种装置，通过观察浮标升起的刻度来判断肺活量的多少。使用方法：患者取坐位或半卧位，吸气训练器直立放置并保持与患者心脏在同一水平。患者先将肺内气体呼出，然后用口含住吸气训练器的含嘴，均匀缓慢吸气，使第一个浮标升起，尽可能长时间地保持该浮标在所处位置，而第二、第三个浮标处于原始位置。以此类推，直到三个浮标升起至最高位后缓慢呼气。

（二）术后护理

1. 呼吸功能锻炼

1）缩唇呼吸训练：患者取坐位或半卧位，用鼻尽最大力吸气后屏气 2～3 秒钟，呼气时缩唇呈鱼嘴样或吹哨状，让气体从口唇缓慢呼出。尽量做到深吸慢呼，缩唇程度以不感到费力为度。缩唇呼吸通过缩唇增加外口阻力，提高呼吸道内压力，防止小呼吸道过早陷闭，使肺内残气量更易排出，同时增加肺泡通气量、提高血氧饱和度。

2）腹式呼吸训练：患者取卧位，双肩下垂，双手分别放前胸和上腹部，用鼻缓慢吸气，吸气时胸部不动，腹部鼓起。吸气后屏气 1～2 秒，使肺泡最大程度充盈，达到肺扩张。呼气时缓慢、尽量将气呼出。

3）人工阻力呼吸训练：选择合适的气球，患者深吸气后尽量吹胀气球，可使肺充分膨胀，增加肺活量，同时可以增加气管内压力，防止支气管和小气管过早陷闭。术后有肺组织漏气的患者在应用此方法时应慎重，避免增加气管内压力导致漏气处的吻合口愈合不良。可用 1mL 的空针筒代替气球，深吸气后缓慢通过针筒呼出。

2. 咳嗽训练

同术前咳嗽训练。

3. 协助排痰

术后每 2 小时给予翻身、拍背 1 次，促进排痰。

1）振动排痰法：操作者手指弯曲，手心呈弓形，自下而上、由内向外力量均匀地拍打患者背部。每次 15～30 分钟。

2）刺激咳嗽法：对于无力咳嗽的患者，在吸气末操作者手指轻压患者胸骨上窝的气管，并通过滑动来刺激气管，引发咳嗽。

3）鼻咽吸痰法：用吸痰管刺激患者咽部，引发咳嗽或气管深部痰液排出。

4）环甲膜穿刺：患者取仰卧位，头后仰。局部消毒后，操作者用示指及中指固定患者环状软骨两侧，用一个 5mL 注射器垂直刺入环甲膜。由于环甲膜后为中空的气管，因此刺穿后有落空感，操作者会觉得阻力突然消失。接着回抽，如有空气抽出，则穿刺成功。患者可有咳嗽等刺激症状，随即呼吸道梗阻症状缓解。

5）支气管纤维镜下吸痰：对于有大量黏稠痰而无力咳出的患者，经刺激咳嗽法及鼻咽吸痰法效果不佳，可采取支气管纤维镜下吸痰。

4. 雾化吸入

通过雾化吸入给药，达到缓解支气管痉挛、稀释痰液、防止呼吸道感染的作用。

5. 充分镇痛

对于疼痛较敏感的患者给予胸带固定胸壁，减少咳嗽时牵拉切口疼痛，必要时遵医嘱给予镇痛剂。

综上所述，及时有效的呼吸道管理，对提高患者术后肺功能、减少肺部并发症的发生起重要作用。针对肺叶袖状切除的患者，呼吸道的管理尤为重要；对于全肺术后的患者应注意谨慎叩背。

## 四、预防血栓形成护理实施方案

### （一）术前护理

1. 入院检测与评估

术前认真评估患者的全身情况和凝血情况，明确深静脉血栓形成（deep venous thrombosis，DVT）的高危人群，术前仔细检查。如对合并脑、心血管疾病、糖尿病及术前有 DVT 既往史的患者，要高度重视。

2. 心理护理

患者对疾病和外科大手术后易发生 DVT 不够了解，容易产生紧张、焦虑、恐惧等心理反应，或思想上不重视。护理人员要正确评估患者的心理特征，针对患者的不同心理反应进行有效的心理护理。要耐心、细致地对患者及其家属进行心理疏导，向其说明术后预防 DVT 的重要性，让其积极配合治疗和护理，树立战胜疾病的信心，消除不良心理状态，促进康复。

3. 术前指导

指导患者采取清淡、低脂、高纤维素、易消化的饮食，并增加水分摄入，以维持大便通畅。这有助于预防便秘，减少因便秘引起的腹压增高和对下肢静脉回流的影响。术前应避免吸烟和饮酒，以降低尼古丁等物质引起的血管收缩和血液黏稠度增加的风险。

针对高危人群，包括糖尿病患者、高血压患者、肿瘤患者、肥胖者、吸烟酗酒者及心脏功能不全者，进行健康教育，确保水和电解质的平衡。向患者解释 DVT 的病因、危险因素、可能的后果及常见症状，提高他们的警觉性。指导患者一旦出现不适，应立即通知医护人员。

术前指导患者如何在床上进行大小便，并熟悉各种功能锻炼方法，确保术后能够顺利开展床上功能锻炼。

### （二）术后护理

1. 心理护理

做好患者术后的心理护理，向患者及其家属耐心讲解术后护理的注意事项，认识术后预防血栓形成的重要性，积极配合治疗与护理。

## 2. 体位与活动

术后，应将患者的双下肢抬高至心脏水平以上 20~30cm，确保下肢远端高于近端，同时避免过度屈髋，以免影响静脉回流。鼓励并协助患者在床上进行肢体活动，并勤翻身。对于生命体征稳定的患者，鼓励术后第 1 天在床边站立，以促进下肢静脉回流，预防 DVT 的发生。

对于无法下床活动的患者，指导他们在床上进行主动的屈伸运动、内外翻转运动、足踝的环转运动。对于无法自主运动的患者，由护理人员或家属协助进行跟腱、比目鱼肌和腓肠肌的挤压运动。必要时，使用抗血栓弹力袜和抗血栓压力泵等器械辅助改善下肢血液回流。

术后患者可能需要禁食并增加补液量，应避免在同一静脉或同一部位反复穿刺，以保持血管内膜的完整性。禁止在下肢静脉进行输液。

## 3. 术后观察与监测

术后定期检测血常规及凝血功能，及早发现病情变化。仔细观察患者皮肤温度、色泽及感觉，以双手手背同时触摸患者双下肢，评估体表温度的高低及是否有差异。观察患肢颜色并与健侧比较，指压患肢皮肤，观察是否在 15s 内转红。观察患者疼痛的部位、程度和游走方向，指压毛细血管充盈度，对疼痛患者应区分是术后疼痛还是 DVT 的早期症状。观察患者有无下肢沉重、胀痛感，如下肢出现水肿、浅静脉怒张、腓肠肌深压痛，应及时报告医师处理。

## 4. 使用抗凝剂的护理

使用抗凝剂会导致术后出血的可能性增加。但是为了预防 DVT，术后第 1 天下午如无出血倾向，常规给予抗凝剂治疗。在用药前要了解患者有无出血性疾病，用药期间应检测肝功能、肾功能及凝血功能。用药后要观察有无出血迹象，观察术区切口有无出血及渗血，引流液的颜色、性质和量，观察有无黑便、咖啡样或血性呕吐物，及时检测凝血功能。

## 五、乳糜胸护理实施方案

创伤、手术使胸导管或其分支破裂，乳糜液积存于胸腔中引起乳糜胸。乳糜胸是胸科手术中较少见但较严重的一种并发症。

### （一）临床表现

1）压迫症状：患者通常有胸闷、气促、心悸等心肺受压症状及胸腔积液体征。

2）胸腔引流液出现典型表现的乳糜液，乳白色、不易凝固，放置后分为 3 层，上层为黄色奶油状的脂肪层。

3）胸部 X 线检查：提示胸腔大量积液，胸腔引流液术后反常增多。

（二）治疗

1. 保守治疗

术后每天乳糜液引流量在 500mL 以下者，经过保守治疗多能治愈。

1）营养支持：充分补充营养，给予高蛋白质、高糖、低脂或无脂饮食；或根据病情禁食，完全采取肠外营养支持。

2）胸腔闭式引流：持续胸腔闭式引流，促进肺复张。胸导管压力较低，而且胸导管壁较薄，当外界压力大时容易闭合，可达到治愈乳糜胸的目的。应鼓励患者咳嗽、咳痰，膨胀良好的肺叶可压迫胸导管，以促进其闭合，对膨胀不全患者可更换三腔水封瓶接负压吸引，根据病情需要，利用压力调节瓶内水位差，使肺部充分膨胀，脏层与壁层胸膜粘连，促使胸导管闭合。

3）胸膜粘连剂灌注：胸膜粘连剂胸腔灌注可促进胸膜壁层和脏层粘连，以堵塞胸导管瘘口。可采用 50% 葡萄糖或注射用 A 群链球菌（沙培林），注射前向患者详细询问有无青霉素过敏史，如有青霉素过敏史者，禁用沙培林作为胸膜粘连剂。

4）监测乳糜量：鼓励患者下床活动，充分咳嗽、膨肺，待胸部 X 线检查示肺膨胀良好、每天引流量<50mL、患者无胸闷憋气时拔管。

2. 手术治疗

如果每天引流量超过 1000mL、连续 5 天以上者，需要考虑再次手术结扎胸导管。

（三）护理措施

1. 病情观察

密切观察患者的生命体征和胸腔引流液。

2. 胸腔引流管的护理

除常规胸腔闭式引流的护理，还应密切观察胸腔引流液的颜色、性质和量，保持引流通畅。

3. 患者呼吸道管理

指导患者有效咳嗽、咳痰，必要时给予叩背辅助排痰或者吸痰。

4. 饮食指导和营养支持

1）肠外营养：乳糜液为胸导管内的淋巴液，含有小肠吸收来的脂肪微滴，呈乳白色。随着患者进食，尤其是高脂食物的摄入，乳糜液的漏出量会迅速增加。一旦发现乳糜胸，患者应立即禁食，减少乳糜液的漏出，避免体内蛋白质大量丢失，此时还应注意给予肠外营养，避免代谢紊乱及机体衰竭等不良后果。高营养液配制需严格遵循无菌原则，放置时间切勿过长，应在配制后 20 小时内输完。肠外营养期间应注意保护好患者的静脉通路。

2）肠内营养：①若患者可以经口进食，进食期间应及时给予患者无脂或低脂、高糖、高蛋白质饮食，维持其身体的营养需要；②若患者需要手术结扎胸导管，可于术前

2 小时嘱患者高脂饮食，如牛奶及动物油脂等，便于术中查找胸导管瘘口。

5. 胸腔灌注的护理

1）更换体位：胸腔灌注完毕应夹闭导管，指导患者每 15~30 分钟更换体位 1 次，如仰卧位和左右侧卧位等交替，确保药液均匀分布于胸腔，药液保留 4~6 小时后开放引流。

2）不良反应的护理：胸腔灌注后患者可能会出现疼痛或体温变化，根据具体情况给予护理。

6. 心理护理

乳糜胸常常对患者的情绪造成不良影响，患者会感觉到焦虑、无助、恐惧等。此时护理人员应细致、耐心地向患者解释治疗饮食或禁食的必要性及意义，并耐心聆听患者诉说，开导患者，解除其不良情绪，帮助患者树立战胜疾病的信心。

7. 基础护理

因患者长期应用抗生素，禁食期间为预防真菌感染，病情危重者用 2%~4% 碳酸氢钠溶液行口腔护理，病情稳定者协助刷牙后予 2%~4% 碳酸氢钠溶液漱口；由于患者大多存在低蛋白血症、水肿，免疫力低下，因此，应保持卧位舒适、床单整洁，协助翻身，防止压疮的发生。

# 第三节　胸外科术后快速康复

## 一、有效咳嗽

有效咳嗽分为三种：暴发性咳嗽、分段咳嗽、发声性咳嗽。

### （一）暴发性咳嗽

方法：让患者先深吸气使声带关闭，随之胸腹肌骤然收缩，继而发出一声将气冲出。暴发性咳嗽在术后可引起切口剧痛，应慎用。

### （二）分段咳嗽

方法：让患者做一连串的小声咳嗽，逐渐驱使支气管分泌物脱落、咳出。分段咳嗽效果虽然差一点，但患者痛苦少。

### （三）发声性咳嗽

方法：当患者咳嗽时有剧痛时，可让患者深吸气，张口并保持声门开放，然后再咳嗽。

## 二、早期下床活动

1）术后尽早下床活动，利用重力作用有助于胸腔引流液的排出。

2）早期下床活动能增加肺部通气量，促进气管分泌物排出，降低肺部并发症的风险。

3）术后早期下床并进行下肢活动，有助于血液循环，预防静脉血栓形成。

4）手术后腹胀通常是因为肠道功能受抑制和肠腔内积气所致。术后早期下床活动能促进肠蠕动恢复，减少腹胀，增进食欲，改善排便。

5）尿潴留是常见的术后并发症。术后早期下床活动有助于促进排尿，预防尿潴留。

6）下床活动可预防肢体肌肉失用性萎缩。

7）从心理和精神层面看，早期下床活动虽然可能伴随着身体虚弱或切口疼痛，但这样的行动能增强患者对术后恢复正常生活的信心。活动后轻度的疲劳有助于缓解紧张、焦虑情绪，转移对疼痛的注意力，使患者上床后能更安稳地休息或入睡。

## 三、术后饮食指导

与胃肠道手术不同，胸部手术后患者通常在术后第 1 天就可以恢复正常饮食。术后饮食的恢复应根据患者的手术规模和个体恢复情况来定。麻醉清醒后 6 小时可以开始饮水，12 小时后可以摄入流食。术后第 1 天的早餐应选择易消化的食物，如面片汤、蔬菜粥或鸡蛋羹。家属在选择饮食时，应考虑患者的饮食习惯，避免在术后第 1 天就提供过于滋补的浓肉汤或浓鸡汤。

术后 24 小时内，饮食应以促进消化道功能的恢复为主，避免容易引起腹胀的牛奶和可能引起腹泻的果汁。目前胸部手术多采用微创外科手术方法，患者术后第 2 天即可下床活动。术后 24～48 小时，根据胸腔引流情况，可以拔除胸腔引流管。因此，术后第 1 天的午餐和晚餐可以逐渐恢复正常饮食，但仍以清淡饮食为主。

微创外科手术，尤其是胸腔镜手术，由于手术创伤小，通常 1～2 小时即可完成，术后 6～7 天患者即可出院。

## 四、自我缓解疼痛

1）胸带固定包扎，以减轻咳嗽时胸壁振动引起的疼痛。

2）指导患者用双手按压患侧胸壁，固定胸部时手掌张开、手指并拢，以减轻咳嗽时疼痛。

3）坐起、翻身、下床活动时避免牵拉引流管，以防刺激切口引起疼痛。

4）练习腹式深呼吸：进行有节律的深呼吸，用鼻深吸气，然后慢慢从口中将气呼出，如此反复进行。

5）减轻心理压力，保持良好的心情、情绪稳定、精神放松，可以增加对疼痛的耐受性。

6）分散注意力，如听音乐、看书、看报等。

## 五、术后肺栓塞的预防

肺栓塞指各种栓子阻塞肺动脉时引起的一组以肺循环和呼吸功能障碍为主要临床和病理生理特征的临床综合征。

### （一）早期下床活动

术后鼓励患者早期下床活动，目的是预防肺不张、改善呼吸循环功能、增进食欲。术后第 1 天，生命体征平稳的患者，鼓励下床或床边站立。严密观察患者病情变化，若出现头晕、气促、心动过速和出汗等症状时，应立即停止活动。术后第 2 天起，可扶着患者围绕病床在病房内行走，以后根据患者情况逐渐增加活动量。

### （二）手臂和肩关节的运动

手臂和肩关节的运动可预防手术侧胸壁肌肉粘连、肩关节强直及失用性萎缩。患者麻醉清醒后，可协助患者进行臂部、躯干和四肢的轻度活动；术后第 1 天，患者开始做肩、臂的主动运动，方法是将患侧手臂举过头顶碰触对侧耳朵。

### （三）物理预防措施

患者卧床期间，由家属进行间断双下肢按摩或患者主动双下肢屈伸运动，也可应用间歇充气加压装置或梯度弹力袜，二者均利用机械性原理促使下肢静脉血液加速，避免血液滞留。

### （四）药物预防

术后皮下注射抗凝剂，如低分子量肝素等。

## 六、开胸术后的体位选择

1）对于麻醉未清醒的患者，应采用去枕平卧位，并将头部偏向一侧，以防止口腔分泌物或呕吐物吸入呼吸道。全身麻醉清醒后，待血压和心率稳定，再考虑改为半卧位（气管手术患者除外）。半卧位有助于促进呼吸和循环功能的恢复，有利于引流，减少炎症反应，并提高术后舒适度。

2）麻醉清醒后，一旦麻醉药物作用消失，应鼓励患者在床上进行活动，如深呼吸、主动活动四肢及定时翻身等。进行足趾和踝关节的伸屈活动，以及下肢肌肉的交替放松和收缩运动，有助于促进静脉回流。对于痰量较多的患者，应定期咳痰。在生命体征稳定的前提下，鼓励术后早期下床活动，活动量应根据患者的耐受程度逐步增加。离床活动通常在手术后次日开始（全肺切除患者除外），患者应先在床沿进行深呼吸和咳嗽训练，然后在床边站立和行走，逐步扩大活动范围和时间。存在休克、心力衰竭、严重感染、出血、极度虚弱等情况，或接受特殊固定手术且有制动要求的患者不宜进行早期活动。

3）对于一侧全肺切除的患者，应选择仰卧位或 1/4 侧卧位。生命体征平稳后，可逐步抬高床头至半坐卧位，并在术后 1 周内绝对卧床休息。

# 第三章　手术室临床护理实践

## 第一节　围手术期护理

### 一、术前护理

术前护理的目的是确保患者通过术前访视和护理措施做好充分准备，以最佳状态接受手术。这包括帮助患者了解术前相关知识、注意事项，并做好心理准备，积极配合治疗。

（一）术前访视

1）手术室护理人员或负责当天手术的护理人员应在手术前1天访视患者，阅读病历，向主管医师与护士了解患者病情、手术方案、术中体位和特殊要求。

2）术前教育应包括患者家属和亲友，这样的教育效果优于仅对患者进行教育。

3）提醒患者在进入手术室前取下活动义齿、手表、眼镜、项链等物品，以避免电灼伤等意外和不必要的误会或纠纷。

4）指导患者（成人）术前8小时禁食，术前2~4小时禁水。2岁以上患儿禁食8小时，1~2岁患儿禁食6小时，6个月左右的婴幼儿禁食、禁水4小时，以预防麻醉时的呕吐、反流和误吸等意外。

（二）护理措施

1）患者入手术室前30分钟，启动空调净化系统，调节手术室温度至21~25℃，相对湿度至30%~60%。

2）接收手术患者时，根据手术通知单核实病历信息，包括病历首页（病案号、姓名、性别、年龄）、手术、麻醉、输血知情同意书（需有医师和患者或家属双方签字）、检查单（乙肝、丙肝、梅毒、艾滋病和血型共5项）、抗生素皮试结果（有效期内）。与主管护理人员一起核对患者信息，交接患者病情资料（X线、CT、MRI等检查报告），并在床旁进行交接，包括患者病情、诊断、手术方案、既往史、治疗情况、术前准备情况、抗生素皮试结果，检查输液管道、胃管、导尿管是否固定妥当和通畅，以及患者腕带信息。仔细询问禁食、禁水情况，确认活动义齿已取下明确，明确女性患者是否处于月经期，贵重物品是否已取下，检查胃管、导尿管是否妥当和通畅。协助患者上推车，盖好被子，平稳送至指定手术区域。

3）患者在术前等待区等候手术时，由于环境和设备陌生，可能产生恐惧心理，需要手术室护理人员床旁守护并给予安慰。

4）进入手术室后，帮助患者安全转移到手术床上，并向患者解释口干、嗜睡是术前用药的短暂反应，以消除患者疑虑。麻醉完成后根据手术要求摆放手术体位，充分暴露手术区域。注意保护受压部位，必要时与手术医师沟通，使用适宜的预防压疮敷料，保护患者隐私，确保患者安全、舒适，预防并发症发生。

## 二、术中护理

### （一）麻醉前护理措施

患者进入手术室后严格执行安全核查制度，建立静脉通路，认真检查手术器械及术中用品是否准备齐全。连接多功能生命体征监护仪，详细观察与记录血压、心率和血氧饱和度数据，每5分钟记录1次。协助麻醉医师认真检查、核对药物和用品是否准备齐全；麻醉机电源和气源是否插好，麻醉机各管道是否安装正确，有无漏气现象。

### （二）麻醉和术中护理措施

1）麻醉开始时，协助麻醉医师静脉注射各种麻醉药物及进行气管插管，妥善固定气管插管。术中保持输液通畅，严密观察患者生命体征变化，详细记录心率、血压及血氧饱和度监测数据。

2）手术中保护患者肢体，摆放体位时注意保护受压部位防止压疮。加强保暖，上肢避免长时间过度外展，以防损伤臂丛神经。在对患者进行护理操作时应动作轻柔。准确记录手术护理记录单、输血记录单等，仔细清点手术用物，记录单不得涂改。

3）严格执行核对制度。

（1）麻醉前由麻醉医师、手术医师、手术室护理人员三方按《手术安全核查表》依次核对患者身份、手术方式、知情同意情况、手术部位与标识、麻醉安全检查、皮肤情况、术野皮肤准备情况、静脉通路建立情况、过敏史、抗生素皮试结果、术前备血情况、假体、体内植入物、影像学资料等内容。

（2）手术开始前由麻醉医师、手术医师、手术室护理人员三方共同核查患者身份（姓名、性别、年龄）、手术方式、手术部位与标识，并确认风险预警等内容。手术物品准备情况的核查由手术室护理人员执行，并向手术医师和麻醉医师报告。

（3）患者离开手术室前由麻醉医师、手术医师、手术室护理人员三方共同核查患者身份（姓名、性别、年龄）、实际手术方式、术中用药、输血情况，清点手术用物，确认手术标本，检查皮肤完整性、动静脉通路、引流管，确认患者去向等内容。三方确认后分别在《手术安全核查表》上签名。

4) 清洁洗手、外科手消毒是外科手术前手术医师和手术室护理人员应该严格遵守的规程。

## 三、术后护理

### （一）评估患者

1) 麻醉恢复情况。
2) 身体重要器官的功能。
3) 切口及引流情况。
4) 心理反应。

### （二）常见护理问题

1) 焦虑、恐惧：与术中放置引流管、术后身体不适有关。
2) 自我形象紊乱：与手术有关。
3) 营养失调，低于机体需要量：与术后禁食、呕吐有关。
4) 躯体移动障碍：与切口疼痛、管道约束有关。
5) 自理缺陷：与术后疼痛、虚弱、活动受限有关。
6) 活动无耐力：与手术创伤、机体代谢负氮平衡有关。
7) 腹胀、便秘：与术中操作、术后活动减少有关。
8) 尿潴留：与麻醉、排尿习惯改变，直肠、肛门手术后切口疼痛有关。
9) 有感染的危险：与手术有关。
10) 清理呼吸道无效：与麻醉和疼痛有关。
11) 低效呼吸形态：与疼痛、敷料包扎过紧有关。
12) 疼痛：与手术创伤有关。
13) 知识缺乏：与缺乏术后康复知识有关。
14) 潜在并发症：出血、感染等。

### （三）护理措施

护理措施主要是维持各系统的生理功能，减轻疼痛和不适，预防术后并发症，实施出院计划。

**1. 体位护理**

全身麻醉未清醒前患者取侧卧或仰卧位，头偏向一侧。腰麻患者术后去枕平卧 6 小时，硬膜外麻醉患者平卧 4~6 小时。麻醉清醒、生命体征平稳后，颅脑部手术患者可取 15°~30°头高脚低斜坡卧位，如患者伴有休克，应取仰卧中凹位，即下肢或床脚抬高 20°，头部和躯干同时抬高 15°的体位；腹部手术患者多取低半坐卧位或斜坡卧位，以减少腹壁张力；脊柱或臀部手术患者可采用俯卧位或仰卧位。

2. 观察生命体征

大手术后应每 15～30 分钟测量 1 次脉搏、血压、呼吸，至少连续 4 次，直至生命体征稳定。之后可每 60 分钟测量 1 次。小手术后可每 1～2 小时测量 1 次脉搏、呼吸、血压，稳定后每 4 小时测量 1 次。体温一般每 2～4 小时测量 1 次。

3. 维护正常生理功能

1）维持呼吸功能，保持呼吸道通畅，及时吸痰。若有呕吐物，立即清除并给氧。若患者出现烦躁不安、鼻翼翕动、呼吸困难等症状，应查明原因并迅速处理。生命体征平稳后，鼓励患者床上翻身、变换体位，做深呼吸和咳嗽、咳痰。

2）维持有效循环血量和水、电解质平衡。给予静脉补液，记录每小时出入量，保持管道通畅。观察尿液颜色、性质和量，检查皮肤温度、湿度和颜色，敷料渗血情况。每天计算 24 小时液体出入量，并根据中心静脉压、肺动脉楔压、尿量、尿比重、脉搏变化调整补液量。定期采血了解电解质与酸碱平衡情况，及时纠正代谢紊乱。

3）重建正常饮食和排便形态。术后饮食恢复步骤根据麻醉方法、手术种类、患者反应决定，鼓励患者及早恢复经口进食。腹部手术，特别是胃肠道手术后，术后 24～72 小时禁食、禁水，经静脉补充营养，待肠道功能恢复、肛门排气后拔除胃管，试行进食。术后需观察患者排尿情况，记录自行排尿时间。

4）控制疼痛、增进舒适：麻醉作用消失之后，切口开始疼痛，术后当天下午或晚上疼痛最为剧烈，24～48 小时后痛感会逐渐减轻。切口痛与切口大小、切口部位、体位和情绪状态等因素有关。控制疼痛的措施包括取合适体位、药物镇痛和减轻焦虑。使用药物镇痛是术后 24 小时内切口疼痛最有效的镇痛措施。

5）引流管的护理：妥善固定；保持通畅；每天观察、记录引流液的颜色、性质和量；按需要进行特殊护理，如冲洗。

4. 并发症的观察及预防

1）呼吸道并发症：常见肺不张、肺部感染、肺水肿、肺栓塞、ARDS 等。

呼吸道护理问题的主要相关因素有吸烟史；术前有呼吸道感染；术后有导致呼吸道感染的因素；麻醉剂、气管插管和氧气吸入导致支气管分泌物增多；术后疼痛剧烈，或有胸部、腹部切口；术后缺乏活动；开胸手术导致肺泡萎陷；应用麻醉性镇痛剂。

预防及处理措施：术前做好呼吸道准备；术后协助患者早期活动，卧床患者做床上移动和翻身；鼓励患者每小时重复做深呼吸 5～10 次，至少每 2 小时咳嗽咳痰 1 次；保持足够的水分摄入；避免术中、术后呕吐物误吸，防止继发感染。

2）胃肠道并发症：多见腹部手术后，常见恶心、呕吐、腹胀、便秘和急性胃扩张，多数为麻醉反应及术中暴露、手术操作刺激的神经反射性反应。水、电解质和酸碱平衡紊乱，缺氧，精神心理因素也可能是术后胃肠道并发症的原因。

预防及处理措施：胃肠道手术前灌肠，放置胃管；麻醉前给药；维持水、电解质和酸碱平衡，及早纠正低血钾、酸中毒等；术后禁食，留置胃肠减压管 3～4 天；卧床患者取半卧位，进行床上移动和翻身、腹部按摩；协助患者早期下床活动；严密观察胃肠道功能恢复情况；给予心理支持，消除紧张情绪。

3）泌尿道并发症：常见尿潴留、尿路感染。术后 8 小时患者仍未排尿，耻骨上有明显浊音区，表明有尿潴留。尿路感染多发生在膀胱，感染蔓延后可形成肾炎或肾盂肾炎。急性膀胱炎一般无全身反应，主要表现为排尿困难或膀胱刺激征，尿液检查可发现红细胞或脓细胞。

预防及处理措施：术前锻炼床上排尿；术后鼓励和协助不习惯床上排尿者坐在床沿，或站立排尿；给予镇痛剂控制疼痛；积极解除排尿困难，防止尿潴留诱发尿路感染。对留置导尿管的患者，操作时注意无菌原则，鼓励患者多饮水以冲洗尿道，观察排尿情况。

4）切口并发症：多见切口感染和切口裂开。切口感染在手术后 3～4 天内最多见，主要表现为体温升高及切口局部变化。术后初期患者低于 38℃ 的发热较为常见，是破坏组织的分解产物及局部渗液、渗血吸收后的反应，称为外科热或吸收热，不需特殊处理。若术后 3～4 天体温恢复正常后再次出现发热，应及时检查切口部位有无红、肿、热、痛和硬结、波动感。切口裂开发生于手术后 6～9 天，腹部切口裂开较常见，多发生于体质差、营养不良或过度肥胖者。切口感染、切口缝合不佳也是切口裂开的主要原因。

相关因素：患者体质差、慢性贫血、营养不良或过度肥胖，切口有血肿、死腔，术后切口保护不良，术后严重腹胀使腹壁切口张力增大，术后剧烈咳嗽、喷嚏、呕吐、用力排便使腹压增加，缝合技术不佳。

预防及处理措施：严格无菌操作；增加患者的免疫力；避免和及时处理术后腹胀、呕吐等导致腹压增高的因素；肥胖患者可用张力缝线或延长拆线时间，拆线后继续使用腹带加压包扎切口；观察体温等生命体征的变化及切口局部变化；化脓的切口需及早、间隔拆除部分缝线，引流脓液，防止切口裂开。

5）其他并发症：手术后常见并发症还有压疮、下肢静脉血栓形成。压疮和下肢静脉血栓形成均与术后卧床、缺乏活动有关。一般手术患者均应鼓励于术后 48 小时内下床活动，但循环呼吸功能不稳定、合并休克、极度虚弱，或血管手术、成形手术、骨关节手术患者应根据情况选择下床活动时间。下床活动要循序渐进，可由第 1 天在床上坐起开始，逐渐增加活动量至在床边椅子上坐数分钟，然后再开始床边、房间内和走廊走动。

（四）术后随访

制定手术室术后访视表，对手术患者进行访视，同时征求患者对手术室护理工作的意见和建议，以此改进护理工作质量。

## 第二节　外科常见手术围手术期护理要点

### 一、全髋关节置换术

全髋关节置换术（total hip arthroplasty，THA）可重建髋关节功能、消除疼痛，显著提高患者生活质量，现已广泛应用于临床。然而，需行该手术的患者多为老年人，围手术期护理难度大，护理不当往往增加感染、DVT、脱位等并发症的发生风险，导致手术失败、肺栓塞等严重后果。所以，全髋关节置换术围手术期护理便成为手术成功及术后康复的关键一环。

（一）术前护理

1. 一般护理

1）对患者全身情况进行评估，确定护理级别，制订护理计划。要求吸烟者戒烟，讲解咳嗽的重要性，教会其咳痰的方法。指导患者练习床上大小便。

2）加强饮食指导。指导患者进食高热量、高蛋白质、高维生素、易消化食物，以改善营养状况，增强免疫力。对食欲减退、进食少的患者，可采用静脉补充营养的方法来改善全身状况。对有电解质平衡紊乱者，术前应进行纠正。

3）患者多合并有多种合并症，应采取积极有效的措施加以控制。对糖尿病患者，应将血糖控制在一定范围内，注意胰岛素的用量，避免发生低血糖。对于慢性肺部病变患者，要注意呼吸变化，保持呼吸道通畅，必要时给予低流量吸氧。对有压疮的患者，选择合适的压疮敷料，坚持每 2 小时协助患者翻身 1 次，并保持床单清洁、干燥、平整，压疮部位可给予碘伏涂抹或贴敷适宜压疮敷料，以促进压疮的康复。

2. 术前准备

鼓励患者术前 2 周戒烟、戒酒。合并高血压的患者手术前遵医嘱给予降压药，注意观察用药效果。教会患者在床上使用便盆的方法及如何进行康复训练，术前练习使用助行器和拐杖。术前每天温水洗脚 2 次并用碘伏消毒双足，剃除术区毛发。备血、术前 1 小时进行术区皮肤准备。

（二）术中护理

1）安置手术体位：术前评估患者的皮肤状况，如有需要，使用压疮敷料进行保护。在摆放体位时，应注意保护受压部位的皮肤，并使用体位垫来支撑，确保肢体保持在功能位上，避免过度外展。同时，要特别注意保护患者的隐私部位。调整手术室温度至 21～25℃，并为非手术部位提供保暖措施。

2）严格执行无菌操作，限制手术室内人员数量：手术过程中，保持室内环境整洁、安静。手术人员应戴口罩、双层无菌手套，使用碘酒和乙醇对手术区域进行消毒。在手术前30分钟预防性使用抗生素，若手术时间较长，可在手术中或术后再追加1~2次抗生素，以有效预防手术部位感染。

3）麻醉复苏期间的护理：在麻醉复苏期间，密切监测患者的生命体征，观察呼吸频率、深度和血氧饱和度，发现异常情况应及时通知麻醉医师。在患者离开手术室前，评估引流管是否通畅、连接是否正确、固定是否牢固，检查切口有无渗血，以及受压部位的皮肤状况是否完好。

（三）术后护理

1）体位护理：对于接受硬膜外麻醉或腰麻的患者，术后6小时内应保持去枕平卧位，并告知患者避免抬头。全身麻醉未完全清醒的患者应取去枕平卧，头偏向一侧。患肢外展30°，双腿间放置三角枕以防内收，使用丁字鞋固定以防内旋。术后6小时可协助患者轻微翻身至健侧，术后3天以卧床休息为主，可逐渐摇高床头至半坐位。身体状况良好且切口愈合顺利的患者，可在术后3~7天，在医护人员指导下进行下床活动。

2）病情观察：密切监测患者的生命体征，术后每15~30分钟测量1次，生命体征平稳后改为每4小时测量1次。仔细观察患者的意识、瞳孔、呼吸、心率、血压变化，并记录尿量。对于有心脑血管疾病的高危患者及肺功能不全的患者，应进行24小时心电监护并充分给氧。观察患肢血液循环，注意肢端肤色、温度、感觉及运动功能，一旦发现异常应立即通知医师并及时处理。

3）引流管护理：引流管一般留置24~48小时，应观察引流是否通畅，并记录引流液的颜色、性质和量。更换引流袋时，应严格遵循无菌原则，防止引流液反流造成感染。

4）并发症的预防及护理。

（1）下肢DVT：术后早期使用活血化瘀药物，按摩患肢，并进行踝关节的背伸和跖屈运动。若患肢肿胀或疼痛加剧，应立即通知医师。指导患者进行肌肉等长收缩和关节伸屈活动，促进静脉血回流，预防血栓形成。同时，密切观察患者生命体征和意识状态，积极预防肺栓塞。

（2）关节脱位：术中严格摆放患者体位，正确挪动患肢。术后保持患肢外展30°中立位，确保护理或治疗操作规范。

（3）感染：术后密切观察体温变化，保持切口敷料干燥，严格无菌操作进行切口换药和静脉输液。保持室内空气流通，定时翻身拍背，鼓励患者深呼吸和咳嗽，预防其他部位感染。合理使用抗生素，密切监测生命体征。

（4）压疮：避免术后局部皮肤长时间受压，鼓励患者进行抬臀运动，每30分钟抬高臀部并按摩受压部位，每2小时翻身1次，同时按摩和温水擦洗受压部位以促进血液循环。保持床单清洁、平整，避免潮湿、摩擦和分泌物刺激。指导家属便器的正确使用方法，评估患者营养状况，提供高蛋白质、高维生素、易消化的食物。

## 二、经阴道子宫全切术

### （一）术前护理

1. 一般护理

术前 3 天用碘伏棉球擦洗阴道、脱出的子宫及宫颈，将 0.4g 甲硝唑塞入阴道内，每天 1 次。擦洗的动作应轻柔，减轻患者的不适。术前 1 天进行清洁灌肠。

2. 心理护理

了解患者心理状态，主动讲解经阴道手术的知识，使其理解手术的优点，以最佳的心理状态配合手术。

3. 特殊护理

术前晚进半流质饮食，术前 8 小时禁食、4～6 小时禁饮。对手术部位进行备皮，范围上至剑突，两侧至腋中线，下至大腿上半部的前、内、后侧（包括会阴部及臀部）。

4. 术前访视

访视时间为 10～15 分钟，在术前 1 天下午进行。评估患者，制订相应的护理方案，告知患者进入手术室前的注意事项及进入手术室后的应对措施。

### （二）术中护理

1）调节手术室的温度，保持安静。对患者进行心理疏导，抚慰患者，注意保暖。

2）协助麻醉医师进行麻醉，协助手术医师轻柔摆放患者体位。麻醉方式为硬膜外麻醉，患者意识清晰，注意不在手术过程中谈论患者病情。手术需要暴露患者隐私部位，应做好安慰工作，尽量为患者遮挡，手术过程中控制手术室人员的数量。

3）术中配合。

（1）用物准备齐全，器械护士默契配合，保证手术的顺利进行。

（2）重视无菌操作。在整个手术过程中，工作安排合理、明确、有序。

（3）安全使用电刀。简单向患者解释使用电刀的必要性、负极板的作用，使患者了解其工作的原理，积极配合。在粘贴负极板时，保证负极板与患者皮肤粘贴完好，防止电刀使用不当造成皮肤损害。手术结束后要检查粘贴负极板处皮肤是否完好。必要时使用回路垫代替负极板。

（4）体位摆放。摆放截石位时，双腿不可过分外展，以免拉伤肌肉、损伤神经。固定患者双手时，要询问患者是否舒适，不可强制捆绑。

4）经阴道手术大多需要阴道填塞纱布，防止切口出血，器械护士与巡回护士应认真核对纱布数量，并做好登记，与医师三方核对并签字。记录单应如实记录、字迹工整，不得涂改。

（三）术后护理

1）术后嘱咐患者平卧 6 小时，头偏向一侧。监测生命体征。对年龄大的患者注意控制输液速度，以免过快引起心脏负荷加重。6 小时后指导患者进流质饮食。患者排气后，可进普通饮食，注意少食多餐，预防便秘。

2）向患者解释阴道填塞纱布的必要性。若出血量不多，24 小时后便可取出纱布。注意观察尿液的颜色、量、有无结晶，保持导尿管通畅。嘱患者多饮水。

3）术后随访。术后 2～5 天进行随访，询问患者术后的感受及有无不适，检查切口情况。再次与医师核对阴道内取出纱布的数量。

## 三、甲状腺手术

### （一）术前护理

1. 一般护理

术前加强营养支持。嘱患者于手术前 1 天晚餐宜少食，夜间保证充分的睡眠，戒烟 2 周以上。术前禁食 8 小时、禁饮 2～4 小时。对手术部位进行备皮，范围上至下唇，两侧至颈部、颈项交界及锁骨上窝，下至两乳头连线。术前指导患者进行头部后仰训练，以适应手术体位的要求。

2. 心理护理

了解患者心理状态，主动讲解甲状腺手术的相关知识，使其理解手术的优点，以最佳的心理状态配合手术。

3. 特殊护理

对甲状腺腺瘤较大的患者，术前可用复方碘溶液，每天 3 次，每次 5～10 滴，连续用 1 周，使甲状腺腺体缩小、利于手术操作。

4. 术前访视

访视时间为 10～15 分钟，在术前 1 天下午进行。评估患者，制订护理方案，告知患者进入手术室前的注意事项及进入手术室后的应对措施。

### （二）术中护理

1）调节手术室的温度，保持安静。对患者进行心理疏导，抚慰患者，注意保暖。

2）协助麻醉医师进行麻醉，协助手术医师摆放患者体位。麻醉方式为颈丛麻醉或全身麻醉，部分患者意识清晰，不在手术过程中讨论患者病情。

3）术中配合。

（1）用物准备齐全，器械护士默契配合，保证手术的顺利进行。

（2）重视无菌操作。在整个手术过程中，工作安排合理、明确、有序。行动迅速，严格无菌操作，避免因动作急促、过快而扬起尘埃，引起感染。单独一人时，应有慎独精神。

（3）安全使用电刀。简单向患者解释使用电刀的必要性、负极板的作用，使患者了解其工作原理，积极配合。

（4）体位摆放。摆放体位时，患者头不可后仰过低，以免拉伤肌肉、损伤神经。固定患者双手时，要询问患者是否舒适，不可强制捆绑。

（5）术中勤巡视，及时补充手术中所需缝线、纱布、耗材、止血材料等。

（6）术中多观察患者生命体征，如呼吸、血压、心率、血氧饱和度及病情变化，有异常时及时提醒麻醉医师。

### （三）术后护理

1）病情稳定后取半卧位。

2）全身麻醉清醒后，24小时内观察患者生命体征，发现呼吸困难、喉头水肿、声带麻痹、窒息等，立即报告医师，并做好气管切开的准备。气管切开者，按气管切开术后护理常规护理。

3）观察切口渗液和颈部肿胀情况，敷料浸湿应及时更换，发现颈部肿胀明显，立即报告医师处理。

4）实行甲状腺次全切术的患者，床边备好气管切开用物。

5）全身麻醉患者术后胃肠功能恢复，可进食全流食或半流食，观察进食情况，注意有无呛咳。

# 第三节　手术室应急预案

应急预案又称应急计划，指针对可能发生的重大事故或灾害，为保证迅速、有序、有效地开展应急与救援行动，降低事故或灾害损失而预先制定的行动计划或方案，预先明确各种职责及相关流程的方法。制定科学、有效、简明、易操作的手术室应急预案，对提高手术室护理人员的应急反应能力和实践操作能力具有重要的意义，可使手术室护理人员及时发现护理操作中的缺陷，保证医疗安全，持续改进护理质量；同时缩短抢救时间，减少医疗纠纷。

## 一、手术室应急预案演练

手术室应以小组为单位定期组织各类应急预案演练，经过充分的前期准备，各角色迅速进入状态、互相协作，共同完成应急预案的演练。演练后还应对演练过程中出现的问题进行讨论、改进。只有不断地演练、完善各项应急预案，才能沉着、冷静地应对风险与挑战。

（一）演练要求

1）应根据演练目标选择事件和案例，确保符合操作规程，并要求参与人员具备团队精神，相互协作。

2）角色设置应合理，尽可能多地安排人员参与，通过实景演练增加每个人的参与感。例如，在启动应急预案时，需要手术医师、麻醉医师、手术室护理人员以及患者的全面参与，包括电话通知、安全转移患者、安全通道引导、指挥全局等。增加角色设置有助于提升团队协作的默契度。

3）参与人员应充分准备，表达清晰，思路明确，计划周全。

4）演练应有序进行，结束后应进行提问和点评。护理部门负责人应组织讨论，进行客观分析，针对薄弱环节进行整改，包括修订应急预案和处理流程图，并策划下一次演练。

5）讨论问题应具有针对性，结合案例与实际情况，分析问题并讨论改进措施，确保有理论依据。

6）讨论后，应形成新的预案和流程，经护理部审批后，组织全科学习与演练。

7）演练结束后，应对演练效果进行评价。如演练未达到预期效果，应进行二次演练，直至达标。

8）应保留完整的演练记录，包括电子版文档和现场照片，以备存档。

（二）演练方法

护理部门负责人应定期组织护理人员分组进行各类主题的应急预案演练。演练前，选择手术室可能遇到的常见突发事件作为演练主题。由护理部门负责人指派经验丰富的护理人员带领经验较少的护理人员进行演练，其他手术室护理人员和相关人员应积极参与。每组不少于 10 人，每组设主持人 1 名，组长 1 名（组长应由经验丰富、业务能力强的护理人员担任）。每次演练应从应急预案要求、处理流程、演练目的、重点问题、持续改进五个方面进行。演练过程应尽可能模拟真实情况，符合操作规范，参与人员应服从安排，积极配合，进行多样化的角色扮演训练。演练结束后，护理部门负责人应组织科室讨论，识别并分析演练中的不足，持续改进护理质量，并做好详细记录以供存档。

## 二、手术室常见应急预案

（一）手术室停电和突然停电应急预案

1）接到停电通知后，应立即询问停电原因和预计时间，并做好详细记录。

2）迅速通知手术医师和麻醉医师，以便他们做好相应准备。

3）准备应急照明设备，如应急灯、手电筒、简易呼吸气囊等。

4）关闭所有运行中的仪器电源，并切换至备用电源。

5）对于局部麻醉下清醒的患者，进行适当的解释和安抚。

6）若遇突发停电，手术医师应立即暂停所有手术操作。

7）巡回护理人员应关闭仪器电源，开启应急照明设备，切换至备用电源，并联系电工组了解停电原因并协助维修，同时向护理部门负责人报告。

8）持续监测患者生命体征变化，并对清醒患者进行解释和安抚。

9）注意预防火灾、盗窃以及患者跌倒、坠床等意外事件。

### （二）手术室停水和突然停水应急预案

1）接到停水通知后，应立即询问停水原因和预计时间，并做好记录。

2）通知当班护理人员、手术医师和麻醉医师，以便他们做好停水准备。

3）根据预计停水时间，准备充足的备用水。

4）在突发停水情况下，立即联系总务处或总值班，报告停水情况，并通知护理部门负责人。

5）根据患者情况，通知相关手术科室酌情推迟手术。

6）必要时，可使用生理盐水或无菌注射用水进行外科手消毒。

### （三）手术室突发火灾应急预案

1）迅速评估火灾原因、火势大小及是否有人员伤亡。

2）由麻醉科主任和护理部门负责人担任现场总指挥，负责全面协调工作，通知所有手术室做好防火灭火准备，并立即报告医院消防控制中心。

3）立即切断通往火灾现场的电源和气源，迅速撤离现场的易燃易爆物品。

4）组织现场人员使用现有灭火器材积极扑救，控制火势，并关闭临近房间的门窗，防止火势蔓延。

5）手术室工作人员应协助手术医师迅速处理患者，并使用移动手术床或平车将患者安全转移到安全区域，同时密切监测患者生命体征。

6）遵循 RACE 原则：救援（rescue）、报警（alarm）、限制（confine）、灭火或疏散（evacuate）。

### （四）手术室地震应急预案

1）工作人员应明确紧急出口的准确位置，熟悉逃生路线。

2）医护人员应坚守岗位，稳定情绪，维持秩序，防止因混乱而影响撤离。

3）积极组织避险自救，尽快为手术台上的患者止血包扎，利用可移动的手术床或平车将患者转移至空间狭小的区域，关闭各种仪器电源，预防摔伤等意外事故发生。

4）地震结束后，迅速救治患者，根据医院指令将患者转移至安全区。

### （五）手术室职业暴露应急预案

1）手术人员若被锐器刺伤，应立即用健侧手从近心端向远心端挤压受伤部位，排出部分血液，并在流动水下冲洗伤口 15 分钟，随后使用 75% 乙醇、0.2% 安尔碘或

0.5％碘伏进行消毒。

2）了解患者的流行病学史。

3）立即向医院感染管理科室报告，并填写《医务人员职业暴露登记表》，由医院组织专家进行风险评估，并安排相应的血清学检查。

4）根据专家的建议，及时采取预防措施，做好记录，并按规定进行复检。

### （六）手术室中心供氧突然中断应急预案

1）发生供氧中断时，立即评估原因。

2）立即通知中心供氧室和维修组，尽快查明原因并处理。

3）将麻醉机切换至空气驱动或使用简易呼吸控制装置。

4）迅速将备用氧气瓶连接至麻醉机，确保呼吸机正常运行。

5）密切监测患者的血氧饱和度和其他生命体征。

### （七）手术室中心吸引突然中断应急预案

1）发生吸引中断时，立即评估原因，检查连接和管道状况，同时评估患者的出血和呼吸道分泌物情况。

2）迅速提供移动式电吸引器以供使用。

3）立即通知中心吸引室和维修组，尽快查明原因并进行维修。

4）在移动式电吸引器未到位且患者呼吸道分泌物较多时，可使用注射器连接吸痰管进行紧急抽吸。

### （八）手术物品清点发生误差应急预案

1）器械护士、巡回护士2次核对后确认发生手术物品缺失事件。

2）通知手术医师、麻醉医师暂停手术。

3）根据缺失物品类别及发现缺失时段，估计物品可能遗留的区域，分区域查找，器械护士查找无菌区，手术医师探查切口，巡回护士查找手术室。

4）未及时发现则报告护士长，由其主持全方位查找。

（1）查找手术室内敷料单褶皱内、地面、垃圾桶、标本袋、吸引器（瓶）。

（2）查找与手术室相关地点。

（3）如为缝针等金属器械，巡回护士可借助磁性寻针器等工具寻找。

（4）手术器械、可显影的手术敷料缺失巡查。

（5）手术医师探查切口、体腔。

（6）与曾进入手术室的相关医师、麻醉医师沟通，是否取用或将其带出手术室。

5）寻回缺失物品后，巡回护士在《手术护理记录单》上书写事件发生经过及物品未在切口内的结果，由手术医师签字。

6）最终未发现缺失物品的，再次填写《手术护理记录单》，详细记录事件发生经过及结果，并由手术医师签字，与X线检查片一同由手术室统一保存。

## （九）手术患者中心静脉（深静脉）导管滑脱应急预案

1）手术患者发生中心静脉（深静脉）导管滑脱时，立即按压穿刺部位，同时通知手术医师。

2）对于抢救患者应立即建立周围静脉通路。

3）穿刺部位或周围皮肤发生变化时，应立即予以处理。

4）密切观察患者病情变化。

5）据病情重新置入中心静脉（深静脉）导管。

6）做好护理记录。

7）填写《导管脱滑登记表》，上报护理部。

## （十）手术患者发生坠床、跌倒应急预案

1）检查患者有无外伤，立即评估患者受伤部位、严重程度，必要时采取紧急抢救措施。

2）立即通知护士长及麻醉医师，遵医嘱进行检查、处理。

3）患者病情严重时应通知家属并做好善后工作。

4）准确记录事件原因及处理措施。

5）与病区护理人员做好交接班。

6）术后随访患者，追踪患者病情发展情况。

## （十一）危重症手术患者抢救应急预案

1）术中患者发生意外、出血性休克、病情危重、突发情况时，巡回护理人员立即报告护士长或主管人员，同时准备抢救药品及物品等。

2）护士长迅速组织抢救小组，并根据情况向上级部门报告。

3）器械护士要保持手术台面整洁干燥，严格无菌操作，预防感染，熟练配合手术医师进行操作。

4）巡回护理人员快速建立有效静脉通路，配合麻醉医师进行气管插管、胸外心脏按压、深静脉置管，便于快速输血、输液及各种血标本的采集，并做好输血准备。

5）巡回护理人员密切监测患者体温、脉搏、血压变化及出入量、尿量，并详细记录，以便发现病情变化，及时采取相应措施。

6）护士长安排1~2名外勤护理人员负责取血、送检、对外联络等工作，保证患者在最短时间内得到最有效的救治。

7）急救物品、药品定位放置，定期检查，专人负责，完好率达100%，保证应急使用。

8）参加抢救人员应注意互相密切配合，有条不紊，严格查对。抢救用药、输血必需两人核对；抽吸药液的空针必须标明药物名称、剂量、浓度，并保留各种药品安瓿及药瓶，及时做好记录，做到真实准确地记录抢救过程。

# 第四章 儿童患者临床护理实践

## 第一节 儿童患者护理程序

### 一、健康评估

健康评估是对目前健康状况进行评价，识别现存或潜在健康问题。儿童的生理、心理均未发育成熟，在进行健康评估时要运用多学科知识，获取客观、全面的资料，为制订护理计划打好基础。

儿童健康评估与成人有很多不同之处，必须熟练掌握才能开展正确的护理工作。

儿童大多由家长代诉健康史，年龄较大的患儿可让其补充叙述病情。要耐心倾听和重点提问、态度和蔼可亲、语言通俗易懂，但不可先入为主或暗示引导。危重患儿应边检查边询问，以便及时抢救，待病情稳定后再详细询问病史。

#### （一）采集健康史

采集健康史是为了识别护理问题，可通过与儿童、家长或其他照护者会谈来获得信息。

1. 一般情况

一般情况包括患儿姓名、别名、性别、出生日期、民族、入院日期及诊断，陈述者的姓名、年龄、地址、联系电话、与患儿的关系、文化程度等。患儿年龄记录要准确，新生儿记录到天数，婴幼儿记录到月数，年长儿记录到几岁几个月。

2. 现病史

主要了解发病的经过、主要症状、病情发展和曾接受何种检查及治疗。

3. 既往史

询问时应根据不同年龄、病种及不同健康状况确定侧重点。

1）出生史：出生史对儿童的生长发育会产生重大影响，应详细了解和记录。出生史内容包括胎龄、母亲孕产史；出生时体重、身长；母亲妊娠期情况及分娩方式，有无窒息、产伤、Apgar 评分等。

2）喂养史：喂养方式、喂养情况，添加辅食及断奶时间；年长儿有无挑食和偏食。

3）生长发育史：包括体格生长及精神发育两方面。

4）预防接种史：各种疫苗是否按时接种，接种后有无不良反应。

5）既往患病史：何时患何种疾病、治疗情况，侧重了解传染病史。

6）过敏史：有无对药物、食物或某种特殊物质（如植物、动物或纤维）的过敏史，是否有过敏性疾病，如哮喘。

7）生活习惯：包括饮食、睡眠、排泄、卫生和自理情况，是否有特殊行为问题，如咬指甲、异食癖等。

8）家族史：家族中有无遗传性、过敏性或急慢性传染性疾病患者，父母对患儿的关爱程度。

## （二）体格检查

儿童体格检查与成人相比有其特殊性。进行儿童体格检查时，首先要取得患儿的信任与合作，可让家长抱着检查、利用玩具或听诊器等哄逗儿童、穿着特殊颜色衣服等，消除患儿的恐惧感，增加其好奇心等。检查时护理人员要态度和蔼、动作轻柔，注意患儿保温，刺激性较大的检查要放在最后。如遇危重症患儿要先抢救，再详细检查和询问病史。

1）一般检查：体温、呼吸、脉搏、血压、体重、身长（身高）、头围、胸围等。

（1）体温：一般测腋下温度，测量时间不少于 5 分钟，肛温平均较腋下温度高 0.4～0.5℃。

（2）呼吸和脉搏：婴幼儿易受各种因素的影响，故应在安静、合作情况下记数。各年龄段儿童呼吸频率和脉率正常值见表 4-1。

表 4-1 各年龄段儿童呼吸频率和脉率正常值

| 年龄段 | 呼吸频率（次/分钟） | 脉率（次/分钟） | 呼吸：脉搏 |
|---|---|---|---|
| 新生儿 | 40～45 | 120～140 | 1：3 |
| 婴儿 | 30～40 | 110～130 | 1：（3～4） |
| 幼儿 | 25～30 | 100～120 | 1：（3～4） |
| 学龄前儿童 | 20～25 | 80～100 | 1：4 |
| 学龄期儿童 | 18～20 | 70～90 | 1：4 |

（3）血压：根据患者年龄选择不同宽度的袖带，袖带宽度应为上臂长度的 2/3，若过宽则测得值偏低，过窄则测得值偏高。新生儿和小婴儿可用多普勒超声仪测收缩压，或用简易的潮红法估计。儿童血压正常值可用公式推算：收缩压（mmHg）＝80＋（年龄×2），舒张压＝收缩压×2/3。

2）外观与姿势：观察儿童的发育状况、营养状况、神志、表情、对周围事物的反应、体位或姿势等。

3）皮肤和皮下组织：应在明亮自然光线下观察儿童皮肤颜色，有无黄染、皮疹、紫癜、色素沉着等，触摸皮肤弹性、皮下组织及脂肪厚度，有无脱水、水肿、皮下结节等。

4）淋巴结：表浅淋巴结如颈部、耳后、枕部、腋窝、腹股沟等处的淋巴结大小、数目、质地、活动度、有无粘连压痛等。

5）头部：注意头颅大小、形态、囟门及骨缝是否闭合、有无枕秃、颅骨有无软化等，新生儿有无产瘤、血肿等。

（1）眼：眼睑有无水肿、下垂，眼结膜是否充血，巩膜有无黄染及瞳孔大小、对光反射等。

（2）鼻：有无鼻分泌物及鼻塞，有无鼻翼扇动。

（3）耳：注意双外耳道有无分泌物、局部红肿，有无外耳牵拉疼痛，乳突有无压痛。

（4）口腔：口唇有无苍白、发绀、干燥及口角糜烂，注意口腔黏膜、牙齿、舌及咽部情况，如溃疡、黏膜疹、龋齿、杨梅舌、扁桃体肿大等。

6）颈部：有无斜颈、颈蹼，甲状腺是否肿大，有无颈静脉充盈及颈强直，气管是否居中等。

7）胸部：胸廓的形态有无异常，如鸡胸、漏斗胸、桶状胸、肋骨串珠、郝氏沟、肋缘外翻，胸廓两侧是否对称，有无心前区隆起及呼吸运动异常。

8）腹部。

（1）视诊：注意腹部大小及形态。新生儿或消瘦儿童常可见肠型或蠕动波，新生儿期应注意脐部是否有炎症及分泌物。

（2）触诊：可让儿童躺在母亲怀里或在哺乳时进行，以尽量争取其合作。护理人员的手应温暖、动作轻柔。检查有无压痛则主要观察儿童表情反应，不能完全依靠其回答。注意有无腹肌紧张，肝脾大小、质地软硬及边缘情况。婴幼儿肝边缘可在右肋下1~2cm处扪及，柔软无压痛属正常，6~7岁后不应再摸到。小婴儿偶可扪及脾边缘。

（3）叩诊：同成人。

（4）听诊：注意有无肠鸣音亢进、腹部血管杂音等。

9）四肢及脊柱：脊柱有无异常弯曲及压痛，四肢有无畸形如"O"形腿或"X"形腿，手、脚有无镯征及杵状指（趾）。

10）外生殖器及肛门：有无畸形，有无隐睾及疝等。

11）神经反射：检查各种生理及病理反射，如腹壁反射、提睾反射、巴宾斯基（Babinski）征、布鲁津斯基（Brudzinski）征、凯尔尼格（Kernig）征等。新生儿和小婴儿提睾反射、腹壁反射较弱或不能引出，但跟腱反射亢进，并可出现踝阵挛。

## 二、护理诊断

对患儿及其家长进行全面的评估后，分析发现的护理问题，确立现存的和潜在的护理诊断。在为患儿做护理诊断时一定要同时注意家长的护理问题，如家长缺乏知识，有焦虑、恐惧或绝望等。在排列护理诊断的优先顺序时，可以根据马斯洛的需求理论和患者的特殊需求进行。

护理诊断包括护理问题、病因、症状及体征三个部分。

### 三、护理计划

制订护理计划是为了指导护理行动，使护理工作适合每个患儿的健康需求，同时护理计划中明确了护理目标和护理措施，为实施和评估提供了依据。

1）护理目标：指护理工作预期达到的效果，可分为长期目标和短期目标。护理目标应当是可观察、可测量、切实可行的。

2）护理措施：制定出协助患儿达到护理目标的具体措施。一个护理目标往往需要几项护理措施才能实现。

### 四、护理实施与评估

护理实施是执行护理计划的过程。通过实施各种护理措施，帮助患儿及其家长解决护理问题。实施前要熟悉儿童的家庭状况、个性特征，向患儿及其家长解释所实施护理措施的目的以取得合作。实施时要灵活应用掌握的知识和技能，并注意观察，继续收集资料，了解患儿及其家长的护理问题是否得到解决。护理实施结束后，及时记录护理措施的执行情况及患儿的反应。

护理评估是将患者的健康状况与护理计划中的护理目标进行比较，并做出判断的过程。通过护理评估可判断健康评估的内容是否确切和全面，患儿及其家长的护理问题是否得到了解决，护理目标是否实现，护理措施是否得当。

## 第二节　儿童患者用药护理

药物治疗在儿童疾病治疗中扮演着重要角色。不同年龄段的儿童对药物的敏感性、耐受性及反应各有特点。由于儿童处于生长发育阶段，他们对药物不良反应的敏感性通常高于成人。在儿童药物治疗时，考虑到药物在体内的分布、吸收和排泄等动力学特点至关重要，以实现合理用药，最大化药物疗效，同时减少不良反应。

### 一、药物剂量计算方法

#### （一）按体重计算

按体重计算是最为常用和基本的方法，具体计算公式如下：

$$每天或每次剂量＝体重（kg）×每天或每次每千克体重所需药量$$

年幼儿童通常按照每天或每次每千克体重所需药量范围中的较大剂量计算，而年长儿童则使用较小剂量。若剂量超过成人剂量，则以成人剂量为上限。

## （二）按年龄计算

安全用药剂量范围大、剂量无须十分精确的药物，如营养补充剂类可按年龄计算。

## （三）按体表面积计算

此法比按年龄、体重计算更为准确，儿童体表面积计算公式如下：

$$体重＜30kg 儿童体表面积（m^2）＝体重（kg）×0.035＋0.1$$

体重 30～50kg 儿童体表面积（m^2）可按体重每增加 5kg，体表面积增加 $0.1m^2$ 计算。

$$每天剂量＝体表面积（m^2）×每天每平方米体表面积所需药量$$

## （四）按成人剂量折算

此法仅用于未提供儿童用药剂量计算方法的药物，适合于 3 岁以上的儿童。

$$儿童剂量＝成人剂量×儿童体重（kg）/50$$

## 二、给药方法

### （一）口服法

口服法是最常用的给药方法，简单易行。适用药物剂型有水剂、片剂及冲剂。

### （二）注射法

有皮下、肌内、静脉、鞘内及胸腔、腹腔注射法，适用于急症或重病患儿。一般口服药能取得良好效果的不用注射给药，避免复杂操作及出现不良反应。

### （三）灌肠法

近年来，用中药灌肠治疗儿童发热、腹泻、便秘等疾病取得较好效果。

## 三、儿童药物治疗注意事项

### （一）抗生素

1）给药前要了解既往用药情况及有无过敏史。

2）根据病原体的种类、敏感性，抗生素药理作用和适应证等，选择有效抗生素。

3）抗生素联合应用时，种类不宜过多，应注意有无累加作用或拮抗作用。

4）疗程适当。抗生素一般 48~72 小时才生效，故不宜更换太勤，也勿给药时间过长，避免发生双重感染、产生耐药性及不良反应。

（二）激素

激素因其抗炎、抗毒、抗过敏和免疫抑制等作用，在儿童患者的治疗中占有重要地位。它们常与抗生素联合使用，以治疗急性、严重感染，或单独用于治疗结缔组织病、过敏性疾病及自身免疫性疾病等。在抢救休克、脑水肿等危重患儿时，激素的使用至关重要，但必须避免滥用。

在诊断尚未明确时，应避免使用激素，因为短期内大量使用可能会掩盖病情的真实情况。长期应用激素可能导致患儿免疫力下降，增加继发感染的风险；抑制骨骼生长；影响水、盐、蛋白质和脂肪的代谢平衡。

此外，突然停用激素可能会引起反跳现象和肾上腺皮质功能不全综合征。特别需要注意的是，水痘患儿使用激素后，病情可能会加重。因此，在使用激素时，医护人员必须权衡利弊，严格掌握适应证和剂量，并在必要时进行密切监测。

（三）镇咳止喘药

婴幼儿一般不用镇咳药，多用祛痰药。哮喘患儿常用氨茶碱等止喘药，但新生儿和小婴儿应慎用。

（四）止泻药与泻药

对腹泻患儿不主张用止泻药。儿童便秘一般不用泻药，多采用饮食调整和通便法。

（五）新生儿、早产儿用药

新生儿、早产儿肝、肾等代谢功能均不够成熟，不少药物易引起毒副反应，如磺胺药、维生素 K 可引起高胆红素血症，氯霉素可引起灰婴综合征等，故应慎重。

另外，需注意阿托品、苯巴比妥、水杨酸盐等药物可经母乳影响婴儿，哺乳期母亲需慎用。

# 第三节 儿童营养需求及喂养指导

营养是维持生命、促进儿童生长发育的重要因素，合理的营养可以促进儿童的身心健康发展，而营养不良可导致各种营养缺乏病及生长发育障碍，因此，科学喂养指导是儿童患者临床护理实践的重要内容之一。

## 一、儿童营养需求

### (一) 能量的需要

国内通常使用千卡 (kcal) 作为能量单位,而在国外常用千焦耳 (kJ)。能量单位之间的换算关系: 1kcal=4.184kJ,1kJ=0.239kcal。人体的能量主要来源于碳水化合物、脂肪和蛋白质这三大营养素。每克碳水化合物或蛋白质可提供 16.8kJ (4kcal) 的能量,而每克脂肪则可提供 37.8kJ (9kcal) 的能量。

儿童的能量需求包括以下五个方面。

1. 基础代谢

基础代谢指在清醒、静卧、安静、空腹状态下,20~25℃环境中,人体进行最基本的生理活动所消耗的能量。儿童的基础代谢率通常高于成人,如 1 岁时每公斤体重每天需要 230kJ (55kcal),7 岁时为 184kJ (44kcal),12~13 岁时为 126kJ (30kcal)。不同器官消耗能量在基础代谢中所占的比例也会随着年龄的增长而变化。婴幼儿时期,基础代谢所需的能量占总能量需要的 60%。

2. 食物的特殊动力作用

人体摄取食物而引起的机体能量消耗额外增多,称为食物的特殊动力作用。蛋白质的食物特殊动力作用最大,可达摄入蛋白质所含能量的 30%,而脂肪和碳水化合物只占 4%~6%。婴儿时期食物的特殊动力作用占总能量需要的 7%~8%,采用混合喂养的年长儿仅占 5%。

3. 活动所需

不同儿童由于活动量大小和活动时间长短不同,用于肌肉活动所需的能量相差很大。好动的儿童比相同年龄的好静儿童所需能量可高出 3~4 倍。一般而言,婴儿需 63~84kJ (15~20kcal)/(kg·d),12~13 岁可达 126kJ (30kcal)/(kg·d)。

4. 生长所需

这部分能量为儿童所特有,其需要量与儿童生长速度成正比。出生至 6 月龄为 167~209kJ (40~50kcal)/(kg·d),6 月龄至 1 岁为 63~84kJ (15~20kcal)/(kg·d),1 岁以后减少到 20kJ (5kcal)/(kg·d),到青春期又增高。

5. 排泄所需

正常情况下,每天摄入的食物中有一部分未经消化吸收就排泄至体外。摄取混合食物的婴幼儿,这部分能量损失不超过总能量的 10%。

以上 5 方面的能量需求总和就是总的能量需要,按体重计算,儿童每天所需能量比成人高,一般可按下列方法估算: 1 岁以内婴儿需要 460kJ (110kcal)/(kg·d),以后每增加 3 岁减去 42kJ (10kcal)/(kg·d),到 15 岁时为 250kJ (60kcal)/(kg·d)。但要注意儿童能量需要存在个体差异。长期能量摄入过多可引起肥胖,能量供应不足则致生长缓慢和体重下降。

（二）营养素的需要

1. 蛋白质

蛋白质是构成人体细胞和组织的基本成分，也是保证各种生理功能的物质基础。儿童不仅需要蛋白质补充损耗，而且还要用于生长发育，故对蛋白质的需要量相对较高。组成蛋白质的单位是氨基酸，共有 20 种，其中 8 种氨基酸必须由食物供给，称为必需氨基酸，包括赖氨酸、色氨酸、亮氨酸、异亮氨酸、蛋氨酸、苯丙氨酸、苏氨酸和缬氨酸。在婴儿期组氨酸也是必需氨基酸。食物中各种氨基酸比例必须符合人体的要求，才能为机体充分吸收。同时食用几种蛋白质，可使所含氨基酸取长补短，提高利用率，称为蛋白质互补作用。

母乳喂养儿需补充蛋白质 2g/(kg·d)，牛乳蛋白质的生物价比母乳略差，故牛乳喂养儿需补充蛋白质 3.5g/(kg·d)，植物蛋白质的生物价比动物蛋白质低，故全靠植物蛋白质喂养儿需补充蛋白质 4g/(kg·d)。在婴幼儿膳食中，动物蛋白质应不少于所需蛋白质的 1/2。1 岁以后蛋白质需要量逐渐减少，直到成人的每天 1.1g/kg。蛋白质供能占总能量的比例在母乳喂养儿为 8%，在摄入混合性食物的儿童中应占 10%~15%。

2. 脂肪

脂肪是机体能量的重要来源和主要储存形式，还可协助脂溶性维生素的吸收，具有保护器官、组织和体温的作用，也是构成细胞膜和细胞核所必需的物质。婴幼儿脂肪需要量为 4~6g/(kg·d)，6 岁以上儿童脂肪需要量为 2.5~3.0g/(kg·d)。以乳类为主食的婴儿，脂肪提供能量应占总能量的 35%~50%，随年龄增长其比例下降，但不应低于 20%，必需脂肪酸供能占总能量的 4%~5% 为最佳。

3. 碳水化合物

碳水化合物是人体最主要的供能物质，还可与脂肪或蛋白质结合构成糖脂、糖蛋白和蛋白多糖，是构成机体的重要成分，并参与多种生理活动。碳水化合物主要以糖原形式储存在肝和肌肉中。1 岁以内婴儿碳水化合物需要量约为 12g/(kg·d)，1 岁以上儿童约为 10g/(kg·d)。婴儿膳食中，碳水化合物供能应占总能量的 50%~60%。

4. 维生素与矿物质

维生素与矿物质均不能产生能量，但对维持儿童正常生长发育和调节机体生理功能必不可少。虽然维生素与矿物质需要量不多，但因体内不能合成或合成不足，故必须由食物中供给。维生素有脂溶性维生素（维生素 A、维生素 D、维生素 E、维生素 K）及水溶性维生素（B 族维生素和维生素 C）两种，前者为高度分化组织的发育所必需，可储存在体内，缺乏时症状出现较迟，但过量易致中毒；后者主要参与辅酶的形成，易排出体外，故需每天供给，一般不易发生中毒，缺乏后症状迅速出现。

5. 水

水是维持生命的重要物质之一，参与机体的所有代谢和生理功能。儿童全身含水量占体重的比例在新生儿约为 $80\%$，1 岁时约为 $70\%$，以后逐渐降低并趋于稳定，至成人期时为 $55\%\sim60\%$。年龄越小需水量相对越多，并受食物、代谢、活动等因素的影响，一般婴儿需水量为 $150mL/(kg\cdot d)$，以后每 3 岁减少 $25mL/(kg\cdot d)$，9 岁时为 $75mL/(kg\cdot d)$，成人需水量为 $40\sim50mL/(kg\cdot d)$。

## 二、1 岁以内婴儿喂养指导

### （一）母乳喂养

母乳的营养价值高，既经济又方便，是婴儿理想的天然食品，故应大力提倡母乳喂养。

**1. 母乳的成分**

母乳含有近百种成分，但也有一定的个体差异，同一产妇在产后的不同阶段，以及同一次哺乳开始与结束时的母乳成分都有差别。分娩后 4 天以内的母乳为初乳，量少，质略稠而带黄色，比重高，含较多蛋白质（主要为免疫球蛋白），而脂肪含量较低，故加热后易凝固；含初乳小体（充满脂肪颗粒的巨噬细胞及其他免疫活性物质）及丰富的维生素 A 和矿物质等。分娩后 $5\sim10$ 天的母乳为过渡乳，总量有所增加，含脂肪量增高，而蛋白质和矿物质减少。分娩后 11 天至 9 个月的母乳为成熟乳，每天分泌量多达 $700\sim1000mL$，蛋白质含量更低。分娩 10 个月以后的母乳为晚期乳，分泌量开始减少。

**2. 母乳喂养的优点**

1）母乳营养丰富，易消化，蛋白质、脂肪、糖比例适宜（1:3:6），适合婴儿生长发育的需要。母乳中钙磷比例适宜（2:1），易于吸收。母乳含微量元素锌、铜、碘较多，铁含量虽与牛乳相同，但其吸收率却是牛乳的 5 倍。母乳含白蛋白多、酪蛋白少，在胃中形成凝块小。母乳含不饱和脂肪酸较多，脂肪颗粒小，又含较多溶脂酶，均有利于消化、吸收和利用。母乳中乳糖含量多，尤其是乙型乳糖，能促进双歧杆菌和乳酸杆菌的生长。母乳缓冲力小，对胃酸中和作用弱，也有利于消化。

2）母乳含优质蛋白质、必需氨基酸及乳糖较多，有利于婴儿脑的发育，此外，母乳中尚有较多的生长调节因子，如牛磺酸等，可促进神经系统的发育。

3）母乳可增强婴儿的免疫力。母乳内含有抗体及分泌型 IgA，有抗感染和抗过敏的作用。母乳含乳铁蛋白，可抑制大肠埃希菌和白念珠菌生长。此外，母乳还含巨噬细胞、T 淋巴细胞、B 淋巴细胞、补体、溶菌酶及双歧因子等，亦可抑制大肠埃希菌及白念珠菌生长。

4）母乳分泌量随婴儿生长而增加，温度及泌乳速度也较适宜。直接喂哺简单易行又十分经济，并可刺激母亲子宫收缩，推迟月经复潮，有利于计划生育。哺乳也可降低女性发生乳腺癌、卵巢癌的风险。

5）哺乳可促进母婴间的精神接触和情感交流，增进母婴感情，有利于婴儿的心理和社会适应能力发展。

3. 母乳喂养的方法

1）哺乳时间：在正常分娩、母婴情况良好的情况下，应尽早开奶，以利于乳汁分泌，一般应在分娩后半小时内哺乳。提倡按需哺乳，以婴儿的饥饿啼哭为信号，随月龄增加逐渐采用定时哺乳，但时间不宜规定得过于死板。

2）哺乳方法：哺乳前给婴儿换好尿布，清洁乳头，按摩乳房以刺激射乳反射。多采用坐位，使婴儿含住大部分乳晕及乳头，以免婴儿呛奶或乳头堵住婴儿鼻孔。一般吸空一侧乳房再换另一侧，尽量让婴儿吸奶到满足为止，但哺乳时间不应超过20分钟。哺乳完毕后将婴儿竖抱，头紧靠在母亲肩上轻拍其背部，使婴儿胃内吞咽的空气排出。哺乳后一般将婴儿保持右侧卧位，以防呕吐和窒息。

4. 母乳喂养的注意事项

1）提高母乳喂养率：应加强围生期宣教，大力宣传母乳喂养的优点，指导正确的哺乳方法；哺乳期尽量采用宫内避孕器等措施；合理安排哺乳女性的生活与工作，增强哺乳信心，提高母乳喂养率。

2）加强哺乳女性的营养：由于哺乳女性的饮食直接影响乳汁的分泌，如饮食量不足或缺乏蛋白质，则乳汁分泌量明显减少，乳汁内蛋白质的含量也低。哺乳女性应注意营养、睡眠充足、心情愉悦，不随便服药。

3）母亲患急慢性传染病、活动性肺结核、急性肝炎、严重心肾疾病及慢性消耗性疾病时，均不宜哺乳。

（二）混合喂养

混合喂养指母乳不足，与牛乳及其他代乳品混合使用的一种喂养方法。混合喂养虽比完全人工喂养好，但终究不如纯母乳喂养，只有母乳量确实不足而又无法改善时，或乳汁质量有缺陷时才进行混合喂养。6月龄内的婴儿若采用混合喂养，哺乳次数一般不变，每次先哺母乳，将乳房吸空，再补充牛乳及其他代乳品，此为补授法。补授乳量根据婴儿食欲及母乳量多少而定。若母亲乳量充足而因故不能按时哺乳，可用牛乳或代乳品代替一至数次母乳喂养，称为代授法。此时母亲仍应将乳汁挤出或用吸奶器吸空，以保持乳汁分泌。

（三）人工喂养

基于各种原因，6月龄内的婴儿完全用牛乳、羊乳、马乳及其他代乳品喂养者，称人工喂养。牛乳所含的营养成分及性质远不如母乳，蛋白质含量虽较母乳高，但以酪蛋白为主，在胃内形成的凝块较大且所含胱氨酸很少；脂肪滴大且以饱和脂肪酸为主，缺乏溶脂酶，脂肪不易消化；含乳糖少且以甲型乳糖为主，有利于大肠埃希菌生长；含矿物质多，可降低胃液酸度；更重要的是牛乳缺乏各种免疫因子，故牛乳喂养儿感染性疾病发病率比母乳喂养儿高。羊乳的营养价值与牛乳相似，但其叶酸含量少，如果长期给予羊乳喂养，易致巨幼细胞贫血。马乳的蛋白质和脂肪含量少、能量低，不宜长期哺用。

1. 牛乳喂养

1）鲜牛乳：为人工喂养的首选乳品。牛乳含糖量低，食用时每100mL加糖5～8g，含蛋白质和矿物质高，故1月龄内的婴儿使用时，应加水稀释，满月后即可用不稀释的全牛乳。鲜牛乳必须煮沸消毒，但时间不宜过长，否则会破坏其营养成分。喂养器具应保持清洁。鲜牛乳夏季易腐败不宜久置，最好放入冰箱保存。

2）全脂奶粉：由鲜牛乳经高温灭菌、真空浓缩、喷雾干燥等一系列工艺加工而成。其中的蛋白质和脂肪各占25％～28％，按重量计算将1份奶粉加水至8份，按容积计算将1份奶粉加水至5份配制成全脂牛乳，其成分与鲜牛乳相似。

3）蒸发乳：用鲜牛乳真空浓缩至一半体积，然后装罐消毒制成。蒸发乳加等量水稀释即成全脂牛乳。

4）酸牛奶：在煮沸冷却后的鲜牛乳中（60℃左右）加入食用乳酸杆菌，或在1L灭菌鲜牛乳中慢慢边搅拌边加入5％～8％的乳酸（或枸橼酸）5～8mL，即成酸奶。其凝块细，酸度高，有利于消化吸收。

5）配方奶粉：全脂奶粉经改变成分使之接近母乳。制备过程为将鲜牛乳脱去部分盐分，加入脱盐乳清蛋白、不饱和脂肪酸、乳糖，调整白蛋白与酪蛋白的比例，强化婴儿生长所需的各种维生素和微量元素铁、锌、铜等。

2. 其他代乳品

如代乳粉、奶糊、米粉、大豆类代乳品等。奶糊、米粉等多为米、面制品，脂肪和蛋白质含量不足，所含的必需氨基酸也不完善，一般宜作为辅食。大豆类代乳品营养价值较高，对患有乳糖不耐受症或对牛乳蛋白过敏的儿童尤其适用，但3月龄内的婴儿因不易消化最好不用。

（四）辅食

对4月龄以上的婴儿，单靠母乳喂养已不能满足其生长发育的需要，即使人工喂养儿也因胃容量有限，不能单靠增加牛乳量来满足营养需要。当每天摄入奶量达1000mL或每次达200mL以上时，即应添加辅食。

1. 添加辅食的目的

1）补充乳类营养素的不足：母乳含铁甚少，所含B族维生素和维生素C也不能满足婴儿生长的需要，故要及时补充以预防营养缺乏症。

2）为断乳做准备：婴儿的食物应从流质、半流质逐渐向软食和固体食物过渡，这样到断乳时才不致因食物的突然改变，引起婴儿消化功能紊乱。

3）培养婴儿良好饮食习惯：从奶瓶吸吮到用匙喂养，过渡到杯、碗、筷等，使婴儿逐步从他人授食过渡到自主进食。

2. 添加辅食的原则

1）循序渐进，由稀到稠，由细到粗，由少到多，由一种到多种。

2）要在婴儿健康、消化功能正常时添加新的辅食。

3）对早产儿或患有佝偻病、贫血及营养不良者，应及早添加辅食。

3. 添加辅食的顺序

添加辅食的顺序见表4-2。

表4-2　添加辅食的顺序

| 月龄 | 添加辅食种类 |
|---|---|
| 4月龄 | 菜汁，水果汁 |
| 5~6月龄 | 米汤、米糊、稀粥、蛋黄、鱼泥、菜泥、豆腐 |
| 7~9月龄 | 粥、烂面、碎菜、蛋、鱼、肝泥、肉末、饼干、馒头片、土豆、芋头等 |
| 10~12月龄 | 粥、软饭、面条、碎菜、碎肉、带馅食品等 |

### 三、1岁及以后儿童喂养指导

满1岁儿童多数已出6~8枚牙齿，且有较好的咀嚼功能，消化酶的活力也较强。这时奶类已不能满足其生长发育的需要，故不能再将奶类作为主要食物，应从流质、半流质饮食逐渐过渡到软食。食物的形式和品种也发生相应的变化，应由菜泥、鱼泥、肉末等过渡到碎菜、肉丸、鱼块等，品种也应日趋多样化。1岁以后儿童多数已适应一日三餐加点心的膳食安排。合理的儿童膳食，应符合下列条件。

1）各种营养素和能量摄入量要能满足该年龄段儿童的生理需要。

2）食物的性质应适应儿童的消化功能。幼儿的食物应较细软，避免过于油腻及刺激性的食物。小于3岁的儿童，宜采用混拌在一起的食物，这样有利于儿童自主进食。4岁及以上儿童食谱可接近成人，6岁及以上儿童可与成人同桌共餐。

3）食物的品种要多样化。单调的食品不仅不利于食欲，还会造成某些营养素的缺乏。

# 第四节　儿童患者家庭支持与沟通技巧

## 一、家庭对儿童患病的反应

（一）家庭对儿童患病的心理反应

1）家长在得知孩子患病并需要住院时，最初的反应通常是否认，难以接受自己的孩子遭遇如此严重的健康问题。随后，他们可能会感到内疚，认为是自己的过失导致了孩子的疾病，尤其是当他们认为自己未能及时注意到疾病初期的症状，或是因为照顾不周导致病情加重时。面对原因不明的畸形或遗传性疾病，母亲尤其会感到不安和内疚。

如果儿童的病情较为严重，家长可能会产生恐惧、焦虑、抑郁和挫折感，怀疑自己是否能够胜任照顾者的角色，同时担心住院带来的高额费用。儿童患病住院往往会打乱家庭的正常秩序和角色分配。

2）患儿的兄弟姐妹在患儿住院初期可能会感到内疚，对自己的健康状况产生担忧，从而引发焦虑和不安全感。随着患儿住院时间的延长，他们可能会对患儿产生嫉妒和怨恨的心理。

### （二）儿童患病住院对家庭功能的影响

1）在确诊疾病和住院初期，家庭成员需要进行调整和妥协，将关注重心放在患儿身上。

2）随着患病和住院时间的延续，家庭的重心可能会发生偏移，家庭成员可能会感到筋疲力尽。

## 二、儿童患者的家庭支持

儿童患者的护理强调以家庭为中心的护理模式，护理人员应与患儿家庭紧密合作，帮助他们应对疾病带来的危机，并维持家庭的正常功能。

### （一）对患儿家长的支持

给患儿家长介绍医院环境、工作人员；鼓励家长探视或陪护患儿，鼓励和提醒家长注意休息、活动和摄取足够营养；安排家庭成员轮换陪护患儿；向患儿家长介绍患儿病情、治疗方案和护理计划，邀请家长参与患儿护理；组织住院患儿的家长座谈；安排充足的时间与患儿家长沟通。

### （二）对患儿兄弟姐妹的支持

向患儿的兄弟姐妹解释患儿病情，允许他们到医院探视或通过电话与患儿交流，鼓励他们参与对患儿的护理，鼓励家庭集体活动，帮助家长应对患儿兄弟姐妹所经历的反应。

## 三、与患儿及其家长沟通的技巧

### （一）与患儿沟通

沟通是人与人之间信息交流的过程，可以通过语言、文字、表情、手势等多种方式来交换意见和情感。护理人员与患儿沟通的目的是提供信息、帮助患儿适应环境、建立信任关系，并解决患儿的健康问题。

1. 儿童沟通的特点

1）表达能力有限：不同年龄阶段的儿童在表达个人需要时存在差异。1岁以内的婴儿通常通过哭声来表达需求，如饥饿、需要更换尿布或寻求安慰。1～2 岁的儿童开始学习语言，但可能存在发音不清、用词不当的问题，使得沟通存在障碍。随着年龄的增长，儿童的语言表达能力逐渐提高，但 3 岁以上儿童在叙述事情时可能仍会夸大或掺杂个人想象，缺乏条理性。

2）认识和分析问题能力有限：儿童在成长初期主要依赖直觉和具体形象思维，对事物的认识和问题的理解存在局限。直到学龄初期，儿童才开始逐步发展抽象逻辑思维能力，学会正确掌握概念和进行逻辑推理。

3）模仿能力强，具有可塑性：儿童在不同环境中的模仿行为可以受到成人有目的的引导，从而获得更好的学习效果。

2. 与儿童沟通的途径

1）语言沟通：主要包括口头和书面沟通。由于儿童书写能力有限，与儿童的语言沟通通常指面对面的口头沟通。护理人员可以通过详细解释医院环境和治疗方案，帮助儿童表达自己的需求和感受。

2）非语言沟通：包括面部表情、姿态、手势等身体语言，对于语言表达或理解能力有限的儿童尤为重要。护理人员的友好微笑和轻柔抚摸可以给患儿带来安慰。

3）游戏：游戏是儿童生活中不可或缺的活动，可以帮助他们学习、认识世界和适应社会。适当的游戏可以缩短护理人员与患儿之间的距离，促进相互了解。

4）绘画：绘画可以帮助儿童表达愿望和情感。护理人员可以通过分析患儿的绘画来了解他们的心理状态。

5）与患儿家长的协助沟通：与患儿的沟通往往需要家长的协助。家长的情绪状态也会影响患儿，因此与家长的有效沟通对于患儿的治疗和情绪稳定至关重要。

3. 与患儿沟通的技巧

1）交谈技巧：包括主动介绍、使用适当的沟通方式、真诚理解、注意声音效果等。

（1）主动介绍：在与患儿及其家长初次接触时，护理人员的自我介绍至关重要，有助于建立信任并促进进一步沟通。护理人员应主动介绍自己，并以亲切的方式询问患儿的昵称、年龄、所在学校或幼儿园等，这些信息与患儿的日常生活紧密相关，有助于缩短与患儿及家长的心理距离。同时，鼓励患儿自主介绍自己或提出问题，避免仅通过家长进行所有沟通，这样可以防止患儿感到被忽视，增强他们主动参与沟通的积极性。

（2）使用适当的沟通方式：护理人员应根据患儿的年龄和语言理解能力，选择合适的沟通方式。在谈话中，应避免使用含糊不清的提问方式，如"是不是""要不要"，而应采用清晰、直接的表达方式，确保患儿能够理解。

（3）真诚理解：护理人员应对患儿的想象和分析持开放和诚恳的态度，即使这些想法可能显得幼稚或夸张。重要的是要表现出真正的理解和接受，避免任何可能被视为敷衍或嘲笑的行为，这可能会损害患儿的信任感。对于语言表达能力有限的患儿，护理人员应在认真倾听的基础上，耐心分析其言语背后的含义，避免随意打断，适时地帮助患儿更清晰地表达自己。

（4）注意声音效果：护理人员在谈话中应控制自己的声音，包括语气、节奏、声调、音量和语速，以确保沟通的有效性。适当的停顿可以给患儿时间整理思绪，而适中的语速、恰当的音量和温和的语气有助于吸引患儿的注意力并促进其参与对话。

2）非语言沟通技巧：包括亲切和蔼的情感表达、平等尊重的姿势动作等。

（1）亲切和蔼的情感表达：在非语言沟通中，亲切和蔼的情感表达至关重要，它有助于缓解患儿的紧张情绪，激发他们交流的积极性。护理人员应保持积极的情绪，除非基于特殊原因，一般不建议佩戴口罩，以便患儿能够经常看到护理人员的微笑，这有助于拉近双方的情感距离。对于婴幼儿，身体接触如拥抱和抚摸是促进情感交流的有效方式，护理人员通过这些行为传递关爱和温暖，使患儿感受到被关怀和爱护，从而在情感上得到满足。

（2）平等尊重的姿势动作：儿科护理人员在服务时，面对的是年龄较小、经验较少，甚至对外界不太了解的患儿，但仍需以平等和尊重的态度对待他们。例如，与患儿保持适当的距离，采取蹲下的姿势与患儿保持眼神交流，耐心地满足患儿的需求，这些行为都能给患儿留下积极的印象，让他们感到安全和被尊重，从而维护他们的自尊心。

3）游戏沟通技巧：了解游戏内容和规则，合理安排游戏活动，可以适应不同年龄和心理发展阶段的患儿。

（1）了解游戏内容和规则：为了促进与患儿的有效沟通，护理人员应该对游戏的内容和规则有充分的了解。这有助于护理人员快速与患儿建立联系。在游戏开始前，护理人员可以参与制定规则和程序，游戏结束后，也可以参与讨论结果。通过这样的参与，患儿能够在轻松的环境中逐渐消除对护理人员的陌生感和拘束感，从而将护理人员视为朋友。

（2）合理安排游戏活动：在组织游戏时，护理人员需要考虑患儿的年龄特点和心理发展水平，选择适合他们的游戏。对于婴幼儿，可以安排一些简单直观的游戏，如捉迷藏，通过与护理人员的重复目光接触，患儿对护理人员逐渐从生疏变为熟悉，建立起对护理人员的信任感。对于好奇心旺盛的学龄前儿童，可以选择一些富有探索性的游戏，如纸牌魔术，以激发他们的探索兴趣，促进沟通的深入进行。

4）分析绘画技巧：在分析患儿的绘画时，应仔细观察并综合考虑多个方面，如画面整体、个体形象大小、画面次序和患儿在图中的位置等，以全面了解患儿的心理状态。

（1）整体画面：如果患儿的绘画作品中存在多处涂擦或重叠，这可能表明患儿内心存在矛盾或焦虑。这些绘画特征可以作为了解患儿心理状态的线索。

（2）个体形象的大小：绘画中较大形象的出现可能意味着患儿认为这些人或事物在他们心中占有重要地位，可能代表着力量或权威。

（3）画面出现的次序：患儿在绘画中安排人或事物的次序，可能反映了他们对这些人或事物重要性的个人认知和排列。

（4）患儿在图中的位置：患儿在自画像或包含家庭成员的图画中的位置，可能揭示了他们对自己在家庭或集体中地位的感知。

绘画是儿童表达情感和内心世界的有力工具，能够反映出他们复杂的心理状态。在分析儿童的绘画作品时，不应简单地依据上述几个方面草率地下结论；相反，应综合考虑患儿的背景信息、个人经历和具体情况，进行全面且细致的分析，以更准确地理解患儿的情感和心理需求。

（二）与患儿家长的沟通

1．建立良好的第一印象

初次接触时，护理人员应积极热情，展现良好的专业素质，耐心倾听，取得患儿家长的信任。

2．使用开放性问题鼓励交谈

针对家长的不安情绪，与家长的谈话最好以询问普遍性问题开始，如"孩子现在怎么样"。家长能在轻松的气氛下开始谈论各方面的内容，护理人员获得的信息也较多。避免在谈话开始时使用如"是不是""有没有"等闭合性问题，虽可省时、提高效率，但不利于家长表露情感及提供患儿的有关信息。

3．恰当地处理冲突

护理人员应换位思考，理解家长心情，在沟通中避免搪塞应付、使用难以理解的医疗术语。操作前耐心解释，对患儿表现出关心和爱护。

# 第五章　老年患者临床护理实践

## 第一节　营养不良老年患者的护理

营养不良可导致免疫功能低下及组织、器官萎缩等，增加感染率，延迟手术切口愈合时间，降低患者的生活质量。老年人是营养不良的高危人群，尤其当患有慢性精神或躯体疾病时。营养支持对营养不良的纠正效果显著。因此，对老年人进行营养不良的筛查，制定合理的营养支持计划非常重要。

老年人营养不良指在老年人群中，由于机体需要与营养素摄入之间不平衡而引起的一系列症状。长期进食困难使老年人，特别是阿尔茨海默病患者，出现体重减轻、营养不良，甚至脱水等不良后果，是老年人营养不良的主要原因。

### 一、进食困难的临床表现

（一）开始进食困难

阿尔茨海默病患者会出现拒绝或厌恶食物，进食时激烈反抗，拒绝辅助进食，对餐桌、餐盘和食物定位有困难等问题。

1）拒绝来餐厅就餐，推开护理人员和食物，转身离开餐桌，吐出食物或拒绝张口。

2）打骂护理人员，拒绝帮助，扔食物或餐具，抱怨食物难吃。

3）因视觉障碍及餐桌、盘子和食物的视觉对比度差，无法识别食物等。

（二）维持关注困难

患者常表现为进食时注意力不集中或意识不清醒，不能主动将食物放入口中。

1）无法按指示开始进食，或进食开始后没有继续的行为，把食团含在脸颊的黏膜区内。

2）不能安静进食，总是要从椅子上站起来或离开餐桌。

3）进食时意识处于嗜睡状态，即使呼唤或身体接触后仍难以唤醒，应考虑是否为治疗药物的不良反应。

## （三）缺乏进食的行为能力

患者无法从盘子里取出食物放进口中，或无法将食物保留在口中，缺乏自主进食的行为能力。

1）患者因肢体功能障碍不能执行进食动作，不懂得食物的用途和不知道如何处理食物。

2）进食后口不能闭合，任由食物从口中漏出。

## （四）咀嚼食物困难

咀嚼食物时患者会出现无效咀嚼，不能把食物咀嚼成能够吞咽的状态，或咀嚼时间不够，不能把食物转化为可以被吞咽的形式。老年患者常因牙齿缺失、活动义齿不合适或破损、口腔黏膜破损或口干等原因而导致咀嚼食物困难等。

## （五）吞咽食物困难

进食时患者会出现不能吞咽的情况。

1）吞咽时出现食团停顿感，患者常以黏住、停住、挡住、下不去等描述症状，并以手指指示食物停留部位。

2）常因咀嚼不够使食物过大，不利于吞咽，或当准备吞咽时，患者发生恶心、窒息、误吸、多次尝试吞咽无效等。

## 二、进食困难的影响因素

很多老年疾病患者，包括阿尔茨海默病患者，进食困难的因素主要涉及认知功能障碍、生理功能退化、社会－心理因素、环境因素和文化因素5个方面，临床上要系统管理这些因素，结合社会政策和环境设计的改变来解决患者的进食问题。

## 三、护理措施

### （一）对认知功能障碍患者的护理措施

应给予言语鼓励，消除其紧张情绪。采用手把手的方法分步骤训练进食，分为从喂食到自行进食加协助喂食，再到自行进食3个阶段，如先训练患者握勺动作，接着训练将装饭的小勺送到嘴边，再训练向嘴里填送。当用勺进食的几个步骤熟练后，再进行系统练习，即从握勺到碗中盛饭，再到把装有饭的小勺送到口边，最后送到口中。

### （二）对精细运动障碍患者的护理措施

1）准备适合患者的特殊餐具，如叉子、歪把勺、勺把加粗加大的汤勺，或将餐盘固定，以防患者碰翻、打坏，并给予适当协助，不可催促患者进食。可提供手拿食物以方便无法安静坐着进食的患者。

2）有视觉障碍的患者要进行视力检测，看是否需要佩戴老花镜，同时使用鲜艳色彩的餐具来增加餐桌、盘子和食物的视觉对比度。

3）由于老年人消化系统功能退化，应将患者每天所需的饮食量有计划地分配，少量多餐，以减轻胃肠道负担。

4）请牙科医师检查是否有牙齿缺失或活动义齿安装不当等问题。

（三）对吞咽障碍患者摄食过程的护理措施

老年人吞咽障碍的发生率较高，吞咽障碍者更容易发生营养不良。

1）进食体位的调整：在患者生命体征稳定且病情允许的情况下，应采用最佳的进食体位，即 90°坐位。若患者无法保持坐位，则应选择舒适的卧位或至少将床头抬高 30°的半卧位。对于偏瘫患者，需使用枕头支撑其偏瘫侧身体，以确保体位的舒适度，避免因体位不适导致患者在进食时分心。进食后至少保持半坐卧位半小时，避免平躺或剧烈运动，对于卧床患者，应尽量减少搬动，以防食物反流。

2）食物的选择。

（1）吞咽障碍特殊膳食分级：包括糊状、碎食、软食和普食。例如，每天可提供易于吞咽的深海鱼肉慕斯 40 g 和蔬菜慕斯 40 g。

（2）脑卒中后吞咽障碍患者的食物改良：最常用的方法是将固体食物转化为泥状或糊状。通过机械处理使固体食物变得更加柔软，质地更加均匀，不易散落，从而降低吞咽的难度。研究表明，食物改良可以有效提高患者的吞咽效率。

3）食物一口量：一口量指每次摄食入口的最适宜量，正常人约为 20mL。对于吞咽障碍者，一口量过大可能导致食物从口中溢出或引起咽部残留，进而导致误吸；过小则可能因刺激强度不足而难以诱发吞咽反射。

4）进食速度：应从少量食物开始，然后根据情况适当增加。给予老年人足够的时间（30～60 秒）进行咀嚼和吞咽，确保每口食物咽下后再进食下一口，以避免口腔内食物残留，防止食物重叠入口。

（四）其他护理措施

1）鼓励患者经常与护理人员、家人和朋友交流。通过与患者交流，可以在第一时间发现患者的进食困难，并向他们提供帮助。

2）改善就餐环境。

# 第二节　糖尿病老年患者的护理

糖尿病是老年人最常见的慢性病之一，不仅可能导致预期寿命的缩短，还可能引发多种并发症和合并症。此外，糖尿病还增加了老年人出现以下问题的风险：多重耐药综合征、尿失禁、跌倒、认知功能障碍、抑郁和慢性疼痛。

## 一、定义

糖尿病是胰岛功能减退和（或）胰岛素抵抗而引发的糖、蛋白质、脂肪等一系列代谢紊乱综合征。临床上以高血糖为主要特征，典型表现"三多一少"症状。糖尿病分为1型糖尿病、2型糖尿病、其他类型糖尿病。90％以上的老年糖尿病患者为2型糖尿病。

老年糖尿病患者指年龄大于60岁的糖尿病患者，包括60岁以前已诊断者和60岁以后诊断者。

## 二、病因

### （一）老龄化

随年龄递增，机体各器官功能减退，胰岛功能减退或胰岛素抵抗引发糖尿病。

### （二）生活方式改变

进食高热量的食物和运动量减少，以及生活节奏的加快使人们长期处于应激环境，可能与糖尿病的发生有着密切的关系。

### （三）肥胖

肥胖是2型糖尿病的重要因素之一，尤其是腹型肥胖者容易发生胰岛素抵抗，患2型糖尿病的风险增高。

### （四）遗传因素

1型糖尿病和2型糖尿病都具有家族聚集倾向。

## 三、老年糖尿病的特点

### （一）发病率显著增高

老年糖尿病大多数为2型糖尿病。流行病学调查表明，2型糖尿病患病率随年龄增长而上升。

### （二）起病隐匿、症状不典型

老年糖尿病多数起病隐匿，多无症状，常因常规体检或其他疾病检查血糖或尿糖而发现。部分患者以并发症为首发表现，如心脑血管意外和视力改变等。少数患者首发症状为低体温、多汗、肌萎缩和认知功能减退。

## （三）与多种疾病症状重叠

老年人常同时患有多种慢性病，从而临床上出现多种疾病的重叠症状。

## （四）易发生感染及急性并发症

老年糖尿病患者常并发上呼吸道感染、急性支气管炎、肺炎、肺结核、泌尿生殖系感染、胆囊炎、皮肤感染等，更易出现高血糖高渗透压综合征、糖尿病酮症酸中毒等急性并发症。

## （五）易发生低血糖

老年糖尿病患者在控糖治疗时易引起低血糖，尤其是热量控制过低、重病卧床、活动量不足、胰岛素用量过大时。某些药物（阿司匹林、β受体阻滞剂、单胺氧化酶抑制剂）亦可增加低血糖反应的风险。

## （六）易患药源性疾病（药物不良反应）

老年糖尿病患者常常多病共存，需要同时服用多种药物。药物的相互作用及对肝、肾的损伤，以及肝功能、肾功能随年龄增高而减退，使药物在体内蓄积，药物不良反应发生率高。

## （七）预后不良

老年糖尿病患者合并症较多，预后相对不良，致死、致残率高。老年糖尿病患者合并高血压、冠心病、脑卒中的风险较非糖尿病患者高；发生老年综合征，如抑郁、跌倒、尿失禁、认知功能障碍及持续性疼痛等的风险也较高。

# 四、临床表现

糖尿病的典型表现为多饮、多尿、多食和不明原因的体重下降。老年 2 型糖尿病患者临床表现差异较大。新诊断的老年糖尿病患者多数起病缓慢，没有出现"三多一少"的典型症状，而是以视物模糊、皮肤感染、反复泌尿系统感染、脑卒中、急性心肌梗死，甚至高血糖高渗状态作为首发症状，或在体检时发现。

## （一）糖尿病急性并发症

1）糖尿病酮症酸中毒：通常在有诱因或处于应激状态时发生。可能的诱因包括感染、胰岛素治疗不当如剂量减少或治疗中断、不适当的饮食、创伤、麻醉、手术及严重的心理或身体刺激引起的应激状态。

2）非酮症高渗性糖尿病昏迷：一种以严重高血糖为特征的并发症，但并不伴有明显的高酮体血症或酸中毒。这种并发症在老年患者中较为常见。发病初期，患者可能首先出现多尿和多饮的症状，但多食症状可能不明显，甚至可能出现食欲减退。随着病程的进展，脱水症状逐渐加重，并可能出现神经精神症状，如嗜睡、幻觉、定向力障碍、偏盲、偏瘫等，最终可能导致昏迷。

3）感染：疖、痈等皮肤化脓性感染多见，可致败血症或脓毒血症。甲癣、足癣、体癣等皮肤真菌感染也较常见。

4）低血糖反应：一般将血糖≤2.8mmol/L作为低血糖的诊断标准。而老年糖尿病患者血糖≤3.9mmol/L就属于低血糖范畴，但存在个体差异，需要动态监测。

## （二）糖尿病慢性并发症

1）心脑血管并发症是老年糖尿病患者死亡的主要原因，约80%老年糖尿病患者死于心脑血管并发症。

2）肾功能不全。

3）周围神经病变和自主神经损害：以周围神经病变最常见，通常为对称性，下肢较上肢严重，病情进展缓慢。

4）白内障、视网膜病变和青光眼的发病率明显增加。

5）糖尿病足：与下肢远端神经异常和不同程度的周围血管病变相关的足部（踝关节或踝关节以下）感染、溃疡和（或）深度组织破坏，主要表现为足部溃疡与坏疽，是老年糖尿病患者截肢、致残的主要原因之一。

## 五、筛查和诊断

### （一）筛查

老年糖尿病患者起病隐匿，无症状的临床前期时间长，患者常在已出现典型的"三多一少"症状或出现严重并发症后才被确诊。在全球人口中，诊断和未诊断的2型糖尿病患病率都随着年龄增加而升高。鉴于老年糖尿病患病率高、漏诊率高、并发症发生率高等特点，相关指南推荐所有老年人都应该每3年筛查1次糖尿病，且应根据临床状况适当增加筛查频率。

### （二）诊断

有糖尿病症状（典型症状包括多饮、多尿、多食和不明原因的体重下降）加空腹血糖≥7.0mmol/L，或葡萄糖负荷后2小时血糖≥11.1mmol/L，或随机血糖≥11.1mmol/L；无糖尿病症状者，须另日重复检查明确诊断。

近年来越来越倾向将糖化血红蛋白（glycated hemoglobin，HbAlc）作为糖尿病的诊断标准之一。

## 六、治疗

### （一）控制目标

老年糖尿病治疗目标：全面控制大血管、微血管病变的危险因素，预防并发症。全面控制危险因素不但包括血糖达标，还包括血压、血脂、体重的达标。

《中国老年糖尿病诊疗指南（2024 版）》建议控制目标：空腹血糖 3.9～7.2mmol/L，餐后血糖＜10mmol/L，糖化血红蛋白＜7%，血压＜130～80mmHg，三酰甘油＜1.7mmol/L，低密度脂蛋白胆固醇＜2.6mmol/L（合并心脏病者＜1.8mmol/L），高密度脂蛋白胆固醇男性＞1.0mmol/L、女性＞1.3mmol/L，体重指数＜24kg/m$^2$。

对于老年糖尿病患者，控制目标更强调个体化，根据患者功能、病史长短来综合判断，合并严重基础疾病的患者可以适当放宽控制目标。

### （二）治疗方法

糖尿病作为一种慢性病，治疗伴随终身。控制糖尿病的"五驾马车"尤为重要，即糖尿病教育、血糖监测、饮食控制、运动、药物治疗，缺一不可。

## 七、护理评估

### （一）病因评估

目前糖尿病的病因和发病机制尚不完全清楚，但公认与遗传因素、环境因素、自身免疫性疾病有关。

1）询问有无家史：2 型糖尿病均存在明显的遗传倾向。

2）询问饮食习惯、运动习惯、营养状况：进食过多、体力活动过少导致的肥胖是 2 型糖尿病的主要环境因素。

3）询问有无感染、外伤史：1 型糖尿病患者体内存在抗胰岛细胞抗体，多在病毒感染后触发自身免疫反应破坏胰岛 B 细胞，引起 1 型糖尿病。

### （二）相关因素评估

1）既往治疗方案和效果、目前治疗情况，包括药物、饮食、运动、血糖监测结果。

2）糖尿病酮酸症酸中毒发生史、发生频率、严重程度和诱因。

3）低血糖发生史、发生频率、严重程度和诱因。

4）糖尿病相关并发症史。

（1）微血管并发症：糖尿病视网膜病变。

（2）糖尿病肾病、神经病变（感觉神经性包括足部损伤，自主神经性包括功能性异常和胃轻瘫）。

（3）并发症：高血压、血脂紊乱、代谢综合征、高尿酸血症。

（4）其他：口腔疾病等。

## （三）症状评估

1）典型症状：多尿、多饮、多食和不明原因的体重减轻。

2）非典型症状：乏力、视物模糊、皮肤瘙痒、四肢酸痛、麻木、月经失调、性欲减退、阳痿、不育、便秘。

3）部分患者可长期无任何症状，通过体检而发现，随着病程延长可出现各种慢性并发症，包括糖尿病肾病、糖尿病视网膜病变和失明、糖尿病神经病变、糖尿病下肢血管病变和糖尿病足。

## （四）体格检查

1）身高、体重、体重指数、腰围、腹围。

2）血压。

3）眼底检查。

4）足部检查：望诊、足背动脉和胫后动脉搏动触诊、膝反射检查，以及振动觉、痛觉、温觉和单尼龙丝触觉检查。

5）皮肤检查：是否有黑棘皮、胰岛素注射部位有无异常。

## （五）关注实验室检查

1）静脉血浆血糖：糖尿病的临床诊断应依据静脉血浆血糖。

2）其他相关检查：血糖、糖化血红蛋白、三酰甘油、总胆固醇、高密度脂蛋白胆固醇、低密度脂蛋白胆固醇、尿常规、肝功能、肾功能、尿微量白蛋白和尿肌酐比值。

## （六）社会—心理评估

评估患者及其家属对糖尿病的认知程度，有无接受过糖尿病教育，患者有无焦虑或恐惧心理，了解患者家庭经济情况和社会支持情况。

# 八、护理措施

## （一）饮食护理

老年人的营养计划应根据其营养状态和生化指标来制订个体化的饮食方案，以确保营养均衡并维持健康的体重。对于功能状态较差的老年人，制订营养方案时应更加谨慎。虚弱的老年糖尿病患者应避免减重，注意补充足够的蛋白质和能量。痴呆老年患者应由照护者确保其进食安全。对于临终患者，可能需要通过胃管或静脉营养来保证其营养需求。

## （二）运动指导

老年人应坚持长期而有规律的有氧运动，如慢跑、散步等，运动应根据个人能力进行。患有心脑系统疾病或严重微血管病变的老年人，应根据具体情况安排适宜的运动。运动量不宜过大，运动时间以 20～30 分钟为宜。建议在餐后进行运动，避免空腹运动，不宜单独进行，注意补充水分，并随身携带甜点、糖尿病卡和急救电话以备不时之需。

## （三）用药护理

1）护理人员应了解各类降糖药物的作用、剂量、用法、不良反应和注意事项，并指导患者正确服用。磺脲类降糖药物治疗应从小剂量开始，并明确告知每种药物的服用时间。

2）熟悉胰岛素的名称、剂型及作用特点，准确执行医嘱，确保制剂、种类正确，剂量准确，按时注射。混合使用长、短效胰岛素时，应先抽吸短效胰岛素再抽吸长效胰岛素。未开封的胰岛素应储藏在 2～8℃ 的环境中，避免冷冻和阳光直射，防止反复震荡。已开封的胰岛素可室温保存，有效期为 28 天。

3）胰岛素注射应采用皮下注射法，注射部位应经常更换，严格执行无菌操作，准确抽吸胰岛素剂量，有计划地轮换注射部位以防止皮下脂肪萎缩或增生。监测血糖变化，如发现血糖波动过大或持续高血糖，应及时通知医师。老年人用药应从小剂量开始，逐步增加，70 岁以上患者的血糖控制不宜过于严格。

4）胰岛素注射部位包括腹部、大腿外侧、臀部外上侧及上臂外侧。

## （四）并发症的护理

1. 酮症酸中毒、高渗性昏迷

1）预防措施：定期监测血糖，合理用药，保证充分水分摄入，告知患者及其家属酮症酸中毒、高渗性昏迷的诱发因素和早期征兆。

2）病情观察：密切观察有诱发因素的老年糖尿病患者，是否出现相关征象。

3）急救与护理：立即开通静脉通路，确保液体和胰岛素的输入，患者应卧床休息，给予吸氧，加强基础护理，预防继发感染。

2. 低血糖

1）病情观察：观察低血糖的临床表现，如神志改变、认知功能障碍、肌肉颤抖、心悸、出汗、饥饿感、焦虑，严重时发生抽搐、昏迷。老年糖尿病患者血糖不低于 3.9mmol/L 也可出现低血糖症状，应特别注重观察夜间低血糖的症状。

2）急救措施：老年糖尿病患者一旦确定发生低血糖，应尽快给予补充糖分。神志清醒者，给予糖水、含糖饮料或饼干、面包等，15 分钟后测血糖，如低于 2.8mmol/L，继续补充以上食物 1 份。病情重、神志不清者，应立即给予静脉注射 50% 葡萄糖溶液 40～60mL 或静脉滴注 10% 葡萄糖溶液。

3. 糖尿病足

1）足部观察：每天检查双足，观察皮肤颜色、温度、动脉搏动及感觉变化。

2）保持足部清洁：每天用温水和中性肥皂洗脚，注意洗净趾缝。若足部皮肤干燥，清洁后可涂擦护肤品。避免感染，嘱家属及陪护为患者勤换鞋袜，应选择轻巧、前端宽大的鞋子，鞋底要有弹性。袜子以弹性好、透气及散热性好的棉毛质地为佳。

3）预防外伤：指导老年人不要赤脚走路，以防刺伤；不可穿拖鞋外出，以防踢伤；每天检查确保鞋内无异物和里衬平整。对有视力障碍者，应由他人帮助修剪趾甲，趾甲要与脚趾平齐，避免修剪太短；有鸡眼时，及时找皮肤科医师诊治。同时应注意防止烫伤、外伤、冻伤及电力伤。

## （五）心理护理

通过交谈和行为观察了解患者的个性特征和心理障碍。让患者认识到糖尿病是一种慢性病，精神紧张等情绪因素可能加重病情，甚至引发酮症酸中毒。

## 九、健康教育

糖尿病教育对于提高患者的依从性、控制血糖及预防并发症至关重要。老年糖尿病患者更需强化教育，以增进他们对糖尿病知识的了解，实现有效的自我管理。

### （一）院内教育

**1. 疾病相关知识指导**

告知患者糖尿病是终身性疾病，但通过综合治疗，包括合理用药、控制饮食、适量运动、监测血糖和保持心理平衡，可以控制血糖、血脂、血压等指标，降低并发症的风险。同时，指导患者积极参与康复计划的制订和实施，提高自我管理意识。

**2. 用药指导**

1）与患者及其家属商量制订药物管理计划及个体化药物治疗方案，尽量减少药物种类，降低用药风险（跌倒、昏迷或意识改变）。

2）加强对使用胰岛素和胰岛素促泌剂患者的低血糖教育。

3）用清晰的表格记录药物清单；坚持按时、按量规范用药，用药后按时就餐。嘱咐随身携带糖果，做好血糖监测，依据血糖及时调整药量。

4）在安全和可能的情况下选用非药物治疗方法，如选用针灸和按摩等缓解疼痛。

**3. 饮食指导**

1）功能独立者。鼓励和协助其达到并保持健康的体重。每餐应提供足量的碳水化合物，包括适量的糖，但应避免过量的糖、软饮和果汁。

2）功能依赖者。①虚弱患者：应用营养评估确认是否存在营养失调和（或）体重下降，采取合适的营养计划。对衰弱的老年糖尿病患者应提供高蛋白质、高热量食物以改善营养和功能状态。②痴呆患者：确认实际和潜在的进食困难。家属在患者进食时应确保患者吃完了所有食物。

3）临终关怀者。管饲或肠外营养支持以保证营养需求。

4. 身体活动与锻炼指导

1）功能独立者：鼓励功能独立的老年糖尿病患者运动，其运动目标与成人糖尿病患者一致。

2）功能依赖者：鼓励其进行低强度的室内康复项目，以改善身体表现，维持日常生活活动能力和移动能力。有条件时雇用物理治疗师帮助不能离家的、卧床或坐轮椅的患者进行康复训练，以维持四肢力量和灵活性。

3）临终关怀者：鼓励根据患者能力和身体状态参加一些适合的活动。

5. 胰岛素注射指导

应用胰岛素治疗的患者，出院前教会患者及其家属注射胰岛素的方法。

## （二）院外指导

1. 低血糖自救指导

向患者及其家属说明低血糖是糖尿病最常见的并发症，当血糖＜2.8mmol/L 时即诊断为低血糖。如患者出现虚汗、发抖、无力、肢冷、饥饿、头晕、神志不清时应立即进食高糖食物，如进食 15 分钟后症状还未消失可再进食 1 次，如经进食处理仍不能缓解症状，应及时就医。

2. 血糖监测指导

血糖监测是糖尿病管理的重要组成部分，有助于评估糖尿病患者糖代谢紊乱的程度，从而制订合理的降糖方案，同时可反映降糖治疗的效果并指导治疗方案的调整。使用胰岛素治疗者可根据胰岛素治疗方案进行血糖监测，告知患者及其家属血糖监测的目的、重要性、方法、频次、血糖结果解读、各时间点血糖监测的适用范围及注意事项，指导他们做好记录。

3. 皮肤及糖尿病足护理指导

1）告知糖尿病易引起痈、疖及糖尿病足等皮肤疾病，叮嘱患者不要用手抓挠，如有痈、疖及时到医院就诊。指导患者选择合适的鞋袜，不要穿拖鞋和赤脚走路；常洗澡，勤换衣服，注意个人卫生，预防皮肤感染，如发现皮肤破溃或感染应及时就医。

2）糖尿病足是多因素综合作用的结果，包括运动神经病变、自主神经病变、周围血管病变等。糖尿病的其他并发症也会影响糖尿病足的发生。下肢截肢在老年糖尿病患者中更常见，因此，应每年筛查所有老年糖尿病患者的足部，观察外观是否有压力异常、感染或溃疡，并触诊足背动脉搏动和评估周围神经功能。对于功能依赖及临终的患者，亦不能忽略足部检查的重要性，同时应加强对家属的教育。

4. 随访及预防

老年糖尿病作为一种终身疾病，对患者的定期随访非常重要。每 1～2 个月于专科门诊就诊，就诊时携带血糖监测记录，检查血压、体重等，作为调整治疗方案的依据。每 3 个月复查糖化血红蛋白，每半年至 1 年复查血脂、肝功能、肾功能、尿微量白蛋白、眼底、并发症的情况。

老年人是糖尿病的高危人群，预防是关键，45岁以上人群应每年例行空腹及餐后血糖检查。老年人保持健康生活方式和生活习惯是预防糖尿病的基础。

# 第三节　骨质疏松症老年患者的护理

骨质疏松症是以骨量减少、骨的微细结构破坏导致骨脆性和骨折危险性增加为特征的慢性进行性疾病。

## 一、分类

骨质疏松症主要分为3大类，即原发性骨质疏松症、继发性骨质疏松症和特发性骨质疏松症。

### （一）原发性骨质疏松症

原发性骨质疏松症指没有明确原因发生的骨质疏松症，主要见于绝经后妇女和老年人，一般将原发性骨质疏松症分为两型：Ⅰ型为绝经后发生的骨质疏松症，Ⅱ型为老年性骨质疏松症。Ⅰ型、Ⅱ型骨质疏松症都属于退行性骨质疏松症，但两者又各有其特点。

### （二）继发性骨质疏松症

由明确的疾病导致的骨代谢障碍称为继发性骨质疏松症，如性腺功能减退、甲状腺功能亢进、甲状旁腺功能亢进、糖尿病、系统性红斑狼疮等。

### （三）特发性骨质疏松症

特发性骨质疏松症是一种原发性骨代谢疾病，包括特发性青少年骨质疏松症和特发性成人骨质疏松症。

## 二、临床表现

### （一）疼痛

疼痛为老年骨质疏松症最常见的症状，以腰背痛多见。疼痛沿脊柱向两侧扩散，仰卧或坐位时疼痛减轻，直立时后伸或久立、久坐时疼痛加剧，日间疼痛轻，夜间和清晨醒来时加重，常在劳累或活动后加重，负重能力下降或无法负重。

## （二）身长缩短、驼背

身长缩短、驼背常见于单个或多个椎体发生压缩性骨折之后。脊椎椎体前部多为骨松质组成，而且该部位承重大，容易压缩变形，使脊椎前倾、背屈加剧，形成驼背。随着年龄增长，骨质疏松的程度加重，驼背曲度加大。

## （三）胸廓变形影响肺功能

胸、腰椎压缩性骨折，脊柱弯曲，胸廓畸形，可使肺活量和最大通气量减少，可出现胸闷、气促、呼吸困难等症状，易诱发呼吸道和肺部感染。

## （四）骨折

骨折是老年骨质疏松症最常见和最严重的并发症。常因轻微活动（弯腰、负重、挤压或跌倒）诱发。骨质疏松症在骨折发生之前没有迹象或症状，常被称为"寂静的疾病"。好发部位为脊柱、髋部、腕部和前臂。其他部位亦可发生，如肋骨、肱骨、锁骨等。老年脆性骨折最严重的是髋部骨折，因为长期卧床会减少应力刺激，增加骨质疏松的程度，同时可并发坠积性肺炎，还会引起压疮、DVT 及肺栓塞等并发症。这些并发症将导致慢性衰竭而死亡。

## 三、老年骨质疏松症的危险因素

### （一）不可逆转的危险因素

不可逆转的危险因素是人为无法改变的，包括年龄、性别、骨质疏松症家族史、既往骨折史、种族、绝经、长期糖皮质激素治疗史和风湿性关节炎等。

### （二）可改变的危险因素

可改变的危险因素指可以通过改变生活习惯进行调控的危险因素，包括饮酒、吸烟、低体重指数、营养不良、缺乏维生素 $D_3$、饮食不规律、锻炼不足和钙摄入不足等。

## 四、预防

老年性骨质疏松症是骨骼发育、成长、衰老的基本表现，受激素、遗传基因、免疫状况、营养状态、经济文化、医疗保健、环境及生活方式等方面的影响。若能及早加强对老年人的健康教育，提高其自我保健意识，积极进行公共卫生干预，老年性骨质疏松症是可以延缓和预防的。

### （一）纠正不良生活习惯

1）吸烟：无论男女，吸烟都会增加骨折的风险。

2）饮酒：每天饮酒量应当控制在啤酒 570mL、白酒 60mL、葡萄酒 240mL 或开胃酒 120mL 之内。

3）其他：喝浓咖啡会增加尿钙排泄、影响身体对钙的吸收，摄取过多的盐及蛋白质亦会增加钙的流失。

### （二）合理营养

营养与骨骼、肌肉及关节的健康有着密切的关系。一份很好的营养计划可以帮助老年人防止和处理骨质疏松症。

1）骨骼是钙的主要储存地点，而维生素 D 可以帮助肠道更好地吸收钙，两者是相辅相成的。老年性骨质疏松症患者应补充适量的钙，例如食用奶制品或豆制品，进食虾皮等含钙量较高的食物，使每天钙摄入量达到 1000mg。补充维生素 D 有利钙在胃肠道的吸收，有些鱼肝油含有较多的维生素 D。

2）老年人适当补充瘦肉、鱼肉、鸡蛋等优质动物蛋白质，大豆、豆腐、谷类等植物蛋白质，以防蛋白质缺乏，肌力减弱，增加脆性骨折的发病风险。

3）适量补充水果、蔬菜、各种维生素及微量元素。

### （三）运动锻炼

1）适当增加户外活动，接受适量的日光照射，平均每天至少 20 分钟的日光照射有利于维生素 D 的生成，促进钙的吸收。

2）运动可以增加骨密度和保持骨量，使老年人的应变能力增强，降低脆性骨折的风险。负重运动可以让身体获得及保持最大的骨强度。

3）太极运动对于改善老年人的平衡能力有一定的效果。

4）运动还可以改善老年人的认知功能、保护性反射速度及效率，使他们跌倒时可以迅速地伸出胳膊保护自己。

### （四）防止跌倒

1）老年人平衡能力减退，行动的灵活性也随年龄增长而下降。因此，防止跌倒是避免骨质疏松症患者发生骨折的方法之一。

2）"5E"伤害预防综合策略：包括教育预防策略、环境改变策略、工程策略、强化执法策略、评估策略。该策略的有效性已在很多国家的实践中得到了证明，在控制伤害发生与减少死亡方面发挥了重要作用。

另外，婴幼儿和成人的生活方式与老年期骨质疏松症的发生有着密切关系。高危人群应尽早到正规医院进行骨质疏松症相关检测。骨质疏松症在任何阶段开始治疗都不晚，但是早诊断、早治疗会使患者大大受益。

## 五、治疗

### （一）药物治疗

1. 常用药物

1）钙剂和维生素 D。补钙和维生素 D 是骨质疏松症的基础治疗。目前的观点是，推荐老年人每天摄入 800～1000IU 维生素 D 及 1000～1200mg 钙，可以很好地降低髋部骨折和非脊柱骨折的发生率和跌倒风险，也可以增加双膦酸盐和其他抗骨质疏松药物的疗效。

2）双膦酸盐。在骨质疏松症及脊柱、髋部骨折的预防和治疗中，阿仑膦酸钠和利塞膦酸盐是最常用的口服双膦酸盐。口服双膦酸盐偶有胃肠道不良反应，无法耐受或长期卧床者，静脉使用帕米膦酸盐和唑来膦酸盐也是常用的替代疗法。

3）甲状旁腺激素（parathyroid hormone，PTH）。甲状旁腺激素作为一种合成代谢类药物，通过促进骨吸收来增加骨形成，增加骨骼连接密度，增厚骨小梁、骨皮质，从而增加骨密度，改善骨结构和完整性，同时减少骨质疏松性骨折的风险，特别适用于有骨骼变形和严重骨质疏松的患者。

4）雌激素与选择性雌激素受体调节剂。雌激素或激素替代疗法主要用于绝经后女性预防骨质疏松症。

5）降钙素。降钙素鼻喷剂被认为是目前治疗骨折后骨痛最有用的药物之一。

6）锶盐。雷尼酸锶作为新一类的抗骨质疏松药物，可以抑制骨吸收、促进骨形成，从而增强骨强度，降低骨折风险，被认为是很有潜力的抗骨质疏松药物之一。

2. 用药注意事项

1）钙剂最好空腹服用，并增加饮水量，以增加尿量，减小泌尿道结石的风险。

2）使用降钙素时注意观察有无食欲减退、恶心、颜面潮红等不良反应。同时服用维生素 D 时，要监测血清钙和肌酐的变化。维生素 D 不可和绿叶蔬菜一起服用，以免形成螯合物而减少钙的吸收。

3）使用雌激素的老年女性患者要详细了解家族中的肿瘤和心血管方面的病史，服用期间应定期进行妇科检查和乳腺检查，反复阴道出血者应减少药量或停药。同时应定期监测肝功能。

4）双膦酸盐时应空腹服用，同时饮清水 200～300mL，至少半小时内不能进食、喝饮料，也不能平卧，需采取立位或坐位，以减少药物对食管的刺激。静脉注射双膦酸盐时，注意预防血栓性疾病。定期监测血钙、血磷和骨吸收生化标志物等。

### （二）非药物治疗

1. 预防跌倒

跌倒是导致髋部骨折和桡骨远端骨折的主要危险因素。在老年骨质疏松症患者中，约 90% 的髋部骨折由跌倒引起。社区老年人中，约 30% 在 1 年内至少经历 1 次跌倒，而住院患者中这一比例高达 50%，其中近一半的人会再次跌倒。

预防跌倒是有效预防骨质疏松性骨折的关键，因为跌倒与骨折共享许多风险因素。肌力减退，亦称为少肌症，是跌倒和年龄相关性骨折的重要风险因素，80 岁以上人群少肌症的发病率高达 50%。通过锻炼，如有氧运动和平衡训练，可以改善少肌症和平衡能力，降低跌倒风险近 50%。特别是太极拳，能显著提高高危人群的姿势稳定性。此外，适量补充维生素 D 和钙也有助于改善肌力，预防跌倒。

2. 骨折风险评估

世界卫生组织（World Health Organization，WHO）提供的骨折风险评估工具（fracture risk assessment tool，FRAX）针对 40~90 岁人群，根据其年龄、性别、体重、身高、既往骨折史、父母骨折史、吸烟饮酒、激素用药、风湿性关节炎、继发性骨质疏松症等风险因素及骨密度值（可选），预测未来 10 年骨折风险。若受试者的评估结果显示髋部骨折风险达到 3% 或主要骨质疏松性骨折风险达到 20%，则建议接受骨骼强化药物治疗。研究证实，FRAX 能准确预测骨折风险，并指导预防措施。日本学者的研究指出，在风险因素较少的人群中，FRAX 预测 10 年骨折风险时，是否输入骨密度值对预测结果影响不大。

（三）其他致病因素的干预

许多基础疾病可能导致骨质疏松症或增加跌倒风险，随着年龄的增长，这些并发症的发生率也随之上升。例如，糖尿病患者可能由于低钙、低镁及胰岛素的相对或绝对不足而影响骨代谢。口服皮质激素 3~6 个月，也会增加骨质疏松的风险，且这种风险随年龄增长而加剧。

研究表明，53.3% 的髋部骨折与多种因素有关，包括吸烟、过量饮酒、过量摄入咖啡因、缺乏运动和阳光照射等不良生活方式，以及家族遗传史，这些因素均可能增加患骨质疏松症的风险，进而提高骨折的可能性。此外，脑卒中、帕金森病、周围神经病变、前列腺癌、认知功能障碍、感觉功能损害，以及使用精神类药物等，也都可能增加个体跌倒和骨折的风险。因此，对于这些风险因素，我们需要采取积极的干预措施。

## 六、主要护理问题

1）慢性疼痛：与骨折和肌肉疲劳所引起的骨痛有关。
2）营养失调，低于机体需要量：与知识缺乏有关。
3）躯体活动障碍：与骨痛、骨折引起的活动受限有关。
4）情境性自尊低下：与身长缩短或驼背有关。
5）潜在并发症（骨折）：与骨质疏松症有关。

## 七、护理措施

### (一) 疼痛护理

1) 卧床休息时，推荐使用加垫的硬板床或硬质棕垫床，采取仰卧或侧卧位，以放松腰部和脊柱肌肉，减轻疼痛。
2) 利用背架或紧身衣限制肌肉活动，减轻疼痛。
3) 通过热水浴、按摩和擦背促进肌肉放松。
4) 应用光疗和电疗等物理治疗方法减轻疼痛。
5) 利用音乐疗法和心理暗示减轻疼痛。
6) 对于剧烈疼痛患者，遵医嘱使用镇痛剂和肌肉松弛剂。

### (二) 饮食指导

指导老年人合理饮食，勿暴饮暴食。饮食结构要合理，摄入含钙和维生素 D 丰富的食物，减少盐的摄入量。

### (三) 心理护理

与老年人进行深入交谈，鼓励其表达内心感受。强调老年人在资历和学识方面的优势，增强自信心，并鼓励适应生活变化。通过指导老年人选择合适的着装，改善形象，进一步提升自信。

### (四) 并发骨折的护理

1) 已发生骨折者，定期协助翻身，使用减压工具预防压疮的发生。
2) 脊柱骨折者，睡硬板床，腰部垫枕；翻身时保持脊柱平直，不弯曲、不扭转。股骨颈骨折者，置患肢于外展中立位，指导患者尽早进行患肢功能锻炼。

## 八、健康教育

### (一) 日常生活指导

1) 为老年人提供安全的生活环境或装束，防止跌倒和损伤。
2) 指导老年人选择舒适、防滑的平底鞋。
3) 建议老年人使用手杖或助步器，保持活动的稳定性。
4) 加强巡视，尤其是在用餐、洗漱、如厕期间，预防意外发生。
5) 日常用品放在老年人易取放之处等。

（二）运动指导

1）如无特殊禁忌证，每天适当进行体育活动和户外日光照射。

2）因疼痛而活动受限的老年人，定期进行关节活动，肌肉等长、等张收缩训练。

3）骨折采取固定或牵引的老年人，每天尽可能活动数分钟，如上下甩动肩膀、扭动足趾、做足背屈等。

# 第四节　老年患者安全护理

## 一、安全护理的概念

安全指不受威胁，没有危险、危害、损失。

安全护理指在实施护理的全过程中，医护人员能有效评估患者的安全危险因素，运用技术、教育、管理等方法，主动采取措施预防安全意外的发生，确保患者的身心安全及保障自身的安全。安全护理包含两层含义：一是在进行护理工作中，护理人员需严格遵循各项护理制度，准确无误地执行医嘱，实施各项护理措施，避免医源性、物理性、化学性因素对患者的伤害；二是护理人员在护理工作中应严格按照护理操作规程，为患者提供规范的、符合护理常规的服务。

安全护理是一项细致、持续的工作，需要护理人员有扎实的理论、高度的责任心、规范的护理服务行为及高尚的综合素质。在临床护理工作中，应做到防微杜渐、防患未然，为安全护理提供保障。加强安全护理意识，提高护理人员对意外事件的预见性护理能力，把不安全因素消灭在萌芽状态。

## 二、安全护理的意义

安全护理是衡量护理服务水平的重要质量指标，是反映护理质量高低的重要标志，是保证患者得到良好护理和优质服务的基础，是患者选择医院的重要指标，对维护医院正常工作秩序和社会治安起到至关重要的作用。

患者不安全造成的后果是多种多样的，可使轻病变重病，重病变残疾或死亡；增加住院时间和医疗费用，加重患者经济负担。实施安全护理，体现了对生命的珍惜和尊重，是社会文明的人文体现，是患者生命权利的一种表达，是医护人员救死扶伤义务的体现。随着医学模式的转变和医疗卫生改革的深入，人们对医疗护理服务质量的要求日益上升，对住院环境及身心健康的需求也在不断细化。护理人员不能单纯满足于传统的护理技术，而应该具有安全护理的知识，有效避免各种意外的发生，保障患者的安全，提高患者满意度。

### 三、老年患者安全护理的管理对策

对老年患者实施安全护理，有利于其身心健康及安全。对老年患者及其家属进行安全健康教育，可以消除老年患者的安全隐患，降低医疗事故的发生率，提高老年患者的满意度。老年患者安全护理的管理对策如下。

#### （一）环境因素

1）机械性损伤干预措施。
2）化学性损伤干预措施。
3）物理性损伤干预措施。
4）生物性损伤干预措施。

#### （二）人员因素

1）优化配置护理人力资源，实施弹性排班。
2）严格执行各项操作规程和核心制度。
3）构建和谐护患关系。
4）危重患者转运时加强评估，备好所需急救药品和物品。
5）加强护理人员责任心和职业道德建设。
6）增强护理人员法律意识和自我保护意识。

#### （三）技术因素

护理学是一门至精至微、性命攸关的生命科学。随着护理学科的发展、医疗设备的更新和新技术的开展，需要护理人员不断充实和更新知识。对每项治疗、护理、医嘱、操作规程不仅要知其然，还要知其所以然。

#### （四）管理因素

1）成立护理安全监控小组。
2）制定安全操作流程，优化护理流程。

#### （五）患者因素

1）对于痴呆患者，护理人员需从专业角度细致评估患者是否存在自伤、走失、误吸等潜在风险。通过这种评估，识别并分析风险因素，制定相应的防范措施。对于被识别为高风险的患者，在关键环节和时段实施严格监控，并提供必要的警示，以确保这些特殊老年患者的安全，避免意外发生。
2）面对少数不配合的患者或家属，护理人员在执行护理措施的同时，应加强沟通技巧。使用严谨而诚恳的语言，根据时机、场合和个体差异进行有效交流，以建立信任并促进护理工作的顺利进行。

## （六）医院设备因素

医院设备及相关医技科室的服务，要能够保证临床工作需要。医院设备有专人维护、定期检修，及时更换，使之处于完好状态，避免安全事故。病区的抢救设备要定数量、定点放置、定专人管理、定期检查维修、定期消毒，保证抢救时能正常使用。

## （七）社会因素

医护人员要经常向患者及其家属做好防盗防骗的宣传工作。例如，要到正规窗口挂号看病，不要相信游医；贵重物品妥善保管，现金尽量存入银行。控制闲杂人员在病区走动，加强病区安全保卫力量等。

# 第六章 肿瘤科临床护理实践
# 与肿瘤患者的安宁疗护

## 第一节 化疗的护理

### 一、化疗药物的不良反应

化疗药物因缺乏特异的选择性作用，因此，往往在抑制肿瘤细胞的同时对机体正常组织细胞造成损害，特别是增殖旺盛的上皮细胞，如骨髓细胞、消化道黏膜上皮细胞、毛囊细胞等。有些不良反应是许多化疗药物共有的，如骨髓抑制、胃肠道反应、肝功能损害等，而有些则是部分化疗药物所特有的，如长春新碱易引起外周神经病变、大剂量长期应用博来霉素可引起肺纤维化等。

按发生的时间，化疗药物的不良反应可分为近期不良反应和远期不良反应。近期不良反应指发生于用药 4 周内的不良反应，又分为局部不良反应（如局部组织坏死、化学性静脉炎等）和全身性不良反应（包括消化系统、造血系统、免疫系统、皮肤和黏膜、神经系统不良反应，以及肝毒性、心脏毒性、肺毒性、肾功能障碍等）。远期不良反应指用药 4 周后发生的不良反应，可发生在用药几个月后甚至几年后，主要包括生殖功能障碍及致癌、致畸作用等。

（一）近期不良反应

1. 局部不良反应

很多化疗药物如蒽环类、氮芥、长春碱类和丝裂霉素等可引起不同程度的化学性静脉炎，药物一旦外渗，还可导致局部组织坏死。

2. 过敏反应

化疗药物所致的过敏反应可分为局部过敏反应和全身过敏反应两种。

局部过敏反应表现为沿静脉走行出现风团、荨麻疹或红斑，常见于阿霉素和表阿霉素，如静脉使用氢化可的松或生理盐水后消退，则可继续用药，但宜减慢滴注速度。

全身性过敏反应表现为颜面发红、荨麻疹、低血压、发绀等。患者可主诉瘙痒、胸闷、言语困难、恶心、失聪、眩晕、寒战、腹痛、排便感及焦虑等。需立即停止输液并做相应处理。典型的Ⅰ型过敏反应多发生在给药后 1 小时内，但也可发生在接触药物后 24 小时内。

较易发生过敏反应的药物有紫杉醇、多西他赛、依托泊苷、替尼泊苷、博来霉素、阿霉素、门冬酰胺酶和顺铂等。已有报道奥沙利铂也可引起过敏反应，一般在使用了 7 个疗程（中位数）后发生。预防用药可减少过敏反应的发生，但仍有少数患者会出现过敏反应，需及时处理。

3. 骨髓抑制

大多数化疗药物均有不同程度的骨髓抑制作用，蒽环类、氮芥、鬼臼毒素类、长春瑞滨、长春碱、长春新碱、达卡巴嗪、卡铂等可引起Ⅲ级以上的骨髓抑制。化疗药物引起骨髓抑制的程度与患者个体骨髓贮备能力关系密切。用药前有肝疾病、脾功能亢进、接受过核素内照射或过去曾行放射治疗、化疗（尤其以往化疗中出现白细胞或血小板计数明显低下）者更易引起明显的骨髓抑制。

由于血细胞半衰期不同（红细胞 120 天、血小板 5～7 天、白细胞 4～6 小时），最初常表现为白细胞特别是粒细胞的减少，其次是血小板减少，严重时血红蛋白水平也降低。化疗药物引起的骨髓抑制多于停药后 2～3 周恢复，但塞替哌、亚硝脲类、丝裂霉素和美法仑可产生延迟性骨髓抑制，需 6 周以上才能恢复。

4. 胃肠道反应

1）恶心、呕吐：恶心、呕吐是化疗药物最常见的不良反应。顺铂、达卡巴嗪、放线菌素 D、氮芥类可引起明显的恶心、呕吐，环磷酰胺、亚硝脲、蒽环类、异环磷酰胺、阿糖胞苷等次之，博来霉素、氟尿嘧啶、长春碱和长春新碱等的反应较轻。除了化疗药物，其他影响化疗药物所致恶心、呕吐的因素还包括既往有化疗所致呕吐的经历、饮酒史、年龄、性别、心理因素、体力状况、化疗前进食、严重妊娠呕吐史、晕动病的易感性等。

2）黏膜炎：化疗药物使消化道上皮细胞更新受到抑制，可使从口腔到肛门的整个消化道黏膜变薄，从而易发生感染，如口角炎、舌炎、肠炎、直肠炎等，可引起上消化道溃疡与出血、出血性或假膜性腹泻等，还可导致营养吸收障碍。直接口腔毒性一般发生于化疗后 5～7 天，以抗代谢与抗生素类药物多见，往往首先见于颊黏膜和口唇交界处，对酸性刺激敏感为早期线索，有龋齿和牙周病者多较严重，反应常与剂量有关并呈累积性。体质衰弱和有免疫抑制的患者易继发真菌感染。

3）腹泻：腹泻最常见于抗代谢药，如氟尿嘧啶、甲氨蝶呤、阿糖胞苷等。较常引起腹泻的有放线菌素 D、羟基脲、柔红霉素、伊立替康、亚硝脲类、紫杉醇等。使用干细胞移植的大剂量化疗方案也可伴有严重腹泻。伊立替康在用药 24 小时后可出现延迟性腹泻，表现为用药后 3～5 天出现腹泻，呈水样便，平均持续 4 天。

4）便秘：使用有神经毒性的化疗药物有可能导致便秘，如长春碱类（长春新碱、长春碱、长春酰胺、长春瑞滨）、依托泊苷和顺铂。其他如多西他赛、米托蒽醌等也有导致便秘的报道。偶可发生麻痹性肠梗阻。

5. 肺毒性

很多化疗药物可引起肺毒性，主要表现为间质性肺炎和肺纤维化。博来霉素是最易引起肺毒性的药物，其他常见的有白消安、亚硝脲类和丝裂霉素等。除丝裂霉素外，多与药物的使用剂量有关，10%使用大剂量白介素-2的患者可发生致命性的肺毒性。处理化疗相关肺毒性的最好方法是预防。一旦发现肺毒性，首要措施是停药，并给予积极对症治疗，包括吸氧、使用皮质激素和抗生素。

6. 心脏毒性

化疗药物的心脏毒性包括心肌病、严重心律失常、心包炎、心肌缺血和心肌梗死等。大剂量环磷酰胺和异环磷酰胺可引起充血性心力衰竭，大剂量氟尿嘧啶可引起冠状动脉痉挛。除了药物因素，患者年龄、纵隔放射治疗、冠状动脉疾病、其他瓣膜及心肌病、高血压都是发生心脏毒性的危险因素。

蒽环类是最常引起心脏毒性的化疗药物，其发生率与累积剂量有关。蒽环类所致心肌病在临床上可分为三种：①急性心肌心包炎，一般在用药后几天内发生，表现为一过性心律失常、心包积液和心肌功能不全，有时可导致短暂的心力衰竭，偶致死亡。②亚急性心脏毒性，起病隐匿，可在末次用药后0~231天（最长可达30个月）后出现症状，但以末次用药后3个月内发病者最多见。临床表现为心动过速和疲劳，部分患者出现进行性呼吸急促、呼吸困难，最后可出现肺气肿、右心充血征和心排血量降低。应用强心药物可使病情稳定。③迟发性心肌病，临床表现出现于用药后5年及以后，包括亚急性心脏病康复患者出现失代偿和突然发生的心力衰竭。

7. 肝毒性

部分化疗药物可引起肝毒性，主要包括肝细胞性功能障碍、药物性肝炎、静脉闭塞性肝病和慢性肝纤维化。容易引起转氨酶异常的药物有天冬酰胺酶、阿糖胞苷、依托泊苷、硫唑嘌呤、巯嘌呤、大剂量甲氨蝶呤等，其中天冬酰胺酶引起的肝功能异常最常见。甲氨蝶呤等可引起肝纤维化。

8. 肾和膀胱毒性

顺铂、大剂量甲氨蝶呤、丝裂霉素、白介素-2可引起肾毒性。在使用顺铂或丝裂霉素时，可出现以微血管溶血过程为特征的肾损伤，起病较急，表现为溶血性贫血，可有发热、皮疹、高血压、心包炎、间质性肺炎、非心源性肺水肿及中枢神经功能障碍，检查可有血尿和蛋白尿，在发病后1~2周出现肾功能不全。停用有关药物并迅速采取血浆置换术可使肾功能恢复。值得一提的是，输血可促发或加重微血管溶血性贫血，应尽量避免。大剂量环磷酰胺、异环磷酰胺等可引起出血性膀胱炎；贝伐珠单抗可引起蛋白尿，严重时可引起肾病综合征。

9. 神经系统不良反应

长春碱类等作用于微管的药物主要引起外周神经不良反应，表现为肢（趾）端麻木、感觉异常、腱反射减弱或消失，少数可发生肌肉萎缩、直立性低血压、膀胱张力减弱、便秘或麻痹性肠梗阻，这种不良反应是剂量依赖性的，通常在停药后可恢复。顺铂还可引起耳鸣和高频听力减退，发生率高达 11%，严重者可致耳聋。异环磷酰胺和氟尿嘧啶可出现小脑共济失调。奥沙利铂的主要剂量限制性不良反应为剂量相关性、累积性、可逆转的外周神经毒性，主要表现为肢体感觉迟钝和（或）感觉异常，遇冷可诱发或加重，在累积剂量达到 850mg/m² 以上时尤为明显，发生率为 82%，其中 12% 可出现功能障碍，停止治疗后数月后可以恢复，平均在停止用药后 12~13 周逐渐恢复。

10. 皮肤及附属器不良反应

1）光敏感性：放线菌素 D、甲氨蝶呤、氟尿嘧啶类、博来霉素及阿霉素等可导致皮肤对阳光敏感度的增高，稍微暴露后即出现急性晒伤和不寻常地变黑。

2）色素过度沉着：许多药物可引起皮肤颜色变深，部分也是由对阳光敏感所致。属于此类的药物有放线菌素 D、白消安、环磷酰胺、氟尿嘧啶、阿霉素、博来霉素、甲氨蝶呤和巯嘌呤。

3）回忆反应：过去曾接受放射治疗并发生放射性皮炎的患者，在使用放线菌素 D 之后原照射部位再现类似放射性皮炎的改变，称为回忆反应。除放线菌素 D 外，如氟尿嘧啶、阿霉素也会在化疗时或化疗后出现回忆反应，包括急性红斑及皮肤色素沉着。

4）指甲变形：有博来霉素、多西他赛、氟尿嘧啶、阿霉素、羟基脲等。

5）皮疹：化疗药物有时也可发生药疹，停药后大多能消失。以博来霉素、多西他赛、柔红霉素、伊达比星、羟基脲、洛莫司汀、放线菌素 D、环磷酰胺、培美曲塞、氟尿嘧啶、吉西他滨等较常见。

6）脱发：是很多化疗药物的常见不良反应，给患者的心理和身体形象带来不良影响。蒽环类、烷化剂、鬼臼毒素类、长春碱类、紫杉醇、氟尿嘧啶、甲氨蝶呤等均可引起不同程度的脱发。脱发一般发生在首剂化疗后 2~3 周，在停止化疗后 6~8 周头发可逐渐长出。

7）手足综合征：最常见的化疗药物有卡培他滨、氟尿嘧啶、阿霉素脂质体、阿糖胞苷、多西他赛等。通常在治疗开始后 2~12 天发生，最初的症状为掌跖的感觉迟钝和刺痛，数天后可以发展为灼痛、红斑和皮肤肿胀，严重者可出现水疱、脱皮和继发的溃疡。

（二）远期不良反应

化疗药物除了产生近期不良反应，还可以引起远期不良反应。随着化疗疗效的提高、长期生存患者增多，远期不良反应也更加受到关注。

1. 致癌作用

现已证实，很多化疗药物，特别是烷化剂和亚硝脲类药物，有明显的致癌作用。在用此类药物治疗并获得长期生存的患者中，部分会发生与化疗相关的第二种恶性肿瘤，主要是急性白血病。给患者特别是儿童患者选择化疗方案时，应充分考虑此因素。

2. 不育和致畸

许多化疗药物可影响生殖细胞的产生和内分泌功能，导致不育及致畸。环磷酰胺、苯丁酸氮芥、氮芥、丙卡巴肼和亚硝脲类药物可明显减少睾丸生殖细胞的数量，导致男性不育。联合化疗对精子的影响更显著，如治疗霍奇金淋巴瘤的 MOPP 方案（氮芥、长春新碱、丙卡巴肼、泼尼松）可使近 80％ 的患者发生性腺功能障碍，甚至是不可逆的。很多烷化剂也可使女性患者产生永久性卵巢功能障碍和闭经。

## 二、化疗患者的护理措施

由于化疗药物有各种特殊的不良反应，因此化疗患者的护理尤为重要。以下将详细介绍化疗药物常见不良反应的护理措施。

### （一）局部不良反应的护理措施

1. 选择好输液部位

1）化疗给药前，首先应评估患者的血管情况、使用的药物性质等，有条件首选中心静脉导管给药，可采用经外周静脉穿刺中心静脉置管（peripherally inserted central catheter，PICC）、皮下埋藏式静脉输液港（PORT）或中心静脉导管（central venous catheter，CVC）。持续静脉给药更应选择中心静脉通路，输入腐蚀性药物（包括发疱剂及刺激性药物）不宜选用外周静脉给药。

2）外周静脉穿刺给药需有计划地更换注射部位。应尽量避开手指、手腕、肘窝和下肢静脉，以及施行过广泛切除性外科手术的肢体末端。乳腺癌根治术后避免患肢注射。不宜选择 24 小时内有穿刺史的静脉及穿刺点以下的静脉进行穿刺给药。不可同一部位重复穿刺，避免渗漏。

3）经外周静脉留置针推注化疗药，留置针应当天拔除。

2. 化学性静脉炎的预防和处理

1）预防措施：输注前后用生理盐水冲洗，药液浓度不宜过高，速度不宜过快，匀速输注；长春瑞滨输入前后可遵医嘱予生理盐水 250mL＋地塞米松（DXM）5mg 冲洗；输注前在穿刺点上方沿静脉走行涂喜疗妥软膏或外贴增强型透明贴。

2）处理措施：可给予湿热敷、硫酸镁湿敷、涂喜疗妥软膏、金黄散外敷、理疗等。

### （二）骨髓抑制的护理措施

1. 饮食

给予高蛋白质、高热量、富含维生素的饮食，多饮水，避免进食生冷食物。

2. 治疗

遵医嘱复查血常规，了解血象下降情况；遵医嘱给予升血药物，如粒细胞-巨噬细胞集落刺激因子（granulocyte-macrophage colony-stimulating factor，GM-CSF）或粒细胞集落刺激因子（granulocyte colony-stimulating factor，G-CSF）并观察疗效。必要时输注全血或成分血。

3．白细胞计数下降的护理

1）白细胞特别是粒细胞计数下降时，感染风险将增加。注意患者及其家属的手卫生情况；禁止探视；指导患者注意口腔卫生，用软毛牙刷刷牙、进食前后漱口，避免进食刺激性、粗糙的食物；保持会阴部清洁。

2）白细胞计数<1×10⁹/L时容易发生严重感染，需进行保护性隔离。

4．血小板计数下降的护理

1）对于出现下列情况的患者应密切监测：近期容易发生擦伤、挫伤的患者，鼻腔、牙龈近期出现不寻常出血，膀胱、直肠近期出现不寻常出血，女性患者近期出现不同于月经的阴道出血。

2）指导患者当出现如下体征，可能提示血小板计数减少或出血：擦伤次数增多、过度的牙龈出血、鼻出血、黑便或者血便、混浊尿或血尿、困倦。

3）为患者提供一个安全的环境，如提供防滑垫等保护设施，应减少活动以防受伤。

4）保护皮肤和黏膜的完整性：避免穿着紧身服装，尤其是紧身内衣；避免一切可能发生身体碰撞的活动；侵入性的操作应最小化（如打针）；鼓励患者轻柔地擤鼻；让患者使用软毛牙刷或者海绵刷刷牙。

5）增加液体摄入量；治疗和避免便秘（但不使用栓剂和灌肠），防止发生痔疮。

6）避免使用所有可能引起出血的药物，包括含有阿司匹林成分的药物；遵医嘱给予适当的药物治疗。

7）生活指导：告知患者在血小板计数正常后才可进行牙科治疗，血小板计数减少期间避免使用牙线或者口腔冲洗用具，血小板计数极低时应避免性生活，女性患者避免使用栓塞式卫生棉条。

（三）泌尿系统不良反应的护理措施

1）嘱患者在化疗前和化疗过程中多饮水，使尿量维持在每天2000～3000mL。大剂量使用顺铂的当天、第2天、第3天充分水化，遵医嘱每天输生理盐水2000mL以上，同时予以利尿。大剂量使用甲氨蝶呤可导致急性肾功能不全，需水化、碱化，定期检测甲氨蝶呤的血药浓度，必要时用四氢叶酸解救。

2）应用环磷酰胺、异环磷酰胺时，宜充分水化以利膀胱排空。美司钠可预防出血性膀胱炎，一般在应用异环磷酰胺后的0小时、4小时、8小时静脉推注。

3）对于化疗敏感的肿瘤，如白血病、恶性淋巴瘤，化疗后有大量的肿瘤细胞被破坏，血液中尿酸急剧增加，在肾中形成结晶，影响尿液形成。宜充分水，并碱化尿液；同时注意控制饮食中嘌呤含量高的食物，如肉类、动物内脏、花生、瓜子，多食用新鲜蔬菜、水果等。

4）定期检测肾功能。如果肾功能损伤严重，应请肾病专科医师会诊，给予病情评估和进一步的治疗建议。

（四）肝毒性的护理措施

1）化疗前进行肝功能检查，有异常则慎用或停用化疗药物，遵医嘱予保肝治疗。

2）饮食宜清淡，适当增加蛋白质和维生素的摄入，避免进食高脂食物。

### （五）心脏毒性的护理措施

1）化疗前先了解患者有无心脏病病史，常规做心电图了解心功能。

2）病情观察，倾听主诉，监测心率、心律的变化，必要时行心电监护。监测相关生化指标，预防电解质平衡紊乱（钾、钙平衡紊乱等）。

3）注意休息，减少心肌耗氧量，减轻心脏的负荷；少食多餐，避免加重心脏的负担，反射性引起心律失常。

4）延长静脉给药时间可减轻心脏毒性；可使用与阿霉素结构相近的表阿霉素，以减轻心脏毒性。

5）一旦出现心功能损害，主要的治疗方法与其他心肌病相同，如卧床休息，使用利尿药、强心药等。

### （六）呼吸系统不良反应的护理措施

1）化疗前了解有无肺部疾病，进行胸部 X 线检查和肺功能检查。

2）做好病情观察，一旦出现肺毒性，可用激素、抗生素等治疗。

3）必要时予吸氧、取半卧位，做好生活护理，保持空气流通，预防感冒。

### （七）过敏反应的护理措施

1）用药前了解患者的过敏史和既往用药史，了解药物性质、使用方法和注意事项。

2）用药前备好氧气、抢救药品及器械，予心电监护，严密观察生命体征的变化，并做好记录。

3）在应用紫杉醇前 12 小时、前 6 小时，遵医嘱给予地塞米松 20mg 口服，在注射紫杉醇前 30～60 分钟给予静脉注射西咪替丁 300mg 或雷尼替丁 50mg，预防过敏反应。紫杉醇溶液的配制和贮藏，应该用玻璃容器、聚丙烯容器或聚烯烃类容器，输注管道不能含有聚氯乙烯，应采用有聚乙烯衬里的管道。

4）多西他赛在第 1 次及第 2 次输注时，应密切注意患者的过敏反应。口服地塞米松 8mg，每天 2 次（用药前 1 天、用药当天、用药后 1 天），以减轻水钠潴留和过敏反应。

5）天冬酰胺酶和博来霉素使用前需做皮试，皮试结果阴性方可使用。

## 第二节　放射治疗的护理

放射治疗（radiation therapy）是治疗肿瘤的主要手段之一，60%～70% 的肿瘤患者在疾病治疗的不同时期接受过不同目的（根治性或姑息性）的放射治疗。放射治疗通过放射线的辐射能量治疗肿瘤或者一些良性疾病。放射治疗已成为一门独立的学科（即放射生物学），放射治疗患者的护理也成为一门特殊的专科护理学科。

## 一、放射生物学概述

放射生物学是研究射线对肿瘤和正常组织作用的生物学机制，探讨提高肿瘤放射敏感性，减少正常组织损伤途径的学科。研究发现，放射线进入人体后，在细胞、组织和肿瘤中产生了生物效应。另外，放射生物学的"4R"理论作为肿瘤放射治疗的理论基础，指导着放射治疗的临床实践。人们不断探索着正常组织和肿瘤的放射敏感性，以及肿瘤放射治疗的治愈性，以提高肿瘤治疗的疗效。

### （一）放射治疗的生物效应

1. 细胞水平的生物效应

细胞水平的生物效应包括直接效应和间接效应。进入人体的放射线直接作用于细胞核的 DNA 链，使单链或双链断裂，称为直接效应。人体的水分子受到放射线的作用后，发生电离，产生自由基·H、·OH，这些自由基对 DNA 分子产生破坏作用，称为间接效应。被放射线损伤的细胞，会出现以下结果：凋亡、分裂死亡、分裂畸变、不能分裂并保持生理功能、没有改变或改变很少。

2. 组织水平的生物效应

放射线对细胞的作用必定反映到组织水平。各细胞处于细胞周期的不同时相，包括不参加分裂活动的休眠期（G0 期），出现细胞增殖的 DNA 合成前期（G1 期）、DNA 合成期（S 期）、DNA 合成后期（G2 期）和有丝分裂期（M 期）。G2 期和 M 期细胞对放射线最敏感，G1 期、S 期和 G0 期细胞对放射线的敏感性较低。

### （二）放射治疗肿瘤的理论依据

1. 细胞损伤修复

细胞损伤修复即肿瘤细胞及其周围正常组织细胞受照射发生损伤后会发生修复，而正常细胞修复放射损伤的能力强于肿瘤细胞。分割照射就是利用这一差异来治疗肿瘤的。

2. 细胞再增殖

细胞再增殖意味着细胞的分裂及细胞数量增加。正常组织是通过细胞再增殖来补偿放射致死的正常细胞。由于肿瘤组织开始细胞再增殖的潜伏期较长及增殖速度较慢，因而反复多次照射后，肿瘤组织较正常组织受到更明显的损伤。但随着放射治疗的进行，会出现肿瘤细胞的加速再增殖，即增殖的速度快于放射治疗前，这时需采用非常规分割照射（如加速超分割）或加用化疗等，来遏制肿瘤细胞的加速再增殖。

3. 再氧化

正常组织中不存在乏氧细胞和再氧化，只是在肿瘤中由于血供差而存在乏氧细胞，

常见病临床护理实践

这些细胞对放射性有抵抗性,在一次次的分割照射后,肿瘤逐步缩小,并因血供改善和营养的供应,使原先的乏氧细胞转为富氧细胞,而对放射治疗敏感,这就是再氧化过程。

4. 细胞周期的再分布

在分割照射中,处于敏感期的 G2 期和 M 期细胞首先被杀灭,通过细胞周期的再分布,残留的细胞中的 S 期细胞向 G2 期和 M 期细胞推进,从而对放射治疗敏感。

（三）放射敏感性

放射敏感性指细胞、组织、器官或机体对放射线作用的响应程度或反应灵敏性。不同组织、器官及各种肿瘤在受到照射后,出现变化的时间和反应程度各不相同。放射敏感性与下列因素有关。

1. 肿瘤细胞固有放射敏感性

肿瘤细胞固有放射敏感性包括以下类型：①高度敏感：50Gy 以下的照射剂量即将细胞杀灭,如精原细胞瘤、白血病、恶性淋巴瘤、小细胞肺癌等。②中度敏感：60～70Gy 照射剂量,细胞才被杀灭,如大多数腺癌、乳腺癌、基底细胞癌、鳞状细胞癌、非小细胞肺癌等。③低度敏感：70Gy 以上照射剂量才能严重损害它们,如大部分脑瘤、肌肉和软组织肿瘤、骨肉瘤及恶性黑色素瘤等。

2. 肿瘤细胞的分化程度和增殖能力

同一肿瘤因其分化程度不同,放射敏感性也不同,一般放射敏感性与细胞的分化程度成反比,即分化程度低肿瘤细胞放射敏感性高。另外,放射敏感性与细胞的增殖能力成正比,增殖快的肿瘤细胞放射敏感性高。

3. 肿瘤细胞的血供

肿瘤细胞的血供差,使肿瘤细胞增殖所需的营养物质供应少,肿瘤细胞的增殖率就低,致使放射敏感性下降。同时血供差造成肿瘤缺氧,也使放射敏感性降低。患者如存在营养差、贫血、感染,会加重组织缺氧,从而影响肿瘤的放射敏感性。

4. 放射敏感性与放射治疗的治愈性不存在明确的相关性

放射治疗的治愈性指通过放射治疗治愈肿瘤的可能性。一部分恶性程度高的肿瘤,分化程度低,放射敏感性高,但容易发生远处转移,未必具有高治愈性。照射期间肿瘤退缩的速度与放射治疗的治愈性关系较小,肿瘤受照射后,生物效应表达时间范围较大,大部分肿瘤要在照射开始后几周才产生退缩,部分细胞周期较长的肿瘤要在数月后才产生退缩。

## 二、放射治疗的方法及选择

放射治疗的原则是最大限度消灭肿瘤,同时最大限度保护正常组织。按照治疗目的,放射治疗可分为根治性放射治疗和姑息性放射治疗。为了提高肿瘤治疗效果,临床

156

上常运用放射治疗和其他方法综合治疗。

（一）根治性放射治疗

根治性放射治疗是希望通过放射治疗彻底杀灭肿瘤，患者可生存较长时间且无严重后遗症。

1. 适应证

根治性放射治疗的适应证为不能手术，放射敏感的Ⅰ期、Ⅱ期、部分Ⅲ期肿瘤患者，以及术后补充放射治疗的患者。经过一般状况评价，卡氏功能状态评分（Karnofsky performance status，KPS）>60分，能耐受放射治疗的患者才能选择根治性放射治疗。

2. 放射治疗为首选根治疗法的肿瘤

通过根治性放射治疗获得满意疗效的肿瘤有皮肤癌、鼻咽癌、头颈部肿瘤、乳腺癌、前列腺癌、宫颈癌、视网膜母细胞瘤、精原细胞瘤、霍奇金淋巴瘤等。

1）皮肤癌：皮肤癌的治疗可选择手术、冷冻、激光、电灼等，这些方法常遗留瘢痕，影响美容，选用放射治疗可保持较好的外观。

2）鼻咽癌：鼻咽位于重要部位，周围有许多重要的血管和神经，手术治疗难以达到根治效果。加之70%～80%的患者有颈部淋巴结转移，手术已不能解决。鼻咽癌多为低分化鳞癌，对放射治疗中等程度敏感，周围正常组织对放射线耐受性好，适宜采取放射治疗。

3）乳腺癌：对早期患者做肿块切除和手术后根治性放射治疗，疗效和根治性手术相仿。由于保留了乳房，对患者的心理损害较小。

4）宫颈癌：Ⅰ、Ⅱ期患者手术和放射治疗都能获得满意效果，晚期患者只能采取放射治疗。宫颈癌可做外照射治疗或内照射治疗，或者两者结合。

（二）姑息性放射治疗

姑息性放射治疗指对一些无法治愈的晚期肿瘤患者，经过适当剂量的放射治疗，达到缓解患者的某些症状和提高生活质量的目的。

1. 适应证

已有远处转移的肿瘤，对放射敏感的原发灶给予姑息性放射治疗；因肿瘤引起的出血、神经症状、疼痛、梗阻、咳嗽、气促等，可用姑息性放射治疗解除或预防；脑转移、骨转移或其他部位转移灶的放射治疗。

2. 特点

一般采用单次剂量较大、次数较少的分割照射方式，总剂量一般是根治性放射治疗的2/3。姑息性放射治疗不是简单地推迟死亡，而是延长有效生存时间。有时姑息性放射治疗效果显著，再通过支持治疗及其他治疗方法，可使病情好转，进而可转为根治性放射治疗。

（三）综合治疗

为了提高肿瘤治疗效果，目前多采用综合治疗。综合治疗即根据患者的机体状况、肿瘤的病理类型、侵犯范围和发展趋势，合理地、有计划地综合应用现有治疗手段，以较大幅度地提高生存率和生活质量。

1. 放射治疗与手术的综合治疗

1）术后放射治疗：术后放射治疗在恶性肿瘤治疗中相当普遍，几乎所有肿瘤手术后，凡有亚临床灶残留或肉眼残留均可接受术后放射治疗。对于生长局限、无远处转移、术后残留少（如镜下残留），且周围组织可耐受高剂量照射的恶性肿瘤，术后放射治疗可明显提高肿瘤的局部控制率，还能明显提高患者的生存率。但对于恶性程度高、早期易发生远处转移的恶性肿瘤，还需术后放射治疗和化疗联合使用，有望进一步提高肿瘤的局部控制率和患者的生存率。

2）术前放射治疗：术前放射治疗是肿瘤手术治疗的辅助手段。术前放射治疗可使一部分肿瘤缩小，达到降低分期的效果，使部分不能手术切除的肿瘤变得可以手术切除。如食管癌、肺癌、直肠癌等，通过术前放射治疗，提高了肿瘤的切除率。手术开始时间一般为术前放射治疗结束后4~5周。

3）术中放射治疗：术中放射治疗是利用术中直视的机会，尽可能避开正常组织、器官，对未切除肿瘤或残留肿瘤、肿瘤床和淋巴引流区，进行直接外照射。通过手术方式将所要照射的区域和需要保护的周围正常组织、器官分开，将限光筒直接置入靶区，用加速器产生的电子线进行一次性大剂量的照射（剂量多为10~20Gy）。其目的是最大限度地杀死肿瘤和保护正常组织。术中放射治疗主要应用于腹部肿瘤，近年来术中放射治疗已开始应用于头、颈、胸腹和四肢等部位的肿瘤。

2. 放射治疗与化疗的综合治疗

1）目的。

（1）提高肿瘤局部控制率：提高肿瘤局部控制率可显著提高患者的生存率。

（2）降低远处转移率：对临床可见的肿瘤局部放射治疗可消灭耐药的细胞亚群，进而降低远处转移率。对于一些全身性肿瘤，如淋巴瘤、小细胞肺癌、急性淋巴细胞白血病等，对一些特殊部位进行放射治疗，如化疗药物难以到达的区域、中枢神经系统等，可降低这些特殊部位肿瘤转移率，进而延长患者的生存率。

（3）器官结构和功能的保存：应用放射治疗与化疗的综合治疗，可使部分患者避免手术和因此所致的器官阙如、功能显著降低或丧失。如同步应用以连续静脉滴注氟尿嘧啶为基础的化疗加上放射治疗，可使75%~80%无远处转移的肛管癌患者避免手术和由此所致的肛门功能的丧失。

2）理论基础。

（1）空间联合作用：放射治疗与化疗分别作用在同一疾病的不同病变部位，两种治疗方法间无相互作用。如化疗与放射治疗综合治疗儿童淋巴细胞白血病，化疗用于消灭全身性病灶，放射治疗作用于药物难以到达的脑等部位亚临床灶。

（2）化疗与放射治疗独立的肿瘤杀灭效应：这是最基本的化疗与放射治疗综合治疗模式，即化疗与放射治疗的肿瘤杀灭效应无交互作用，也无治疗不良反应重叠。化疗药物起着类似放射增敏剂的作用，部分化疗药物可抑制肿瘤细胞放射治疗后的修复，如顺铂等。

（3）正常组织的保护作用：放射治疗前应用诱导化疗，可使瘤体缩小，进而根据化疗后瘤体大小再给予较小射野照射，可有效保护正常组织、器官。

（4）阻止耐药肿瘤细胞亚群出现：相当多肿瘤细胞表现出对某一治疗方式耐受，而对另一治疗仍保持一定敏感性的特征。

（5）降低放射治疗剂量：这是最根本的预防正常组织、器官急性和远期放射不良反应的方法。

3）方法。

（1）序贯疗法：一种治疗疗程完成后再给予另一种治疗的方法。具体形式是全程化疗→全程放射治疗，或全程放射治疗→全程化疗，可避免两种治疗方法同步应用时的不良反应增加、治疗强度小、肿瘤杀灭效应低等缺点。

（2）同步治疗：放射治疗和化疗同步进行，或放射治疗疗程中每周进行1次化疗。同步治疗缩短了总疗程，降低了肿瘤治疗过程中加速再增殖的可能性及肿瘤细胞亚群出现的概率，肿瘤杀灭效应较强，但也会增加正常组织的不良反应。对手术不能切除的食管癌，在5周内完成放射治疗同步化疗是目前的标准治疗方案。

（3）交替治疗：将根治性放射治疗疗程分段，在每段治疗间期穿插化疗。这种方法较同步治疗能降低治疗的不良反应。

## 三、新型放射治疗技术

新型放射治疗技术可增加放射线对肿瘤的杀伤作用，同时保护正常组织，从而提高放射治疗疗效。

### （一）适形放射治疗

放射治疗是一种局部治疗手段，因而放射治疗的目标是不断提高治疗的适形性。

1. 三维适形放射治疗

三维适形放射治疗（3-dimensional conformal radiation therapy，3DCRT）是初级的适形放射治疗技术，通过对肿瘤靶区采用多角度、多野共面和（或）非共面的照射，而每个照射角度根据肿瘤大小设计照射范围，达到计划形状与肿瘤靶区形状相接近的目的，形成物理剂量分布优势。

2. 调强适形放射治疗

调强适形放射治疗（intensity-modulated radiation therapy，IMRT）在肿瘤靶区可产生不同剂量强度、独立的区域，通过调整靶区内剂量强度分布，可产生各种形状的剂量分布，能更好地达到肿瘤靶区高剂量而周围正常组织低剂量的优越剂量分布。

### （二）立体定向放射治疗

立体定向放射治疗（stereotactic body radiotherapy，SBRT）是应用立体定位技术和特殊的射线装置，将多源、多线速或多野三维空间聚焦的高能量射线聚焦于体内某一靶区，使病灶受到高剂量照射，周围正常组织受照射剂量减少，从而获得临床疗效高、不良反应小的一类放射治疗技术的总称。采用 γ 射线完成的立体定向放射治疗简称 γ 刀，采用 X 线的简称 X 刀。

### （三）粒子放射治疗

粒子放射治疗（particle therapy，PT）是较为理想的放射治疗技术，近 10 年发展迅速，成为肿瘤放射治疗的又一个热点。目前被广泛运用的粒子是质子和碳离子。质子、重离子治疗肿瘤的放射不良反应比光子小、疗效更佳，特别适合儿童肿瘤患者，能减少患儿全身辐射量，降低射线对儿童生长发育的抑制作用和放射诱导的恶性疾病发生率；为老年患者，或因心肺功能差等不适合手术的肿瘤患者，提供了一种无创治疗的机会。对光子放射治疗不够敏感的肿瘤，如颅底肿瘤、眼部肿瘤、黑色素瘤、软组织肉瘤和大体积肿瘤，重离子放射治疗更为有效。

## 四、放射治疗患者的护理措施

### （一）放射治疗前护理

**1. 放射治疗实施步骤的介绍**

放射治疗实施前需经历一系列繁杂的步骤，所需时间比较长，一般为 2～4 周，在放射治疗前告知患者及其家属详细的治疗步骤和时间，有助于降低患者的焦虑情绪。

1）制订放射治疗计划：依据患者的病情、肿瘤分期制订治疗计划，患者需提供病史资料，并接受一系列的检查。

2）定位：制作固定体位的装置（如塑料面膜、真空垫等），在模拟机下进行精确定位，并拍摄定位片。

3）勾画靶区：利用前两步资料，医师勾画临床靶区和计划靶区，预估肿瘤致死剂量及正常组织的最大耐受剂量。

4）制订剂量分布方案：物理治疗师使用放射治疗计划系统（treatment planning system，TPS），基于医师勾画的靶区制订最佳剂量分布方案。

5）复核：将设计好的剂量分布方案传导至具体的治疗机，在治疗机下拍摄照射野片，与模拟机拍摄的定位片相比较、核准。

6）执行计划：确定无误后，由放射治疗技术员执行放射治疗。

**2. 饮食指导**

放射治疗可能影响正常组织，导致生理功能改变和营养问题，其严重程度与辐射剂量、时间和部位有关。特别是头颈部或食管治疗患者，可能出现黏膜炎、摄入减少和体重下降；盆腔区域治疗患者可能出现胃肠道反应。营养支持可改善患者营养状况，提高生活质量，减少治疗中断风险。应对患者进行营养评估，提供营养咨询，必要时制定营养支持方案。建议患者摄入高热量、高蛋白质、高维生素、易消化食物，少量多餐。对营养不良的患者，可提供要素饮食或肠内外营养支持。

3. 保持放射治疗位置准确的宣教

1）保持体位一致：告知患者在每次照射时都要与定位时的体位一致。不仅仅是外在可见的体位要保持一致，还包括一些随呼吸运动发生位移的器官、会发生扩张的空腔器官的位置也要保持一致。例如，胸部肿瘤、肝肿瘤放射治疗时，要保持呼吸平稳，防止靶区移动幅度过大。这类患者一般需要做呼吸运动训练，在放射治疗过程中使用主动呼吸控制（ABC）装置，或者使用呼吸门控系统，降低不良反应的发生风险。小肠、结肠、直肠肿瘤放射治疗前应排空小便，前列腺肿瘤放射治疗前应在固定时间摄入固定量的水（时间和量与拍摄定位片时一致），使膀胱适当充盈。

2）保持标记清晰：放射标记模糊不清时，要及时请医师补画。如果由患者自行保管放射治疗固定装置，指导患者注意保管好，避免锐器刺破、重物挤压等，放射治疗中要查看真空垫有无漏气变软。当过瘦、过胖致使放射治疗固定装置不相适应时，要及时告知医师、护理人员。

（二）放射治疗中护理

在放射治疗第 1~90 天内发生的放射损伤为急性放射反应，有的患者在放射治疗一开始，放射治疗的不良反应也随之而来，因此只要放射治疗开始，护理人员就要做好放射治疗不良反应的观察与护理。

1. 皮肤反应的护理

皮肤由表皮层（含基底层）、真皮层和皮下组织组成，电离辐射通过破坏位于基底层的表皮干细胞的有丝分裂，阻碍再增殖进程和减弱皮肤的完整性。皮肤基底细胞增殖快，因而对放射治疗特别敏感。头颈部肿瘤患者放射治疗后有 94.3% 会出现放射性皮肤反应，乳腺癌患者放射治疗后有 87%~95% 会出现放射性皮肤反应。

1）分类：放射治疗所致皮肤反应包括急性放射性皮肤反应和慢性放射性皮肤反应。急性放射性皮肤反应主要表现为红斑、干性脱皮，如局部皮肤红斑、色素沉着、无渗出物的表皮脱落，并有烧灼感、刺痒感。慢性放射性皮肤反应一般在放射治疗开始后 90 天后出现，主要是毛细血管扩张、纤维化、坏死。

2）相关因素：内在因素包括患者的皮肤状况、照射部位、营养状况、年龄、高血压、糖尿病、吸烟等。通常机体潮湿部位及皮肤皱褶部位较易出现皮肤反应，如头颈部、乳腺下、腋窝、会阴部和腹股沟等部位容易发生放射性皮炎。外在因素包括放射线的能量、总剂量、单次照射剂量、分割方法、射线种类、照射技术、剂量分布及同期放化疗等。

3）预防：采用合适的放射治疗方式，调强适形放射治疗可降低急性放射性皮炎的严重程度；外科切口愈合后才能开始放射治疗；在首次放射治疗前开始并持续使用自黏性软聚硅酮薄膜敷料贴在放射治疗区域，能有效预防Ⅱ级以上急性放射性皮炎的发生；教会患者日常皮肤护理措施。

4）急性放射性皮肤反应的护理：湿性脱皮的护理目标是通过减少摩擦、抓痕保护，在保证皮肤完整性的同时保持皮肤湿润，促进皮肤恢复，避免严重感染。

5）慢性放射性皮肤反应的护理：护理目标是改善皮肤的质地和弹性。使用保湿乳液保持皮肤湿润，用干净的手轻轻涂抹，不要摩擦皮肤。指导患者用衣物覆盖放射治疗区域或使用防晒指数（SPF）至少为30的防晒霜。

2. 与放射治疗部位相关放射治疗不良反应的护理

1）脑水肿：脑肿瘤放射治疗后，肿瘤周围的脑组织会出现肿胀和炎症，表现为头痛、恶心、呕吐、癫痫、视野改变、运动功能障碍、口齿不清。放射治疗后半小时内给予甘露醇快速静脉滴注（放射治疗结束30分钟内用药，滴注时间<30分钟）可缓解脑水肿。

护理措施：①观察高颅压症状及其程度，保证甘露醇治疗的有效性。②头痛、恶心、呕吐严重时，要限制入水量，并抬高床头15°~30°。③避免剧烈咳嗽、便秘，出现剧咳、便秘需要积极治疗。④做好跌倒风险评估及预防管理。⑤鼓励患者多和家人交谈，进行下棋、看报、玩游戏、散步等活动，以促进脑功能的恢复。

2）脱发：脑部放射治疗最常见的不良反应，放射治疗前需剃去全部头发，当剂量超过50Gy时，脱发可能就是永久性的。暂时性脱发的新生头发会在放射治疗结束后2~3个月开始生长，新生头发的颜色和纹理可能会与原来不同。

护理措施：可以建议患者戴假发、头巾改善形象，倾听患者关于脱发对身体形象影响的情感表达，提供情感支持。

3）口干：口腔放射治疗或颈部放射治疗后出现的比较严重的症状。唾液在保持口咽健康中起重要的作用。唾液分泌受损容易引起口腔黏膜炎、吞咽困难、蛀牙、口腔疼痛、味觉改变、真菌感染。这些并发症会影响患者的营养状态。腮腺、颌下腺、舌下腺分泌70%~80%的唾液。

护理措施：可以少量多次喝水，避免用含乙醇的漱口水。多进食含水分高的食物，戒烟戒酒。睡眠期间唾液分泌减少，夜间使用加湿器有助于缓解口干。

4）味觉改变：头颈部放射治疗可引起味蕾减少，损伤微绒毛。相对来说，甜味感受器是受影响最小的。患者进食时会觉得有一种怪异的味道，类似硬纸板或金属的味道。味觉改变可持续7年或更长时间。

护理措施：告知患者味觉改变与治疗有关，通常是临时性的，以缓解患者的焦虑。指导患者饭前、饭后清洁口腔，戒烟。调味品、卤制食品，以及不同口味食物混合可以改善味觉感受。指导患者每天至少摄入2~3L水，以预防脱水。

5）蛀牙和龋齿：当唾液腺位于放射区域时，可能会发生蛀牙和龋齿，属于远期不良反应，可能发生在放射治疗结束后3~6个月。

护理措施：患者在放射治疗开始前做全面的牙齿评估。应在放射治疗前完成牙齿的修复和清洁。拔牙应在放射治疗开始前10~14天完成，使伤口有充足的时间愈合。

6）放射性骨坏死：非常严重的头颈部放射远期不良反应。下颌骨的放射性坏死出现在剂量超过 60Gy 时，其特征为骨出现进行性溶解性坏死，需要外科介入和（或）高压氧治疗。

护理措施：护理重点在于教育并加强患者口腔卫生，戒烟戒酒，使用合适的活动义齿，保持充足的营养。告知患者在放射治疗前进行全面检查牙齿的必要性和治疗后定期随访牙齿健康。

7）放射性食管炎：放射性食管炎通常在放射治疗开始后 2~3 周内出现，表现为食管黏膜充血、水肿和吞咽困难。随着治疗的进行，症状可能进一步加重，导致胸骨后烧灼感，尤其在进食时更为明显。美国肿瘤放射治疗协作组织（Radiation Therapy Oncology Group，RTOG）将放射性食管炎分为 5 级：①0 级无变化；②Ⅰ级轻度吞咽困难，或吞咽疼痛，需用表面麻醉药、非麻醉药镇痛或进半流质饮食；③Ⅱ级中度吞咽困难，或吞咽疼痛，需麻醉药镇痛或进流质饮食；④Ⅲ级重度吞咽困难，或吞咽疼痛伴脱水，或体重下降>15%，需鼻饲或静脉补充营养；⑤Ⅳ级完全阻塞，溃疡、穿孔或瘘管形成。

护理措施：为了缓解吞咽困难，建议患者进食高热量、高蛋白质、软而温和的食物。在进食前 15 分钟使用利多卡因喷雾剂，或结合抗酸药和抗组胺药，有助于减轻症状。进食后应饮用约 100mL 温水冲洗食管，以减少食物残渣滞留，降低对食管黏膜的刺激并预防感染。此外，患者进食后半小时内应避免平卧。定期观察患者的疼痛特点，监测体温、脉搏、血压等生命体征，注意是否有呛咳等症状，以便及时发现食管穿孔。一旦怀疑食管穿孔，应立即停止进食和饮水，暂停放射治疗，并提供补液和支持性治疗。

8）放射性肺纤维化：常在肺癌放射治疗后 1~12 个月内发生，症状的严重程度与受照射的肺组织大小相关。若受照射面积较大，患者可能会出现呼吸困难。影响放射性肺纤维化的风险因素包括治疗前的肺功能状态、吸烟史、大剂量放射及同步化疗。目前，治疗主要是支持性疗法。临床试验显示，氨磷汀能够减轻放射性肺炎和肺纤维化的症状。

9）放射性肺炎：多在放射治疗后 1~3 个月内出现，约 15% 的肺癌或淋巴瘤患者及 1% 的乳腺癌患者可能会受到影响。临床表现包括低热、咳嗽、胸闷，严重时可能伴有高热、胸痛和呼吸困难，听诊可能发现干湿啰音。治疗通常包括休息、吸氧，重症患者可能需要大剂量激素。

10）放射性心血管系统反应：放射治疗后，乳腺癌、食管癌、肺癌患者可能遭受心脏损伤，常见情况包括心包积液。急性期症状有发热、胸闷、心包摩擦音；慢性期可能发展为缩窄性心包炎，表现为呼吸困难、干咳、颈静脉怒张、肝大等。

护理措施：①观察病情变化，遵医嘱给予对症支持治疗，如糖皮质激素、心包穿刺等；②卧床休息，保持安静，注意保暖，预防感冒；③少食多餐，避免过饱；④保持大便通畅，避免过度用力。

11）放射性肝损害：放射治疗后 4~8 周，胰腺癌、肝癌、乳腺癌等患者可能发生肝损害，表现为恶心、肝区疼痛、肝大、非癌性腹水、黄疸和肝功能障碍等。

护理措施：①卧床休息，保持情绪平稳。②鼓励患者少食多餐，多进食高蛋白质、高热量、高维生素、低脂肪及清淡食物，多吃富含维生素的蔬菜和水果，忌食生冷、有刺激性及油腻食物。有腹水的患者应限制水的摄入量，给予低钠饮食。伴有肝硬化失代偿时，给予优质蛋白质饮食。③当放射治疗开始不久出现肝区胀痛及腹胀，可给予20％甘露醇加地塞米松静脉滴注或解热镇痛剂治疗。对于间歇性肝区疼痛的患者，应耐心询问患者疼痛的程度和持续时间，遵医嘱采用三阶梯镇痛，并观察镇痛效果及用药后的不良反应。④放射治疗期间给予健脾理气中药，可减轻放射性肝损害。当患者出现非癌性腹水、黄疸、肝进行性增大、碱性磷酸酶升高 2 倍及以上，转氨酶升高 5 倍及以上或高于治疗前水平，即停止放射治疗，给予中西医保肝治疗。

12）恶心、呕吐：胃、胰腺放射治疗可能引起恶心、呕吐。

护理措施：遵医嘱给予止吐药物，如昂丹司琼、甲氧氯普胺等。

13）膀胱炎：放射治疗期间，若膀胱位于照射区域内，可能在治疗开始后 3～5 周出现尿频、尿急、排尿困难和夜尿等症状。建议患者增加水摄入量至 1～2L/d，睡前几小时限制水分摄入，戒烟，禁食辛辣食物。

14）性功能障碍：盆腔肿瘤（如妇科肿瘤、前列腺癌、膀胱癌、直肠癌）放射治疗后，患者可能会经历不同程度的性功能障碍。严重程度取决于放射治疗的具体部位、区域和剂量。

护理措施：宫颈癌患者可通过定期阴道扩张预防阴道挛缩，阴道干燥患者可使用水溶性润滑剂。前列腺癌患者使用 5 型磷酸二酯酶（phosphodiesterase-5，PDE5）抑制剂如西地那非治疗勃起功能障碍。应告知患者放射治疗可能对性功能造成的影响，以及何时可以恢复性生活，并在出现不适时及时寻求专业帮助。

## （三）放射治疗后护理（康复指导）

1）均衡饮食，注重营养。

2）注意皮肤护理。

3）保持良好的生活习惯及作息，可适当活动，如散步、做家务等，以增强体质。

4）注意预防各种感染，如牙龈牙髓炎（口腔放射治疗后 3～4 年不能拔牙）、呼吸道感染、肠道感染等。

5）坚持功能锻炼，如张口练习、患肢功能锻炼等。

6）介绍定期随访检查的重要性。

（1）向患者及其家属介绍放射治疗疗效。部分患者肿瘤的消退和急性放射反应的缓解可能在放射治疗结束后 1～2 个月内才显现。

（2）远期放射不良反应的发生率随着放射治疗后时间的推延而逐步增加，患者生存时间越长，出现的概率越大，因此放射治疗后患者需长期随访。

（3）随访时间安排：放射治疗后 1～2 个月应进行第 1 次随访。以后应遵医嘱，按时来院随访。一般治疗后 2 年内每 1～3 个月随访 1 次，2 年后每 3～6 个月随访 1 次，以了解肿瘤控制情况，以及有无远期放射不良反应等。

# 第三节　分子靶向治疗的护理

## 一、定义和作用水平

分子靶向治疗是一种先进的肿瘤治疗策略，通过特定载体将化疗药物或具有杀伤肿瘤细胞能力的活性物质精准输送至肿瘤部位。这种方法旨在将治疗效果和药物作用局限于肿瘤病灶，同时最大限度地保护正常细胞、组织和器官的结构与功能，实现疗效提升和不良反应减轻的双重目标。

分子靶向治疗作用水平分为 3 个层面：器官水平、细胞水平和分子水平。

1）器官水平：通过直接向肿瘤器官注入化疗药物的方式进行靶向，如瘤体注射药物；或采用介入治疗技术，如肝癌的肝动脉栓塞治疗。

2）细胞水平：利用细胞的自然摄取机制、主动吞噬作用、定向抗原、单克隆抗体（简称单抗）导向、双功能抗体以及活化 T 细胞结合肿瘤抗原等方法，实现药物向肿瘤细胞的精准递送。

3）分子水平：基于分子生物学的差异化特征，如肿瘤相关基因、代谢酶、信号转导途径、细胞分裂和周期调控环节、肿瘤血管生成等生物学差异，将抗肿瘤药物精确定位于靶细胞的生物大分子或小分子上。

## 二、原理

分子靶向治疗的核心作用原理是识别并利用肿瘤组织或细胞所特有的结构分子作为治疗靶点。通过使用特异性抗体、配体等分子，这些药物能够精准地与靶点结合，实现对肿瘤细胞的特异性杀伤。相较于手术、放射治疗和化疗这三种传统治疗方式，分子靶向治疗展现出更高的靶向性。

肿瘤细胞的特征是其生长失控，这通常源于细胞对增殖和凋亡的正常调控机制的丧失。在正常细胞中，增殖与凋亡过程受到复杂的信号传导网络的精细调控。这些信号系统能够将细胞内外的信息转化为具体的生物学效应。信号传递的起点通常是细胞外配体与受体结合，激活细胞内的接头蛋白或激酶，进而激活信号网络，并最终引发细胞反应。信号传递的特异性、放大程度和持续时间对于维持细胞正常功能至关重要。肿瘤细胞往往在调控增殖和凋亡的信号通路中存在关键分子的异常，这些异常导致信号通路的结构性激活或抑制，成为肿瘤发生的基础。

分子靶向药物针对的是肿瘤发生和发展过程中的关键分子，如细胞信号转导通路的关键分子、原癌基因和抑癌基因、细胞因子受体及抗肿瘤血管生成因子等。这些药物通过阻断或抑制这些靶点发挥作用，不仅具有高度特异性的抗肿瘤效果，还可减少对正常细胞的损害。在众多潜在靶点中，与肿瘤细胞增殖密切相关的驱动基因，因其在肿瘤发展中的核心作用，通常被视为最理想的治疗靶点。

## 三、特点

分子靶向治疗具有以下特点：①其治疗的性质属于病理生理治疗，分子靶向药物通过封闭肿瘤发展过程中的关键受体，纠正其病理过程；②分子靶向药物具有非细胞毒性和靶向性的特点，主要对肿瘤细胞起调节作用和稳定作用；③Ⅰ期临床试验研究无法达到剂量限制性毒性和最大耐受剂量；④应用分子靶向药物，肿瘤的分子标志物（molecular marker）尤为关键，由于某一特定的基因或蛋白质会在不同的肿瘤组织中表达，或同一种肿瘤有不同的基因或蛋白质表达，因此，分子靶向治疗也体现了"同病异治，异病同治"的治疗理念。

## 四、运用原则

分子靶向药物是精准治疗的"先锋"，其诠释了标准化治疗为基础的个体化治疗原则。而个体化治疗的前提条件是因为个体差异而进行的分子靶点检测。首先需通过免疫组化（immunohistochemistry，IHC）和荧光原位杂交（fluorescence in situ hybridization，FISH）等技术正确地寻找分子靶点，根据其结果筛选合适的靶向药物，每个分子靶向药物都是针对一个异常的肿瘤靶点分子。

个体分子靶点检测：①个体基因突变靶点的检测；②个体基因扩增靶点的检测；③个体基因融合靶点的检测。由于肿瘤的复杂性，并不是同一种肿瘤必然都有同样的靶点；相反，不同肿瘤可能有相同的靶点，必须先检测后治疗，做到"有的放矢"。

分子靶向药物在临床上可单独应用，如口服小分子化合物；也可以与化疗、放射治疗联合应用，如化疗联合抗表皮生长因子受体（epidermal growth factor receptor，EGFR）单抗和抗血管生成治疗、抗血管生成治疗联合放射治疗；也可以和手术联合应用。分子靶向药物间之间也可以联用，包括3个类型：①同靶点联合，如吉非替尼＋埃罗替尼；②同靶点但不同位点联合，如吉非替尼/埃罗替尼＋西妥昔单抗；③多靶点联合，如针对EGFR的靶向药物（吉非替尼/埃罗替尼＋西妥昔单抗）和针对另一靶点的药物，包括抗血管生成药物贝伐单抗、多靶点抗叶酸药物培美曲塞二钠等。

## 五、常见分子靶向药物的临床应用

### （一）利妥昔单抗

利妥昔单抗是针对白细胞分化抗原20（cluster of differentiation 20，CD20）分子的单抗。白细胞分化抗原是白细胞（还包括血小板、血管内皮细胞等）在正常分化成不同谱系和不同阶段，以及活化过程中出现或消失的细胞表面标记。B细胞可以表达多种抗原，包括 CD19、CD20、CD22、CD37 等。其中 CD20 广泛表达于各阶段 B 细胞及超过 90％的 B 细胞性非霍奇金淋巴瘤中，而在造血干细胞、浆细胞、淋巴祖细胞及其他组织均无表达，且 CD20 不易从细胞膜上脱落，因此 CD20 可作为 B 细胞性淋巴瘤治疗的最佳靶点。

利妥昔单抗可用于治疗 B 细胞淋巴瘤，以及与 B 细胞相关的自身免疫性疾病，如类风湿关节炎、韦格纳肉芽肿和多发性血管炎等。利妥昔单抗显著改善了 B 细胞淋巴瘤患者的治疗疗效，对于弥漫大 B 细胞淋巴瘤（发病率最高的淋巴瘤），传统化疗方案的治愈率约为 35％，联合利妥昔单抗后达到 50％左右。

1. 使用注意事项

1）利妥昔单抗的剂量范围为 125～500mg/m² （每周 1 次，共 4 周），推荐剂量为 375mg/m²。

2）推荐首次滴注速度为 50mg/h，随后可每 30 分钟增加 50mg/h，最大可达 400mg/h。如血压上下波动超过 20mmHg，应减慢滴注速度，并汇报医师。

3）在滴注时出现过敏反应，终止滴注一般可逆转，情况严重者按青霉素过敏反应进行抢救。

2. 不良反应

1）过敏反应：包括发热、乏力、皮疹、荨麻疹伴支气管痉挛、低血压和血管神经性水肿。

2）首次静脉滴注时 80％患者发生流感样综合征，多发生在首次静脉滴注 2 小时内，可能与 B 细胞崩解有关，在治疗后可消失。

3）2％～11％的患者可有短暂、轻微的血液学毒性，部分患者表现较严重。

4）2％的患者可发生心动过速。

5）少数患者可能发生严重不良反应，尤其是首次使用及肿瘤体积较大的患者。

6）总体来说，使用利妥昔单抗相对安全、低毒，但其发生最严重的不良反应（肿瘤细胞快速溶解综合征）的概率仍有 10％。

（二）西妥昔单抗

西妥昔单抗是特异性针对 HER－1 的单抗，人类 EGFR 家族由 4 个不同的受体酪氨酸激酶（receptor tyrosine kinases，RTKs）组成，分别是 HER－1（也称 EGFR）、HER－2、HER－3 和 HER－4。由于 RTKs 在恶性肿瘤中常表现为过度表达或异常激活，而正常细胞中很少出现这种现象，所以阻断其信号转导可抑制肿瘤生长，对正常细胞的毒性则很小。目前，RTKs 特别是 EGFR 和 HER－2 已成为抗肿瘤治疗的新靶点，EGFR 广泛分布于哺乳动物上皮细胞、成纤维细胞、胶质细胞、角质细胞等包膜表面。

西妥昔单抗无论是单药治疗还是联合放射治疗、化疗，其在 EGFR 表达阳性的恶性肿瘤中均有较好的抗肿瘤活性，可显著增强化疗或放射治疗的疗效，适用于 *RAS* 基因无突变的晚期结直肠癌和晚期头颈部鳞癌患者。对于 *RAS* 基因无突变的晚期结直肠癌患者，一线治疗采用西妥昔单抗联合化疗与单纯化疗相比，可延长无进展生存时间

(progression free survival，PFS）9～12 个月；对于晚期头颈部鳞癌患者，西妥昔单抗联合化疗与单纯化疗相比，可延长总生存时间 2 个月。

1. 使用注意事项

1）西妥昔单抗首剂为负荷剂量 200～400mg/m²，随后每周 250mg/m²。

2）首次滴注时间应超过 2 小时，然后每周 1 次，滴注时间为 1 小时。滴注过程中使用心电监护仪监测患者生命体征。

3）为预防不良反应，用药前 30～60 分钟给予解热镇痛剂和抗组胺药苯海拉明。

2. 不良反应

1）非常常见的不良反应：代谢及营养障碍（低镁血症）、肝功能障碍（转氨酶水平升高）、皮肤及皮下组织不良反应（如痤疮样皮疹）、输液反应（发热、寒战、头晕、呼吸困难等）。

2）常见的不良反应：神经系统不良反应（头痛）、眼部不良反应（结膜炎）、胃肠道不良反应（腹泻、恶心、呕吐）、代谢及营养障碍（食欲减退）等。

（三）曲妥珠单抗

曲妥珠单抗是一种人源化抗 HER-2 单抗。HER-2 是 EGFR 家族的一员，HER-2 基因属于原癌基因，HER-2 蛋白的过表达可致上皮细胞癌变和侵袭性增高。曲妥珠单抗通过与细胞外的 HER-2 蛋白结合，拮抗生长因子对肿瘤细胞生长的调控，同时加快过度表达的 HER-2 受体的降解；刺激机体免疫系统，使循环中的自然杀伤细胞和巨噬细胞对肿瘤的识别能力增强；增加肿瘤细胞对常规化疗药物的敏感性。

1. 使用注意事项

1）曲妥珠单抗首剂 4.4mg/kg，以后每周 2.2mg/kg。

2）首次给药应在 90 分钟以上，若初次负荷量可耐受，则此剂量可于 30 分钟内输完，一直用到疾病进展。

2. 不良反应

1）曲妥珠单抗不良反应较轻，首次给药或剂量较高时可出现过敏反应，出现发热、寒战、头痛、皮疹等，发生率约为 25%，严重时可出现血压下降。

2）值得注意的是，部分患者用药后可有呼吸困难、肺水肿、周围性水肿和心脏增大等心脏毒性或心力衰竭症状。经相应治疗后，多数患者心功能不全的症状和体征好转。年龄、蒽环类药物使用史、心脏疾病史为心脏毒性的三大危险因素，故不提倡曲妥珠单抗与蒽环类药物同时使用。在治疗过程中，需定期监测心功能，一旦出现典型症状即需停药。

（四）贝伐珠单抗

贝伐珠单抗是直接作用于血管内皮生长因子（vascular endothelial growth factor，VEGF）的人源化单抗。肿瘤需要功能性的血管网络提供氧气、营养并清除代谢产物。肿瘤除了通过与宿主血管融合而获得部分血液供应，还必须形成新生血管网构建自己的血管系统，才能持续地生长和发展。如果没有血管系统提供氧气和营养，实体瘤就难以生长。分子靶向治疗阻断肿瘤血管生成的主要靶点：①以促血管生成的相关因子为靶点，包括 VEGF 单抗或内源性血管生成抑制因子；②以血管内皮生长因子受体（vascular endothelial growth factor receptor，VEGFR）为靶点；③以细胞外基质为靶点，如基质金属蛋白酶 2（matrix metalloproteinase-2，MMP-2）抑制剂等；④以肿瘤血管内皮细胞为靶点；⑤以肿瘤血管内皮细胞表面特有的蛋白质或分子为靶点等。

VEGF 是已知的最强的促血管生成因子，通过与血管内皮上的 VEGFR 结合，促进血管内皮细胞的增殖和迁移，增加血管通透性。贝伐珠单抗通过与 VEGF 结合，阻断了 VEGF 与 VEGFR 的结合，从而阻断肿瘤血管新生，进而抑制肿瘤生长。贝伐珠单抗适用于治疗的肿瘤类型广泛，已批准的适应证包括晚期结直肠癌、肾癌、宫颈癌和脑胶质母细胞瘤等。对于晚期结直肠癌患者，一线采用贝伐珠单抗联合化疗，较单纯化疗可延长 PFS 4~5 个月。

1. 使用注意事项

1）贝伐珠单抗的用法为 15mg/kg，每 3 周 1 次，直至疾病进展。

2）首次应用应静脉滴注 90 分钟以上，如果第 1 次滴注耐受良好，第 2 次滴注可改为 60 分钟以上，如果 60 分钟也耐受良好，以后滴注可控制在 30 分钟以上。

3）贝伐珠单抗应避免在下列患者中使用：年龄超过 65 岁的患者，有过血管栓塞、脑转移的患者，术后 28 天以内的患者，手术切口未完全愈合的患者。

2. 不良反应

贝伐珠单抗常见不良反应有高血压、出血、切口愈合延迟、肠穿孔，肾毒性主要表现为蛋白尿。除此之外，贝伐珠单抗还可能增加动脉栓塞事件的发生率，从而诱发脑卒中、短暂性脑缺血发作、心肌梗死等。

（五）多靶点酪氨酸激酶抑制剂

1. 伊马替尼

伊马替尼是多种酪氨酸激酶的抑制剂，包括 Abelson 鼠白血病病毒癌基因同源物 1（Abelson murine leukemia viral oncogene homolog 1，ABL1）、干细胞生长因子受体（c-kit）和血小板生长因子受体（platelet derived growth factor receptor，PDGFR）等。

伊马替尼治疗的适应证：*BCR-ABL* 融合基因阳性的慢性粒细胞白血病、CD117 阳性的胃肠道间质瘤，*BCR-ABL* 融合基因阳性的急性淋巴细胞白血病和 *PDGFR* 基因重排的骨髓异常增生综合征等。95％的慢性粒细胞白血病表达 BCR-ABL1 融合蛋白，伊马替尼可以抑制 ABL1 酪氨酸激酶，其单药治疗有效率>95％。胃肠间质瘤是起源于胃肠道间叶组织的肿瘤，占消化道间叶肿瘤的大部分。80％以上的胃肠道间质瘤存在 c-kit 或 *PDGFR* 基因的突变。对于无法切除或复发转移的恶性胃肠道间质瘤患者，伊马替尼单药的有效率为 50％~70％，缓解时间为 20 个月左右。

2. 索拉非尼

索拉非尼是 RAF、VEGFR 和 PDGFR 等酪氨酸激酶的多靶点抑制剂。索拉非尼的适应证包括晚期肝细胞癌、晚期肾癌和晚期分化型甲状腺癌等。与安慰剂相比，对于肝功能良好的晚期肝癌患者，索拉非尼可以延长 PFS 2~3 个月；对于晚期肾癌患者，索拉非尼可以延长 PFS 2~3 个月；对于晚期分化型甲状腺癌患者，索拉非尼可以延长 PFS 约 10 个月。

### （六）哺乳动物雷帕霉素靶蛋白抑制剂

哺乳动物雷帕霉素靶蛋白（mammalian target of rapamycin，mTOR）是一种丝氨酸/苏氨酸蛋白激酶，参与调控细胞的生长与增殖。mTOR 抑制剂主要为依维莫司，其适应证包括芳香化酶抑制剂耐药的 HER-2 阴性乳腺癌、晚期胰腺神经内分泌肿瘤、索拉非尼或舒尼替尼耐药的晚期肾癌和成人血管平滑肌脂肪瘤或结节性硬化症等。对 HER-2 阴性、芳香化酶抑制剂耐药的晚期乳腺癌患者，继续应用芳香化酶抑制剂联合依维莫司治疗，可延长 PFS 4~5 个月。对于胰腺神经内分泌肿瘤，对比安慰剂，依维莫司治疗可延长 PFS 约 6 个月。对于索拉非尼和舒尼替尼耐药的晚期肾癌，依维莫司可延长 PFS 约 3 个月。

### （七）细胞周期蛋白依赖性激酶抑制剂

细胞周期蛋白依赖性激酶（cyclin dependent kinase，CDK）在细胞周期的启动和各个时期的转换调节中发挥重要作用。CDK4/6 与细胞周期蛋白 D（cyclin D），可磷酸化视网膜母细胞瘤基因（Rb）继而释放转录因子 E2F，促进细胞周期相关基因的转录，使细胞进入 S 期。CDK4/6 抑制剂可有效地阻滞肿瘤细胞从 G1 期进展到 S 期，进而抑制肿瘤细胞的增殖或诱导肿瘤细胞凋亡，在雌激素受体阳性（ER+）的乳腺癌患者中，CDK4/6 的过度活跃非常频繁。临床前数据表明，CDK4/6 和 ER 信号双重抑制具有协同作用，并能够抑制 G1 期 ER+乳腺癌细胞的生长。常用 CDK4/6 抑制剂为帕博西尼。

当今分子靶向治疗药物的研发正可谓日新月异，未来将有更多针对不同靶点的药物进入临床应用，给肿瘤患者带来新的治疗选择和延长生命的希望。

## 六、常见不良反应的观察与护理

分子靶向治疗的不良反应与细胞毒类化疗药物相比有较大的不同，虽然分子靶向治疗药物的不良反应明显减少，表现方式也不尽相同，但靶点相同的分子靶向治疗药物基本具有共性的不良反应，但也有个性差异，故需要医务人员去正确认识、预防和处理。目前较常见的分子靶向治疗不良反应包括皮肤与附件不良反应、呼吸系统不良反应、心血管不良反应、胃肠道反应、输注相关不良反应等。

### （一）皮肤与附件不良反应

#### 1. 发生机制

抗表皮生长因子受体抑制剂（epidermal growth factor inhibitor，EGFRI）相关皮肤与附件不良反应的发生机制目前尚未完全明确，通常认为角化细胞的 EGFR 信号传导通路受到感染是关键因素。抑制 EGFR 介导的信号传导通路可引起角化细胞生长停滞、凋亡、减少细胞迁移、增加细胞黏附，以及分化并诱发炎症，从而导致特征性的皮肤与附件不良反应。

2. 常见药物

皮肤与附件不良反应多见于作用于 EGFR 的分子靶向治疗药物，如吉非替尼、厄罗替尼、拉帕替尼、西妥昔单抗、帕尼珠单抗等。小分子酪氨酸激酶抑制剂（tyrosine kinase inhibitor，TKI）如索拉非尼、舒尼替尼等所导致的皮肤与附件不良反应相似，但严重程度和临床表现略有不同，皮疹严重程度与其疗效有一定相关性。

3. 临床表现

1）痤疮样皮疹：最常见的 EGFRI 相关表皮毒性为痤疮样皮疹，发生率约为 80%，多发生在皮脂腺丰富的区域，如头面部、颈部及上胸部。通常在用药后前 2 周出现，3～5 周达到最严重程度，停药后 4 周内皮疹基本消失，治疗结束后可自行缓解。此类皮疹的特征是脓疱性皮疹，没有白色或黑色的粉刺头，在红斑的基础上伴皮肤瘙痒。皮疹被认为是预测 EGFRI 疗效的一个重要的临床指征，皮疹的出现可能是治疗获益的信号。EGFRI 相关性皮疹分为 3 级。

（1）痤疮样皮疹 1 级：丘疹和（或）脓疱的面积<10%体表面积，伴或不伴有皮肤瘙痒和敏感，症状轻微，对日常生活无影响且无感染征象。

（2）痤疮样皮疹 2 级：丘疹和（或）脓疱面积占 10%～30%体表面积，伴或不伴有瘙痒和敏感，对日常生活有轻度影响，影响工具性日常生活活动。

（3）痤疮样皮疹 3 级：丘疹和（或）脓疱面积>30%体表面积，伴或不伴有瘙痒和压痛，个人自理能力受限，有潜在局部感染可能。

2）手足皮肤反应（hand-foot skin reaction，HFSR）：引起 HFSR 的药物主要为多激酶抑制剂索拉非尼和舒尼替尼。HFSR 和化疗药物引起的手足综合征的临床表现有相似之处，因此有人将手足皮肤反应也称为手足综合征。但也有学者认为不应将两者混淆，HFSR 具有手指和足趾弯曲部位皮肤角化的特点，并以此区别两者。分子靶向药物引起的 HFSR 以手掌、足底皮肤增厚和脱皮更为显著。

3）甲沟炎：吉非替尼和厄洛替尼有发生甲沟炎不良反应的报道。手指、脚趾均可发生甲沟炎，最常累及拇指和拇趾。美国国家癌症研究所（National Cancer Institute，NCI）的不良事件通用术语评估标准（Common Terminology Criteria for Adverse Events，CTCAE）将甲沟炎定义为指甲周围软组织有感染进程的病症，可分为 3 级：1 级为甲褶水肿或红斑；2 级为需要局部治疗、口服药物治疗（如抗生素、抗真菌药物、抗病毒药物），甲褶水肿或红斑伴疼痛，伴随流脓或指甲脱离，影响日常生活工具性活动；3 级为需要外科手术治疗或静脉给予抗生素治疗，影响个人日常生活活动。

4）其他皮肤与附件不良反应：皮肤干燥、瘙痒；毛发生长异常，表现为脱发、眼睫毛粗长、局部多毛；毛细血管共济失调，表现为毛细血管及小血管扩张；色素沉着。

EGFRI 相关皮肤不良反应可能干扰正常治疗，严重者甚至影响患者的生活质量并导致治疗中断而影响疗效。故在不改变 EGFRI 治疗方案的前提下，有效地评估和控制皮肤与附件不良反应具有积极的意义。

4. 预防

1）嘱患者减少日晒，注意避光。外出时戴有帽子和穿长袖衣服和长裤。

2）保持身体清洁及易干燥部位皮肤湿润。勿使用碱性和刺激性强的洗漱用品，沐浴后涂抹温和的润肤露或霜（如凡士林、维生素 E 霜）以预防皮肤干燥。

3）建议使用 SPF>15 的广谱防晒用品。

4）有指（趾）甲倒刺（逆剥）者，在用药过程中可能出现甲沟炎及局部增生反应。患者在接受 EGFRI 治疗期间需改变足部受力习惯，穿宽松、透气性好的鞋。

5）积极治疗足癣。

5. 护理。

1）痤疮样皮疹的护理：不推荐使用异维 A 酸类治疗此类药物引起的皮疹，异维 A 酸类有可能刺激皮肤，加重皮肤干燥。

2）甲沟炎的护理：预防上应注意提醒患者避免在指甲沟处产生摩擦和压力。1 级甲沟炎指导患者注意保持手足的清洁卫生，避免接触碱性肥皂或刺激性的液体，可以采用稀释的盐酸或 3％硼酸溶液冲洗后封裹。2 级及以上甲沟炎可以配合局部使用糖皮质激素、抗生素（如 0.05％倍他米松、0.05％～0.10％庆大霉素软膏），严重感染者需要口服抗生素及非甾体抗炎药治疗。若有脓液形成等严重情况，应请医师局部切开排脓，加强换药，每周 2 次，并指导患者抬高患肢，以利于炎症消退。

（二）呼吸系统不良反应

EGFRI 可引起间质性肺疾病（interstitial lung disease，ILD），是一组主要侵犯肺泡上皮细胞、肺微血管内皮细胞、基底膜及肺内血管和淋巴周围组织的疾病。在肿瘤的分子靶向治疗中，极少发生间质性肺疾病，但一旦发生则病情严重，致死率可达 30％以上。

1. 间质性肺疾病的临床表现

间质性肺疾病包括急性间质性肺炎、特发性肺纤维化、淋巴细胞性间质性肺炎、闭塞性细支气管炎伴机化性肺炎。这组疾病的共同特点：①运动性呼吸困难；②胸部 X 线检查呈双侧弥散性间质性浸润；③限制性通气功能障碍和弥散功能下降；④组织病理改变为肺间质的炎性和纤维化改变；⑤影像学表现为双肺弥散性病变，纹理粗乱，呈毛玻璃状。最常见于口服吉非替尼的日本人群，其高危因素包括吸烟、高龄、KPS 评分差、有心血管疾病及放射治疗史等。确诊为间质性肺疾病，应立即停药，并使用类固醇激素治疗。西医治疗主要以抗炎、激素治疗为主。

2. 间质性肺疾病的护理

1）治疗前护理评估：了解患者年龄，既往有无呼吸系统疾病病史、肺毒性药物治疗史及胸部放射治疗史。

2）治疗期间的评估与监测：用药期间密切观察患者的肺功能变化（包括用力肺活量和第一秒用力呼气量），定期进行胸部 X 线检查及血液学检查（包括 C 反应蛋白、乳酸脱氢酶等指标)。如患者出现低热、畏寒、活动后气促、咳嗽、少痰,应高度警惕间质性肺疾病的发生,给予相应检查明确诊断(包括胸部高分辨率 CT、肺泡灌洗液细胞学等检查)。

3)对于发生间质性肺疾病的患者,严密观察其生命体征,如意识、自主呼吸频率、胸廓运动、心率、血压及双肺呼吸音等。监测血氧饱和度、血气分析。

4)对于呼吸困难严重的患者,给予半卧位或端坐位,持续中流量或高流量给氧。对伴有 ARDS 的患者,应尽早采用无创正压通气,改善氧合,缓解呼吸困难症状。定时给予翻身、拍背排痰,保持呼吸道通畅,对痰液多而黏稠者行雾化吸入和激素治疗,如口服地塞米松和静脉滴注地塞米松注射液。

5)在吉非替尼/厄洛替尼治疗过程中,一旦出现新的急性发作或进行性的不能解释的肺部症状,如呼吸困难、咳嗽和发热等,要暂时停药。一旦确诊间质性肺疾病,则停用吉非替尼/厄洛替尼,并给予相应治疗。

6)用药护理:在治疗过程中,应指导患者按时按量服药,不可突然停药。长时间的激素治疗容易引起急性消化性溃疡出血、血糖一过性升高、水钠潴留及诱发或加重感染。因此,在用药过程中要联合应用胃黏膜保护剂,建议患者进食易消化食物。

### (三)心血管系统不良反应

少数患者使用一些靶向药物治疗后,出现左心室射血分数(left ventricular ejection fraction,LVEF)降低、充血性心力衰竭、高血压等心血管系统不良反应。分子靶向治疗的心血管系统不良反应一般比较轻微,但亦有导致患者死亡的报道,要引起重视。

#### 1. 心脏不良反应

分子靶向治疗相关的急性或慢性心脏不良反应包括心脏舒张或收缩功能异常、心律失常、心肌炎、心包炎及心力衰竭等。

1)护理评估与监测。

(1)治疗前护理评估:①心脏不良反应易感性评估,了解患者年龄,既往有无心血管系统疾病病史、蒽环类等心脏毒性药物治疗史及胸部放射治疗史。②心功能评估,进行心电图、超声心动图等检查以评价心功能并确定基线水平。当 LVEF≥50% 时进行分子靶向治疗相对较安全,LVEF<50% 则应权衡利弊谨慎抉择是否进行分子靶向治疗。

(2)用药期间密切观察患者是否出现心功能异常的症状,监测心率、节律变化,进行体格检查。如发现患者颈静脉充盈,或闻及第三心音时应怀疑出现心功能异常,应进行心电图、超声心动图检查了解 LVEF。

(3)治疗间歇期及停药后应监测心电图、LVEF 等,尤其是患者出现心功能不全时。

2)护理措施。

(1)生活护理:指导患者改变可能损害心脏的不良生活习性,如吸烟、饮酒、高盐饮食、高胆固醇饮食等。出现轻度心功能异常时应鼓励患者进行一定的体育锻炼,增强体质。若患者在休息期间仍出现呼吸困难等症状,应立即报告医师给予处理。

（2）用药护理：分子靶向治疗相关心脏不良反应性一般采取内科治疗。血管紧张素转化酶抑制剂（angiotensin converting enzyme inhibitor，ACEI）、利尿剂、β受体阻滞剂、地高辛等均可用于治疗心功能异常。

2. 高血压

1）治疗原则：分子靶向治疗期间患者血压可出现一过性升高，治疗结束后血压可降至正常，一般无需处理。如患者出现明显的高血压症状或血压＞160/100mmHg时，应采取给予降压药、减少分子靶向药物用量或停药等相应治疗措施，预防高血压危象，待患者血压恢复正常并稳定后再继续给药。降压治疗方案应遵循高血压的分级。

建议给予长效降压药物，如ACEI或血管紧张素Ⅱ受体阻滞剂（angiotensin Ⅱ receptor blocker，ARB）来控制血压，如卡托普利、依那普利或氯沙坦钾等。由于ACEI可减少蛋白尿的产生，因此对于贝伐珠单抗相关的高血压患，应首选ACEI治疗。索拉非尼、舒尼替尼等分子靶向药物主要通过肝细胞色素氧化酶CYP3A4代谢，为防止其在体内蓄积增加不良反应，应避免使用抑制CYP3A4代谢通路的钙离子通道阻滞剂降压。合并原发性高血压且正在服用钙离子通道阻滞剂的患者，应指导其更换为其他类型的降压药物，等待血压控制理想后再开始索拉非尼等靶向药物治疗。

2）护理措施。

（1）密切观察血压变化：每次使用索拉非尼、贝伐珠单抗等药物前，应协助医师监测患者血压。

（2）当患者出现明显头痛、颈部僵直感、恶心、颜面潮红或脉搏改变等高血压症状或体征时，应让患者保持放松、安静，并设法去除各种诱因，严密观察患者血压波动情况，每15分钟测血压1次，直至血压正常。必要时停药及给予降压治疗，指导患者配合治疗。发生高血压危象者还应监测其心率、呼吸、血压、神志等。注意观察患者有无头痛、头晕、心悸、注意力不集中、烦躁、易怒、失眠、乏力等症状，及时发现病情变化并报告医师。

（四）消化系统不良反应

分子靶向治疗过程中常出现的胃肠道反应有恶心、呕吐、腹泻，发生率不高，反应程度较轻，属于常见的炎症反应症状，通常伴随配体、受体结合引起的急性免疫反应。厄洛替尼、吉非替尼、索拉非尼、伊马替尼、贝伐珠单抗等多种药物都有消化系统不良反应的报道。

1. 护理评估

在治疗前应该评估患者的胃肠道功能，在治疗中进行全程监测，观察患者是否出现脱水症状和体征，如黏膜干燥、低镁血症、低钾血症等。根据不良反应严重程度，可考虑减少分子靶向药物剂量，同时进行血液学检查评估体液和电解质情况。

2. 恶心、呕吐的护理

遵医嘱用药，轻中度恶心、呕吐可考虑联合应用甲氧氯普胺、地塞米松、苯海拉明，提高止吐效果；必要时使用氯丙嗪治疗也能有效控制恶心、呕吐症状；症状严重时需应用5-羟色胺3型（5-HT$_3$）受体阻滞剂（帕洛诺司琼、格雷司琼、托烷司琼等）治疗，准确记录24小时出入量，脱水严重时要适当补充水、电解质，维持机体内环境稳定。

3. 腹泻的护理

腹泻作为TKI的剂量依赖性毒性反应，通常为轻度或中度，减少药物剂量可以降低腹泻的严重程度和发生率。可用诺氟沙星0.2g、每天3次，蒙脱石散粉3g、每天3次，或盐酸洛哌丁胺4mg、每天1次。首次腹泻后口区盐酸洛哌丁胺4mg，每隔4小时再口服2mg，每天累计不超过16mg。此外，老年患者腹泻要注意补充液体，如果24小时使用口服止泻药物无效，可考虑使用生长抑素。

注意询问患者大便的次数、性状、颜色和量。指导患者如出现稀便应告知医护人员，因较严重的毒性反应可引起黏膜坏死、脱落甚至穿孔。指导患者避免在饭后1小时内饮水，进少渣、低纤维素、清淡饮食，避免辛辣、易产气的食物。指导患者注意饮食卫生，防止胃肠道感染。每天饮水约300mL，以补充腹泻丢失的水分。指导并帮助患者大便后及时清洗肛周皮肤，做好皮肤护理。同时应保护患者，防止跌倒。

4. 肝毒性的护理

肝毒性可能表现为胆红素和转氨酶水平的升高，以及肝炎症状。肝毒性在某些靶向治疗药物中已有报道，如伊马替尼、舒尼替尼、索拉非尼、吉非替尼和厄洛替尼。

鉴于我国乙型肝炎病毒（hepatitis B virus，HBV）感染率较高，特别需要注意利妥昔单抗可能诱发HBV毒再激活。因此，在开始靶向药物治疗前，建议对患者进行HBV检测，评估病毒性肝炎的严重程度，并在治疗期间持续监测病毒载量。在治疗前，可考虑预防性使用抗HBV药物，如拉米夫定或恩替卡韦，以降低病毒再激活和急性肝炎的风险。此外，针对国内众多酒精性肝病和脂肪肝患者，也需制定相应的干预措施。

以往对靶向药物引起的肝毒性及其处理方法了解有限。在使用通过细胞色素P450途径代谢的靶向药物（如伊马替尼、吉非替尼、厄洛替尼）时，需特别注意避免与酶诱导剂或酶抑制剂联合使用，以减少药物相互作用的风险，并在治疗期间定期监测肝功能。一旦发现肝功能异常，可考虑给予适当的护肝治疗，包括抗病毒药物、免疫调节剂、抗纤维化药物及促进肝细胞再生的药物等。同时，指导患者加强休息，适度参与体力活动，如散步、户外活动、打球或练习太极拳等，以促进身体健康。

（五）血液系统不良反应

血液系统不良反应在分子靶向药物中较为常见，但是多为轻度，少有严重骨髓抑制。可能出现血液系统不良反应的常见小分子靶向药物和单抗类药物主要有伊马替尼、舒尼替尼、利妥昔单抗、阿仑单抗。

# 第四节　免疫治疗的护理

## 一、免疫系统与肿瘤

免疫系统与肿瘤细胞之间存在着复杂的动态关系。免疫细胞能够识别肿瘤细胞，并通过多种机制来调节免疫效应器的活性和功能。然而，肿瘤细胞也能通过调节免疫细胞的活性来逃避免疫系统的监控和清除作用。

### （一）免疫清除

在肿瘤生长的初期阶段，固有免疫系统和特异性免疫系统都能识别肿瘤细胞，并在肿瘤形成临床可见病灶之前对其进行清除，这一过程称为免疫清除。最初形成的肿瘤细胞表面的蛋白质能够激活固有免疫系统，进而刺激 T 细胞和自然杀伤细胞释放干扰素 γ，促进巨噬细胞的活性，以消灭肿瘤细胞。在清除肿瘤细胞的过程中，机体会产生大量抗原并释放危险信号，这些信号被树突状细胞（DC 细胞）识别和处理后传递给 T 细胞，激活特异性免疫系统，发挥其作用。这一过程需要固有免疫系统和特异性免疫系统的协同作用来有效杀灭肿瘤细胞。

### （二）免疫平衡

如果肿瘤细胞在免疫清除阶段未被完全清除，剩余的肿瘤细胞可能达到一种免疫平衡状态，即肿瘤细胞的生长与死亡达到一种平衡。在这种状态下，残余的肿瘤细胞通常处于一种功能休眠状态，潜伏在患者体内，时间长短不一，直到肿瘤发生远处转移或复发。

### （三）免疫逃逸

当免疫系统功能下降或肿瘤细胞发生突变时，一些肿瘤细胞可能会逃逸免疫系统的控制，这一过程称为免疫逃逸。在免疫逃逸过程中，免疫抑制细胞发挥主要作用，导致抗凋亡因子的表达水平升高，肿瘤细胞相关抗原丢失，从而调节肿瘤微环境，阻断抗肿瘤免疫应答。临床研究显示，肿瘤相关抗原的丢失是导致免疫逃逸的主要原因。

## 二、肿瘤免疫治疗的机制和分类

肿瘤免疫治疗根据其作用机制，主要可分为以下四类。

## （一）特异性主动免疫治疗

特异性主动免疫治疗通过将经致死剂量照射的肿瘤细胞作为"肿瘤疫苗"重新接种于人体，激发机体产生针对肿瘤特异性抗原的免疫应答。这有助于克服肿瘤引起的免疫抑制状态，并清除肿瘤细胞。肿瘤疫苗根据所负载的肿瘤抗原成分及制备方法的不同，可进一步细分为多肽疫苗、核酸疫苗、重组病毒疫苗、细菌疫苗、DC 细胞疫苗、抗独特性抗体疫苗、基因修饰的肿瘤细胞疫苗等类型。国际上已有的治疗性肿瘤疫苗包括 Sipuleucel-T（provenge，普罗文奇）。此外，针对宫颈癌、脑肿瘤、乳腺癌、大肠癌、肾癌、肺癌、淋巴瘤和黑色素瘤等多种肿瘤的治疗性疫苗也正处于临床试验阶段。

## （二）特异性被动免疫治疗

特异性被动免疫治疗通过直接向机体输入抗体或效应淋巴细胞等免疫应答产物，快速促进机体对肿瘤的免疫反应。基于此理论，特异性被动免疫治疗分为以下三类。

单抗和单抗偶联物，如曲妥珠单抗，通过靶向肿瘤细胞表面抗原或特定受体，阻断肿瘤生长因子信号通路。

多特异性抗体能同时阻断多个信号转导通路，如 Ang-2-VEGF-A、卡妥索单抗（catumaxomab）、四特异性抗体等。

免疫检查点抑制剂（immune checkpoint inhibitors，ICI）包括细胞毒性 T 淋巴细胞相关蛋白 4（cytotoxic T lymphocyte associated protein 4，CTLA-4）抑制剂如伊匹木单抗（ipilimumab），以及程序性细胞死亡受体 1（programmed cell death protein，PD-1）/程序性细胞死亡配体 1（programmed death ligand 1，PD-L1）抑制剂如纳武利尤单抗（nivolumab）、帕姆单抗（pembrolizumab）、阿特珠单抗（atezolizumab）等。

## （三）非特异性过继免疫治疗

该治疗方法涉及将免疫细胞或免疫因子转输或回输给患者，以增强患者的免疫功能并杀伤肿瘤细胞。嵌合抗原受体 T 细胞疗法（chimeric antigen receptor T - cell immunotherapy，CAR-T）是一种新兴的过继性免疫疗法，通过工程化修饰 T 细胞使其表达 CAR，从而靶向肿瘤。CAR-T 在治疗表达 CD19 的 B 细胞系血液恶性肿瘤中展现出显著效果，并已有两款 CAR-T 药物获得美国食品药品监督管理局（Food and Drug Administration，FDA）批准，用于治疗急性淋巴细胞白血病和复发或难治性大 B 细胞淋巴瘤。然而，由于实体肿瘤的异质性和缺乏特异性肿瘤抗原，CAR-T 在实体肿瘤治疗中的疗效尚待提高。

## （四）非特异性免疫增强剂治疗

这类治疗通过调节宿主的免疫功能，作为辅助手段用于恶性肿瘤的治疗。代表性药物包括胸腺素、卡介苗、脂质 A 等。

### 三、肿瘤免疫治疗不良反应的护理

#### （一）ICI 相关不良反应事件

ICI 相关不良反应事件（immune-related advanced event，irAE）主要包括输液相关反应、皮肤毒性反应、胃肠道毒性反应、肝毒性、内分泌不良反应、肺炎。

1. 输液相关反应

在 ICI 治疗过程中，患者可能出现输液相关反应，表现为发热、寒战、荨麻疹、面部潮红、头痛、血压异常（过高或过低）、呼吸困难、咳嗽、血氧饱和度下降、头晕、出汗及关节和肌肉疼痛等症状。对于轻度至中度的输液反应，可以暂停或减慢输液速度，并在下次输液前考虑使用对乙酰氨基酚和苯海拉明以预防不良反应。若患者出现重度输液反应，则应永久停用 ICI 治疗。护理人员应在整个治疗过程中密切监测患者的生命体征和不适症状，并在必要时及时通知医生进行处理。

2. 皮肤毒性反应

皮肤毒性是常见的免疫治疗相关不良反应，尤其在 ICI 治疗期间，皮肤毒性反应不仅常见，而且往往是最早出现的不良反应之一。

3. 胃肠道毒性反应

结肠炎是 ICI 相关胃肠道毒性反应中最常见的症状，表现为腹泻、腹痛、血便和黏液便、发热等，通常在治疗后 5～10 周内出现，部分患者可能在停药后 1 个月内发病。腹泻的发生率为 8%～19%，多数为轻至中度，而 3～4 级腹泻更常见于接受伊匹木单抗联合治疗的患者。及时识别和干预对于减少中重度胃肠道毒性反应和改善症状至关重要。轻度胃肠道毒性反应可采取密切观察和补液等支持治疗，使用洛哌丁胺或阿托品减轻腹泻症状，并在必要时考虑暂停免疫治疗。中重度胃肠道毒性反应患者建议暂停免疫治疗，特别是对于 4 级反应患者，建议永久停用。即使 3 级反应经过治疗后降至 1 级，也只考虑恢复使用抗 PD-1/PD-L1 单抗，不推荐继续 ICI 联合治疗。若腹泻或结肠炎症状持续超过 3 天，排除感染因素后，根据腹泻严重程度及时应用糖皮质激素治疗。

在饮食方面，指导患者选择易消化、少纤维素、营养丰富且热量充足的食物，以促进吸收、减少对肠黏膜的刺激，并满足机体代谢需求。应避免食用冷饮、水果、高纤维素蔬菜和其他刺激性食物，以及牛乳和乳制品。同时，密切监测患者的进食和排泄情况，定期测量体重，检测血红蛋白、血清电解质等指标，以评估营养状况的变化。此外，还应进行肛周皮肤护理，预防感染。

4. 肝毒性

肝毒性常发生于初次免疫治疗后 6～12 周，主要表现为转氨酶水平升高伴有或不伴有胆红素水平轻度升高，临床上通常无明显症状，在确诊免疫相关肝毒性前需排除其他因素引起的肝功能损害。ICI 单药治疗的患者肝炎发生率<10%且大多为轻度。伊匹木单抗和纳武利尤单抗联合治疗的患者肝炎发生率可达 30%，其中 3 级反应发生率为

15%。对于胆红素水平正常、转氨酶水平 1 级的患者，如果没有相关的临床症状，可继续免疫治疗，但需增加肝功能检测频率直至恢复正常。一旦恶化或出现发热、乏力等表现，应重新进行分级和治疗。对于转氨酶水平 2 级的患者，需暂停使用 ICI，并每 3 天检测 1 次血清转氨酶和胆红素水平。2 级肝毒性反应出现临床症状或持续恶化，需使用激素治疗，对于 3 级或 4 级转氨酶水平升高的患者，永久停用 ICI，并且使用激素治疗。对于转氨酶水平升高伴胆红素水平 1 级的患者，应永久停用免疫治疗，并按照 4 级肝毒性的标准，开始给予泼尼松龙或其他等效药物治疗，且每天检测肝功能。患者在肝功能恢复后仍需关注患者的临床表现和血清学检测结果。

患者在进行 ICI 治疗前应常规进行肝功能检查，以便及时发现肝功能受损。此外，还需注意观察是否有皮肤黄染或结膜苍白，严重的恶心、呕吐，右上腹疼痛，嗜睡，尿色加深，易出血或皮肤淤斑等症状，若发生应及时通知医师并做相应处理。

5. 内分泌不良反应

ICI 相关内分泌不良反应发生率约为 10%，且与治疗方案和靶器官相关。较为常见的是甲状腺功能异常及下垂体炎。

在甲状腺功能减退方面，1 级毒性反应患者每 4～6 周检测促甲状腺激素（thyroid -stimulatinghormone，TSH）和游离甲状腺素（free thyroxine，$FT_4$）水平，对于 TSH 水平仍升高而 $FT_4$ 水平正常的患者，在继续免疫治疗的同时考虑给予左甲状腺素治疗。2 级毒性反应患者在继续免疫治疗的同时，给予甲状腺激素的补充治疗。3～4 级毒性反应患者，需要暂停免疫治疗，并给予甲状腺激素补充治疗。

在甲状腺功能亢进方面，1 级毒性反应患者可继续应用免疫治疗，并规律检测 TSH 和 $FT_4$ 水平。2 级毒性反应患者可考虑暂停免疫治疗，并予普萘洛尔或其他 β 受体阻滞剂治疗直至症状缓解。3～4 级毒性反应患者需要暂停免疫治疗，并予 β 受体阻滞剂治疗直至症状缓解。如果复查甲状腺功能试验仍存在 TSH 受抑制，$FT_1$、总三碘甲状腺原氨酸（total triiodothyronine，$TT_3$）水平升高，需要行 4 小时或 24 小时甲状腺碘摄取检查，以明确是否存在真正的甲状腺功能亢进如毒性弥漫性甲状腺肿（Graves病）等。

下垂体炎多见于使用伊匹木单抗治疗的患者，临床可表现为头痛、畏光、头晕、恶心、呕吐、发热或食欲减退等急性症状，非急性症状可表现为疲劳和体重减轻。下垂体炎是少数几乎不可逆的 irAE 之一，通常需要长期激素替代治疗。对于怀疑发生下垂体炎的患者，需评估促肾上腺糖皮质激素、清晨皮质醇、卵泡刺激素、黄体生成素、TSH、$FT_4$、睾酮（男性）、雌二醇水平，并行脑 MRI 平扫或增强扫描。一旦确诊为下垂体炎，则需暂停免疫治疗，予甲泼尼松治疗，并且根据指征给予激素替代治疗。

出现免疫相关内分泌不良反应的患者需给予高热量、高蛋白质、富含维生素和矿物质的食物，每天摄入 2000～3000mL 水；保证适当的活动与休息；遵医嘱按剂量、按疗程服药，不可随意减量和停药。护理人员应向患者解释症状出现的原因，避免患者出现焦虑。

### 6. 肺炎

免疫相关性肺炎表现为肺实质局部或弥漫性炎症，CT 典型表现为不透明的磨玻璃影，发生率约为 10%；主要临床表现为干咳、进行性呼吸困难、发热、胸痛等。1级肺炎患者可考虑暂停 ICI 治疗，1~2 周重新评估静息状态和运动状态下的 $SpO_2$。2级肺炎患者需暂停 ICI 治疗，需请呼吸科会诊，并做好相关实验室检查，每 3~4 周复查 CT；使用糖皮质激素治疗，每 3~7 天监测静息状态和运动状态下的 $SpO_2$，若在 48~72 小时没有改善则需按 3 级肺炎标准治疗。3~4 级肺炎的患者需永久停用药物，住院治疗，同 2 级肺炎一样需做相关实验室检查及糖皮质激素治疗，48 小时后评估疗效，激素减量时间为 6 周以上。建议对于 3~4 级肺炎患者，一定要在包括呼吸科专家、风湿免疫科专家、重症急救专家在内的多学科团队的指导下进行治疗方案的选择。

护理人员需根据患者病情做好健康教育，遵医嘱给予吸氧，嘱患者注意休息，避免剧烈运动，按时服药，做好 $SpO_2$ 和体温的监控，若出现症状加重需及时告知医师做好相应治疗。

### （二）CAR-T

#### 1. 细胞因子释放综合征

细胞因子释放综合征（cytokine release syndrome，CRS）是 CAR-T 治疗过程中无法避免的问题，一般在治疗 1 周左右发生，主要表现包括发热、寒战、恶心、呕吐、皮疹、头晕、头痛、胸闷、气促、心率加快、血压下降等。可通过改进 CAR-T 细胞的设计和每次输注的细胞量来降低其发生率。护理人员需在治疗过程中严密监测患者的生命体征，一旦发生 CRS 应通知医师及时给予托珠单抗控制症状，糖皮质激素只在 CRS 危及生命且使用托珠单抗无效时再选用，以免影响治疗效果。此外，根据患者症状予以相应的对症处理措施，CRS 所致的关节痛、肌肉痛可指导患者家属轻揉患者上下肢，分散患者的注意力，以减轻疼痛；疼痛剧烈时应用镇痛剂。

#### 2. 脱靶效应

脱靶效应指 CAR-T 细胞在治疗过程中可能对机体其他正常组织造成损伤，从而引发相应器官的损害。这种效应通常在治疗后约 1 周内出现。为了预防和降低脱靶效应，可以采取使用特定抗体封闭正常组织上表达的相关肿瘤抗原，以及减少单次静脉输注的 CAR-T 细胞数量的策略。在治疗过程中，护理人员需要密切监测患者的心脏、肝、肺、肾、胃肠道和中枢神经系统等全身各系统是否有异常表现，并加强相关检验指标的监测。

#### 3. 过敏反应

CAR-T 治疗过程中可能出现的过敏反应主要表现为皮疹和皮肤瘙痒，严重时甚至可能出现过敏性休克。过敏反应的发生原因可能与细胞培养液或 CAR-T 制备过程中的某些成分有关，这些成分可能成为机体的致敏原。尽管过敏反应的发生率较低，但在治疗过程中仍需密切观察患者的皮肤状况，留意是否有瘙痒、麻木、出冷汗、心悸等症状出现。为了降低过敏反应的发生率，可以采取以下措施：在回输前使用盐酸异丙嗪或葡萄糖酸钙进行预处理，采用人源化的 CAR 序列，以及避免对同一患者进行多次 CAR－T 治疗。

# 第五节　介入治疗的护理

介入放射学（interventional radiology）指在医学影像设备（如 X 线、CT、B 超、MRI）的监控导引下，将特制的穿刺针、导管插入人体病变区，进行影像学诊断和获得组织学、细胞学、生化、细菌学的诊断，或同时进行治疗的微创医学。其中，经导管动脉化疗栓塞疗法（transcatheter arterial chemoembolization，TACE）为无法手术切除肝癌患者最常用的治疗方法，分为经导管动脉灌注疗法（transcatheter arterial infusion，TAI）和经导管动脉栓塞治疗（transcatheter arterial embolization，TAE）。

## 一、概述

### （一）TAI

1. 概述

TAI 是一种将药物直接注入肿瘤供血动脉的治疗方法，旨在提高肿瘤组织内的药物浓度并增强抗肿瘤效果。此方法还能减少全身循环和正常组织中的药物分布，从而降低全身性不良反应。TAI 已成为肝癌、胃癌、肺癌等多种恶性肿瘤的重要治疗手段，适用于不能手术的患者、术前治疗以缩小肿瘤、改善手术条件，以及术后预防复发。

2. 方法

临床上应用最多的是 Seldinger 插管法，常用入路包括经股动脉、肱动脉或腋动脉入路，其中最容易操作的入路是经股动脉入路。

操作过程是在 X 线监视下进行，灌注导管选择性置入靶动脉内后，推注造影剂先行诊断性动脉造影，观察导管位置以确认导管位于靶动脉内，同时了解血管分布、肿瘤供血情况及侧支循环等，为进一步选择插管灌注抗肿瘤药物做准备。肝癌灌注时，要将导管头尽可能超过胃十二指肠动脉等非靶器官，以减少药物的胃肠道不良反应。肝癌有多支动脉供血时，可以考虑分别进行插管灌注。治疗胃癌要将导管插到胃十二指肠动脉或者胃动脉。当导管到位并维持好以后，即可联合 2～3 种抗肿瘤药物灌注，如果进行一次性大剂量的灌注，注射完后即可拔管，加压穿刺部位以防出血或者血肿形成。多次重复灌注时，可在皮下埋入灌注泵，与留置导管相连，从泵的灌注口穿刺灌注。对无法超选择插管的肿瘤，当确认超选择插管失败后，将导管置于靶动脉前一级动脉，注入肾上腺素或血管紧张素Ⅱ，之后再灌注抗肿瘤药物，

利用肿瘤血管缺乏 α 受体或肿瘤血管发育不全、对缩血管药物无反应，同时周围正常组织血管收缩加压的特点，提高肿瘤局部血流量和药物浓度，这在超选择插管失败后的补救工作中尤为重要。

3. 适应证

适用于局部广泛侵犯或远处转移的晚期恶性肿瘤患者，以及手术、放射治疗或化疗后复发且其他治疗无效的患者。也适用于手术前肿瘤体积较大，需化疗提高切除率的患者，及术后预防复发和转移。

4. 禁忌证

原则上只要患者能够耐受化疗不良反应，均可考虑进行动脉灌注化疗，但以下几方面应视为禁忌证或引起特别注意：①晚期恶病质患者，肝衰竭、肾衰竭，近期接受过静脉全身化疗或放射治疗，伴有全身感染和显著的低蛋白血症者，均不能采用该方法治疗，一般所选择的患者预期生存期应至少大于 2 个月；②对于严重出血倾向的患者也应视为禁忌；③年龄大于 70 岁，伴有严重动脉粥样硬化和迂曲的患者也应慎重选择，因为除增加选择性导管插入的难度外，还容易引起血管栓塞、破裂等严重并发症；④造影剂药物过敏者。

5. 临床应用

1）胃癌的灌注化疗：胃癌的动脉供血均来自腹腔动脉的分支，因此常规需首先进行腹腔动脉造影，判断肿瘤供血动脉的部位和数量。根据肿瘤所在不同部位，再超选择动脉插管。肿瘤在胃下部时，选择胃十二指肠动脉及胃网膜右动脉；对贲门癌、胃体癌，选择胃左动脉或胃网膜左动脉。常用氟尿嘧啶、丝裂霉素及任选第 3 种药物（阿霉素或吡喃阿霉素、顺铂）进行三联治疗。

2）肺癌的支气管动脉灌注化疗：肺癌选择性支气管动脉造影和动脉内化疗药物灌注，也是目前临床上常用的方法，单药动脉灌注化疗疗效不佳，且缓解时间短，目前多采用联合用药。联合用药的优点：利用各类抗肿瘤药物不同的作用机制及作用时相，使各种药物之间互相增效，对处于细胞周期各时相的肿瘤细胞均产生较强的杀伤作用；克服肿瘤的耐药性，更大限度地对所有肿瘤细胞进行杀灭，提高疗效，减少复发。肺鳞癌常用的方案：氟尿嘧啶、吡喃阿霉素或阿霉素、顺铂。肺腺癌多用丝裂霉素、吡喃阿霉素或阿霉素星和顺铂方案。

3）盆腔肿瘤的灌注化疗：经皮股动脉穿刺进行髂内动脉超选择插管化疗药物灌注，是盆腔局限性肿瘤的最佳治疗方法，为不能耐受手术、丧失手术机会或者其他治疗无效的晚期肿瘤患者提供了继续治疗的机会。

4）其他肿瘤的治疗：对头颈部肿瘤、结直肠癌、胰腺癌、骨肿瘤、胆管癌等恶性肿瘤的 TAI，虽然有少量的文献报道，但疗效不一，治疗例数尚少，经验不足，有待进一步观察。对于不能手术切除的晚期肿瘤患者采用 TAI 仍然不失为一种积极的治疗手段，其疗效好于全身化疗是不容置疑的。

## （二）TAE

### 1. 概述

TAE 通过使用血管栓塞剂，如明胶海绵、不锈钢圈、自体血凝块等，暂时或永久阻断肿瘤的供血动脉，实现肿瘤体积缩小，便于手术切除并减少术中出血。同时，结合化疗药物与栓塞剂注入靶动脉，不仅阻断肿瘤末梢分支血流，还能缓慢释放化疗药物，实现局部化疗效果，显著降低全身药物浓度，减少化疗不良反应。

### 2. 方法

在 X 线电视监视下，通过经皮穿刺股动脉，将导管送至肿瘤供血动脉。栓塞前进行动脉造影，了解血管分布、肿瘤位置和范围、供养血管来源及侧支循环情况。然后，将导管置于靶动脉内，根据栓塞剂和治疗方案，缓慢注入栓塞剂和化疗药物。栓塞技术需根据病变范围、血管分布、导管口径及动脉血流大小来调整栓塞剂量与注射速度。使用易反流的栓塞剂，如乙醇，应分次缓慢注射，并在 X 线电视监视下进行，确保栓塞剂不透 X 线，必要时与造影剂混合。

### 3. 栓塞剂的分类与应用

1）分类：动脉栓塞应用的物质称为栓塞剂，种类繁多，包括明胶海绵、聚乙烯醇、不锈钢圈、碘油、化疗药物微囊/微球、磁性微球、无水乙醇及中药栓塞剂等。按栓塞时间分为长期栓塞剂、中期栓塞剂和短期栓塞剂；按作用部位分为大血管栓塞剂、中血管栓塞剂和末梢血管栓塞剂。

2）应用。

（1）明胶海绵：为高分子物质，是一种中期栓塞剂，目前国内外较为常用。明胶海绵吸收时间为 14～90 天，对人体几乎无抗原性，来源充足，摩擦系数小，易于释放，容易制备。

（2）聚乙烯醇：长期栓塞剂，适用于大、中血管的栓塞。优点是组织相容性好，无毒性，在体内有永久的栓塞作用，栓塞后纤维组织可很快长入聚乙烯醇内；缺点是摩擦系数大，易堵塞针筒和导管。聚乙烯醇在国外有块状和颗粒状两种剂型。

（3）不锈钢圈：机械性栓塞剂，可产生永久性血管栓塞作用。不锈钢圈一般带有涤纶织物，无毒性。不锈钢圈栓塞的机制是机械性阻塞和涤纶织物在血管内引起的异物反应，形成血栓后堵塞血管。主要优点是栓塞作用永久，可用于较大动脉的近端栓塞，如肝动脉、肾动脉主干和髂内动脉等的栓塞，而且便于随访观察；缺点是不能栓塞肿瘤内血管，易形成侧支循环，单独使用时效果不佳。不锈钢圈的规格有直径 2mm、3mm、5mm、8mm、10mm、12mm 和 15mm，分别用于不同口径的血管。

（4）碘油：目前临床应用的碘油大致有两类。一类是国产的 40% 碘油，另一类是国外产品乙碘油（lipiodol）或者超液化碘油（ultra fluid lipiodol）等。前一类碘油黏度大，与化疗药物混合后难以经导管注射，后一类碘油黏度较低而易于注射。临床上是利用碘油对肿瘤组织的特殊亲和力，将其与化疗药物配合一起制成碘油化疗药物栓塞剂，选择性注入肿瘤供血动脉。碘油可作为药物载体选择性地把化疗药物带到肿瘤组织，并长期滞留其内缓慢释放化疗药物，使肿瘤组织保持高浓度的药物，加上油滴在肿瘤内小血管的栓塞作用可起到持续局部化疗和部分栓塞的作用。碘油化疗药物栓塞剂有乳剂和混悬剂两种，前者是先将化疗药物用生理盐水等乳化以后再与碘油混合，后者是将化疗药物直接与碘油混合。

（5）化疗药物微囊/微球：微囊是将固体或液体化疗药物作为芯料，利用高分子物质或共聚物作为囊材包绕于药物表面，整体为半透性或密封的微型胶囊，外观呈颗粒状或圆球形，直径一般在 $50\sim400\mu m$。微球是将化疗药物和载体如白蛋白、明胶、淀粉、乙基纤维素、聚乙烯醇等混合在一起，经交联反应或热降解法等方法制作而成，呈颗粒状或球形，直径一般在 $50\sim500\mu m$。化疗药物微囊/微球具有显著的双重抗肿瘤作用：一是阻断动脉血流和末梢性栓塞的作用，二是药物缓释后的局部化疗作用。栓塞和化疗作用可互相促进，呈现增强效应。栓塞阻断了肿瘤血供，导致靶器官缺血、缺氧，血管通透性增加，有利于化疗药物向组织中渗入，可增强肿瘤细胞对化疗药物的反应；同时，受到化疗药物作用后的肿瘤细胞对缺血、缺氧的敏感性增加，易发生坏死。

（6）中药栓塞剂（鸦胆子油）：鸦胆子为苦木科植物的成熟果实，用鸦胆子油制成的静脉乳剂对多种肿瘤有效。抗肿瘤主要成分有鸦胆子苦素、苦木内酯、鸦胆子油苦醇及油酸。鸦胆子油主要用于治疗消化道肿瘤、乳腺癌、皮肤癌、宫颈癌、肝癌和肺癌等。鸦胆子油具有良好的动脉栓塞作用，能引起明显的组织坏死。

4. 临床应用

1）肝癌的栓塞治疗：介入放射学治疗肝癌较好的方法是 TACE。化疗常用阿霉素 50mg 加丝裂霉素 16～20mg，或者丝裂霉素 16～20mg 加顺铂 60～80mg。栓塞选择碘油 4～20mL 加丝裂霉素 10～20mg 制成乳剂，或再加明胶海绵（1～2mm）20～40 粒。加明胶海绵后能造成肿瘤较快、较大范围的坏死，但是对超选择要求也较高。由于肝癌的血供 90% 以上来自肝动脉，因此，TACE 是向肿瘤供血动脉直接给药，增加了肿瘤内药物浓度，同时使肝癌血供减少 90%，导致肿瘤坏死。TACE 不但适用于晚期肝癌，亦可用于肝硬化显著及其他原因不能行肝切除者，对转移性肝癌、肝癌术后复发、门静脉癌栓等也有一定疗效。近年来为了解决肝动脉化疗难以维持肿瘤局部药物浓度，以及肝动脉栓塞后易形成侧支循环等问题，有研究用顺铂作为化疗药物，用乙基纤维作为载体，研制出顺铂乙基纤维微囊，用于肝动脉化疗栓塞治疗原发性肝癌，研究发现疗效有明显的提高，值得进一步探索应用。

2）其他肿瘤的治疗：TAE 用于头颈部肿瘤、肾肿瘤，以及盆腔肿瘤如膀胱、子宫、卵巢、前列腺等肿瘤的治疗也早已见有关文献报道。术前应用 TAE，有减少术中出血的作用，对肿瘤引起的大出血有控制作用。TAE 也可以用于不能切除的肾癌和盆腔肿瘤的姑息治疗，可以减轻症状。有人认为 TAE 能增强肾肿瘤患者抗肿瘤的免疫能力。

## 二、TACE 的护理

### （一）术前护理

1）护理人员需全面了解患者的病情和心理状态，详细解释手术的目的、流程、所需配合的环节及注意事项。对于信心不足或有绝望情绪的患者，护理人员应采用温和、体贴的态度和易于理解的语言，帮助患者缓解心理压力，增强对手术的信心。

2）术前碘过敏试验和备皮：鉴于临床共识认为碘造影剂过敏试验无法有效预测过敏反应，且可能引起严重不良反应，原则上不推荐进行此项试验，除非产品说明书有特别指示。手术当天早晨进行皮肤准备，包括双侧腹股沟和会阴部的备皮。

3）指导患者练习在床上进行大小便，以适应术后肢体制动时的床上排便需求，同时减少穿刺部位的污染风险。

4）确保患者手术前一晚有充足的休息，必要时可使用安眠镇静剂，以帮助患者保持手术时的良好心理状态和体力。

5）指导患者进行呼吸练习，如深吸气后屏气 10~15 秒，然后缓慢呼气，以便在术中造影时能配合医师的操作。

6）术前禁食 4 小时，但可适量饮水，必要时给予静脉补液。进入手术室之前需要排空膀胱。

7）遵医嘱准备好术中所需药品，主要有化疗药物、止吐剂、镇痛剂、造影剂、2% 利多卡因、肝素、生理盐水等；如果需行动脉栓塞，需准备栓塞剂，如碘油、明胶海绵等。

### （二）术中护理

1）热情接待患者，缓解其紧张和恐惧情绪，建立信任关系。向患者清晰说明手术过程中可能会出现感觉和基本操作步骤，如注射造影剂时的温热感、栓塞可能引起的疼痛和恶心等，确保患者感到放松和安全。

2）详细了解患者是否有高血压、心脑血管疾病、出血倾向等病史，确保术中护理的充分准备。对于病情较重的患者，应建立并维护静脉通路，以便在紧急情况下迅速进行抢救。

3）正确摆放患者体位，协助医师暴露手术区域并配合进行皮肤消毒。

4）调节手术室内温度，以防止患者术中受凉。

5）术中应严密观察患者生命体征的变化，如果出现消化道反应（恶心、呕吐），应及时在医师指导下给予止吐药等。

6）密切监测患者穿刺肢体的动脉搏动、温度和皮肤颜色，及时发现并处理任何变化。如遇严重并发症，如过敏反应、心律失常、心力衰竭或休克，应立即停止治疗并协助医师进行抢救。

7）注射造影剂时，密切观察患者是否有过敏反应。一旦发生，立即停止注射并立即抢救。根据过敏反应的严重程度，及时给予地塞米松、异丙嗪等药物和氧气吸入。

（三）术后护理

1）术后4～6小时内密切观察患者生命体征变化，观察穿刺部位有无血肿，术侧肢体血供、皮温情况及颜色的变化。

2）患者返回病房后，嘱患者绝对卧床休息并且肢体制动8～12小时，穿刺部位可使用沙袋、压迫器或弹力绷带等用具加压包扎6～8小时，防止渗血导致皮下淤血。

3）密切观察下肢末梢血运情况是及早发现股动脉栓塞及明确栓塞程度的重要依据。每30分钟巡视1次，观察患者足背动脉搏动有无减弱或消失，皮肤颜色是否苍白及温度是否下降，毛细血管充盈时间是否延长，穿刺侧下肢有无疼痛和感觉障碍。若患者出现趾端苍白、小腿剧烈疼痛、皮温下降、感觉迟钝，则提示有股动脉栓塞。

4）化疗与栓塞不良反应的护理。

（1）胃肠道反应：最常见的是恶心、呕吐，主要是大剂量化疗药物引起的，部分由栓塞剂反流进入胃和十二指肠的供血动脉所致。TACE术后常规都会应用一些胃黏膜保护剂。患者出现严重呕吐时，应指导患者头偏向一侧，防止误吸、呛咳甚至窒息的发生。同时，护理人员应注意环境通风，保证病房内空气清新，做好口腔护理。观察机记录呕吐物颜色、性质和量，对剧烈呕吐者需注意有无消化道出血。

（2）发热：术中注入大量化疗药物，常因药物毒性作用或局部肿瘤组织坏死、液化吸收而引起发热。发热时间一般在术后1～4天，体温一般在38.5℃左右。首先进行物理降温，如体温无法下降，可选用解热镇痛剂。如有寒战或高热持续不退，要注意是否为导管插入、无菌消毒不严格引起感染甚至败血症，可做血培养检查，进一步明确原因。

（3）腹部疼痛：疼痛的位置多局限在肝区或者胃区，多由术中化疗栓塞造成组织缺血、水肿和坏死导致，一般术后48小时内症状比较明显。护理人员要密切观察疼痛的部位、性质、程度，有无腹膜刺激征等。肝区疼痛多为中重度的疼痛，可遵医嘱给予三阶梯镇痛治疗；胃区疼痛多为闷胀感，或伴有恶心、呕吐的症状，可遵医嘱在镇痛治疗的同时配合使用胃黏膜保护剂。

（4）呃逆：主要是由化疗药物刺激膈神经导致。大多数患者可自行缓解。对于顽固性呃逆患者，应及时进行心理疏导，减少患者的紧张情绪，同时辅以药物治疗。

5）并发症的观察和护理。

（1）局部出血及血肿：可能由术中反复插管、拔管后穿刺点压迫不当或患者凝血功能障碍引起。术前应了解患者是否有高血压、出血倾向或凝血工功能障碍。对高危患者，术中需密切观察肢体血液循环，避免穿刺点压迫不当，既要防止压迫不足，也要防止压迫过紧影响血流。观察患者足背动脉搏动、下肢皮肤颜色及温度。若形成血肿，除了观察肢体功能外，还需注意肿块内是否有动脉搏动，以防假性动脉瘤的形成。

（2）脊髓损伤：一种罕见但严重的并发症，常见于食管癌、肺癌患者。由于脊髓血供主要来自节段性动脉，且吻合支较少，特别是在胸4段和腰1段，这些区域相对缺血，易受TACE中的导管刺激或化疗药物毒性影响，导致血管痉挛和脊髓损伤。严重者可能发展为横断性脊髓炎或截瘫。在进行 TACE 时,应密切观察患者的四肢感觉、运动功能及皮肤颜色变化。若出现脊髓损伤症状,应尽早使用脱水剂如甘露醇减轻水肿,激素减轻炎症,或通过腰椎穿刺进行脑脊液置换。同时,加强抗感染治疗,并针对截瘫患者进行压疮预防和皮肤护理。

(3)急性肾衰竭:某些化疗药物如顺铂对肾有较强毒性,大量使用造影剂也可能对肾产生毒性。鉴于肿瘤患者多为老年人,肾功能可能存在一定程度损害,严重者可能发生肾衰竭。护理人员应向患者解释情况,鼓励多饮水以稀释尿液,加速药物排泄,减轻肾毒性。每天常规补液 2500mL,必要时给予利尿剂。准确记录 24 小时出入量,观察尿量、颜色及性质变化。若每天尿量少于 500mL 或尿色改变,应及时留尿检验。

(4)心律失常:使用某些化疗药物如阿霉素时,可能抑制心肌细胞的 $Na^+-K^+$ 泵交换,引起心律失常或充血性心力衰竭,表现为气闷、发绀、脉搏减弱。严重呕吐也可能导致电解质平衡紊乱,引起心律失常。TACE 术后,应密切监测患者脉率、心律、呼吸和血压,发现异常立即给予氧气吸入、进行心电图检查,必要时进行心电监护。同时,进行心理疏导,消除患者的恐惧和紧张情绪。

(5)股动脉栓塞及动脉夹层:股动脉栓塞是 TACE 术后最严重的并发症之一。需密切观察穿刺侧肢体的皮肤颜色、温度及足背动脉搏动。若出现麻木、疼痛、皮肤苍白或温度变化,或足背动脉、胫后动脉搏动消失,且排除绷带包扎过紧等因素,应考虑血栓形成可能,立即通知医师处理。动脉夹层通常由术中操作不当引起,较少见。术后加压绷带解除后,应触诊股动脉是否有肿块及波动感,如有,应及时请医师判断和处理。

# 第六节 肿瘤患者的安宁疗护

安宁疗护(hospice care)指对于预期生命不超过 6 个月的患者,通过医学、护理、心理、营养、宗教、社会支持等各种方式,让他们在生命最后一程得以尽量舒适、有尊严、有准备和平静地离世。安宁疗护的理念是通过由医师、护理人员、志愿者、社工、理疗师及心理治疗师等人员组成的团队服务,为患者及其家属提供帮助,在缓解患者身体不适的同时,更关注患者的内心感受,给予患者灵性照护,让患者有尊严地走完人生最后一段旅程。这里主要介绍终末期肿瘤患者常见症状的舒缓照护。

## 一、呼吸困难

正常成人的呼吸频率为每分钟 16~20 次。呼吸困难指患者主观上感到空气不足,客观上表现为呼吸费力,严重时可能出现鼻翼扇动、发绀、端坐呼吸等症状,伴随呼吸频率、深度与节律的异常。

目前多采用英国医学研究委员会制订的呼吸困难量表评估患者的呼吸困难程度,分为以下 5 级。

0级：无明显呼吸困难（剧烈运动时除外）。

1级：快走或上缓坡时气促。

2级：因呼吸困难导致比同龄人步行缓慢或按照自己的步速平地步行时需要停下休息。

3级：平地步行100m或数分钟后需要停下休息。

4级：因呼吸困难明显而无法外出或更衣时出现气促。

## （一）评估和观察

1）评估患者病史，呼吸困难发生时间、起病缓急、诱因、伴随症状，患者的活动情况、心理反应和用药情况等。

2）评估患者神志、面容与表情，口唇黏膜、指（趾）端皮肤颜色，呼吸频率、节律、深浅度，体位、外周血氧饱和度、血压、心率、心律等。

## （二）治疗原则

呼吸困难的治疗分病因治疗和对症治疗，主要目的是迅速缓解患者的呼吸困难。

1. 病因治疗

1）肺部肿瘤：肺部肿瘤因压迫或阻塞呼吸道导致阻塞性呼吸困难，还常常继发阻塞性肺气肿、肺不张和肺炎加重。终末期肿瘤患者一般不考虑通过抗肿瘤治疗缓解症状，常规予支气管扩张剂和糖皮质激素解痉平喘。如果一般情况尚可，无绝对禁忌证，也可以推荐患者尝试局部姑息性放射治疗（如外照射治疗或立体定向放射治疗等）和支气管镜下气管腔内治疗（如电灼、激光、射频、后装治疗等）快速缓解症状，注意防治感染、出血等不良反应。治疗前检查血常规、凝血功能、肺功能和血气分析等。

2）肺部感染：呼吸困难如因肺部感染继发换气功能障碍引起，需要积极抗感染治疗以改善换气功能，根据痰、血微生物培养和药敏试验的结果针对性用药，稀释痰液，促进排痰，监测血象、C反应蛋白、降钙素原等感染指标和血气分析，防治水、电解质和酸碱平衡紊乱。

3）胸腔积液：少量胸腔积液可暂不予处理，以观察为主。中至大量胸腔积液影响呼吸时除使用利尿剂，还需要胸腔穿刺置管引流胸腔积液，检查胸腔积液常规、生化和细胞病理学。首次引流量不宜超过800～1000mL，引流速度不宜过快，以防出现纵隔摆动、复张性肺水肿，每天记录引流液颜色、性质和量。治疗前检查血常规、凝血功能、肺功能和血气分析等，治疗后需要密切观察患者有无气胸、胸腔出血和继发感染等并发症。

4）贫血：中度至重度贫血造成的呼吸困难除输注红细胞悬液，还需要根据贫血原因对症治疗。

2. 对症治疗

1）扩张支气管、雾化吸入，每天2次，以促进排痰、保持呼吸道通畅。

2）通过鼻导管以2～6L/min流速供氧或面罩吸氧，根据血氧饱和度调整氧流量，使血氧饱和度≥90％。

3）阿片类药物：此类药物是使用最为广泛的具有中枢活性的治疗呼吸困难的药物。使用前应明确告知患者及其家属此类药物可能导致呼吸抑制、镇静等不良反应。未使用阿片类药物镇痛的患者可以先于 5～10mg 吗啡口服，或 2.5～5.0mg 吗啡注射，每 4 小时 1 次。突发呼吸困难者需要每小时额外给予 2.5～5.0mg 吗啡口服或 2.5mg 吗啡注射。

4）由焦虑、惊恐等特殊因素导致的呼吸困难常常出现浅快呼吸，需要专业的物理治疗师指导呼吸锻炼，包括放松呼吸、膈式呼吸、缩唇呼吸，减少呼吸用功，控制好呼吸频率、深度和节律。焦虑、惊恐、易激惹或精神错乱时可以适当使用阿片类和抗焦虑药物，效果不佳可加用氟哌啶醇，但不宜常规使用，以防因神志不清、嗜睡加重等导致临床状况恶化。

5）心功能不全造成的呼吸困难需要强心、利尿、吸氧，改善心肌血流灌注，保持血压平稳。

6）慢性阻塞性肺疾病患者的呼吸困难，除了常规给予支气管扩张剂和糖皮质激素外，还需要采取前倾坐位和俯卧位以增加腹压，提高膈肌工作效率，减少腹部矛盾运动以缓解症状。

（三）注意事项

1）呼吸困难时口服给药可能会加重患者的症状或引发呛咳，可考虑其他给药途径。

2）终末期肿瘤患者出现的严重呼吸困难，如果原发疾病无法纠正，对症治疗的缓解作用极为有限，此时机体已处于不可逆转的最后阶段，是向死亡过渡的必然过程，需要向患者家属解释清楚，并得到其理解。指导患者家属不应过于焦虑、烦躁和恐惧，否则会影响患者的情绪。

## 二、临终喉鸣

临终喉鸣指咽下部的分泌物随着吸气和呼气摆动所产生的喉鸣声，常见于极度虚弱和临近死亡的患者，发生率约为 20％，治疗无法改善患者病情。

患者可采用半卧位，鼓励体位引流，意识不清时可以考虑予以吸痰。给予东莨菪碱、阿托品等抗胆碱能药物以减少咽下部分泌物分泌，但对已经产生的咽下部分泌物无效。此类药物对咽部唾液分泌相关的临终喉鸣声效果较好，但对于由支气管分泌物或胃内容物反流相关的临终喉鸣效果差。

## 三、咯血

咯血指喉以下的气管、支气管或肺组织出血，并经过口腔咳出。临床上多以咯血量的多少和咯血时的出血速度作为判定咯血严重程度和预后的重要指标，一般 24 小时咯血量<100mL 为少量咯血，100～500mL 为中量咯血，>500mL（或一次性>100mL）

为大量咯血。大量咯血可以阻塞呼吸道引起窒息或失血性休克而危及生命。出血速度快被认为是最重要的咯血死因，少量咯血尤其是痰血阶段就需要引起重视。

（一）评估和观察

1）评估患者咯血的颜色、性质和量，伴随症状，治疗情况，心理反应，既往史及个人史。

2）评估患者生命体征、意识状态、面容与表情等。

3）了解患者血常规、出凝血时间等检查结果。

（二）治疗原则

1）咳嗽是将肺内出血排出体外最有效的方法，必须鼓励患者咳嗽。出血速度过快需要调整体位引流，使出血一侧位于下方或取侧卧位，出血部位不明时应采取头低位，防止呼吸道阻塞、窒息，便于吸痰和供氧。

2）少量咯血或痰血者，无须特殊处理，适当减少活动量，对症治疗即可；中量咯血者需卧床休息，监测生命体征；大量咯血者需要绝对卧床休息，心电监护，监测体温和尿量，开放静脉，备血输液，保证有效循环血量。

3）止血药物的使用：临床上治疗效果最确切的是垂体后叶素，用量一般从10U开始，通过收缩肺小动脉使局部血流减少、形成血栓而止血。糖皮质激素具有非特异性抗炎作用，可以减少血管通透性，适合短期小剂量应用。

（三）注意事项

1）避免用力拍背、频繁吸痰，注意言语及动作安抚，必要时使用镇静类药物。

2）对有咯血风险的患者应加强预防性宣教及沟通，使其有一定的思想准备。

3）咯血期间避免口服药物，可采取其他用药方式。

## 四、口臭、口干、口腔炎

（一）口臭

口臭指呼出令人不愉快的异样或恶臭的气体。

1. 病因

口臭的常见病因包括口腔卫生状况不佳，口腔、咽部、鼻腔、鼻窦或肺组织等部位的坏死和脓性疾病，胃—食管反流，摄入易产生挥发气味的食物，严重感染或肝肾疾病等。

2. 处理措施

注意口腔卫生，餐后和睡前漱口，也可以使用苏打水、过氧化氢（双氧水）漱口，消化不良者可使用促进胃肠蠕动的药物。

## （二）口干

### 1. 病因

75%的终末期肿瘤患者因每天唾液生成减少，口腔缺乏润滑，导致咀嚼、吞咽困难和疼痛，同时伴有味觉受损、食欲减退，影响进食。

### 2. 处理措施

1）鼓励患者多饮冰水和矿泉水、口含冰块、咀嚼口香糖、饮冷饮和碳酸柠檬饮料。

2）毛果芸香碱是一种具有轻度 β 肾上腺素能活性的药物，具有刺激外分泌腺分泌的作用，可增加唾液中黏蛋白的浓度，防止口腔黏膜干燥和受损。肠梗阻、哮喘和慢性阻塞性肺疾病患者禁用。

## （三）口腔炎

口腔炎指口腔黏膜的弥漫性炎症、糜烂和溃疡等一组疾病。

### 1. 病因

口腔炎多由口干、二重感染、黏膜炎和各种物质缺乏引起。

### 2. 处理措施

1）避免进食辛辣刺激、脆硬食物和酸性果汁、碳酸饮料。

2）治疗口腔白念珠菌感染和口腔溃疡。

3）局部麻醉剂、非甾体类抗炎药和苯海拉明漱口液可以缓解口腔局部疼痛。

## 五、食欲减退－恶病质综合征

食欲减退或称厌食，指不思进食或尽管存在饥饿感但少量进食后即感到饱胀而拒绝继续进食。癌性恶病质指各种因素导致机体骨骼肌进行性丢失，伴或不伴有脂肪质量的下降。食欲减退－恶病质综合征主要表现为食欲减退、进行性体重下降、贫血和低蛋白血症等。临近死亡的肿瘤患者几乎100%合并食欲减退－恶病质综合征的临床表现。患者免疫功能差，容易继发疼痛、呼吸困难、感染和多器官衰竭，严重影响患者的生活质量和生存期，是晚期癌症患者的主要死因之一。

### （一）病因

1）营养摄入与消耗之间的不平衡是根本原因。

2）肿瘤本身、抗肿瘤治疗、心理因素等导致食欲减退。

### （二）诊断

1）6个月体重下降>5%。

2）肿瘤产生的细胞因子，导致脂肪、蛋白质丢失的脂解激素、蛋白水解因子增多。

3）与食欲减退无关的进行性肌肉和脂肪组织的减少。

4）无法逆转的食欲减退。

## （三）评估与观察

1）评估患者进食、牙齿、口腔黏膜情况。
2）评估患者有无贫血、低蛋白血症、消化系统疾病、内分泌系统疾病等表现。
3）评估患者皮肤完整性。
4）评估有无影响患者进食的药物及环境因素。

## （四）治疗原则

1）营养支持：根据具体病情及患者及其家属的意见选择喂养或营养支持方式，如经口、鼻饲、胃－空肠造口管饲或静脉营养。
2）药物治疗：甲地孕酮或甲羟孕酮是目前应用最广泛的改善肿瘤患者食欲、增加体重的药物。糖皮质激素可以刺激食欲，改善癌性疲乏，但不宜长期使用。雄激素可以刺激食欲和促进蛋白合成，促胃肠动力药有助于改善食欲。
3）积极干预、处理口腔疾病。
4）社会－心理治疗：改善与缓解患者焦虑、紧张、抑郁等心理变化，给予积极的心理、社会支持。

## （五）注意事项

1）注意照顾患者的情绪，循序渐进。
2）充分与患者家属沟通，取得他们的信任和配合。
3）必要时考虑肠外营养逐步向肠内营养、经口进食过渡，注意食物的搭配与口感。

# 六、消化道出血

上消化道出血指十二指肠悬韧带以上消化道疾病引起的出血，包括食管、胃、十二指肠恶性肿瘤引起的出血，临床表现为呕血、黑便及失血性休克等。下消化道出血指小肠、结肠和直肠到肛门病变引起的出血，常见血便。血便的颜色与出血速度、血液在肠腔内停留的时间有关。

## （一）评估和观察

1）评估患者呕血、便血的原因、诱因，出血的颜色、性质和量及伴随症状，治疗情况，心理反应，既往史及个人史。
2）评估患者生命体征、精神和意识状态、周围循环状况、腹部体征等。
3）了解患者血常规、凝血功能、大便隐血试验等检查结果。

## （二）治疗原则

1）寻找可能的诱因或病因，酌情停用可疑药物、禁食、胃肠外营养支持，使用胃黏膜保护剂和质子泵抑制剂。血小板计数低下者给予升血小板治疗，必要时输注单采血小板，加用止血药物，根据病情选用血管升压素和生长抑素及其衍生物。

2）开放静脉，积极扩容，保证有效循环血量，监测心率、血压和尿量，酌情输血。

3）适度镇静处理，避免误吸、窒息。

（三）注意事项

1）消化道出血期间绝对禁食，注意向患者及其家属进行解释，使其有一定的心理预期。

2）避免消化内镜、血管造影等有创性检查。

## 七、腹胀

腹胀是一种常见的消化系统症状，是一种患者感觉腹部部分或全腹胀满不适，常伴腹痛、恶心、呕吐、便秘、呼吸困难等，主要见于胃肠道胀气、腹水、腹腔肿瘤等。

（一）评估和观察

1）评估患者腹胀的部位、程度、持续时间，有无恶心、呕吐，排便、排气情况，治疗情况，心理反应，既往史及个人史。

2）了解患者腹胀的原因和相关检查结果。

（二）治疗原则

1）寻找可能的诱因及可实施的干预措施，如调整肠内营养种类、营养液温度、可疑药物。

2）必要时调整营养支持方式，肠梗阻患者需要胃肠减压和禁食。

3）使用通便导泻药和消胀除积药，如六磨饮汤剂煎服、番泻叶冲服等。

4）开塞露和甘油灌肠剂灌肠对于多数便秘患者有效，在导泻同时可以促进肠道蠕动，增进排气，消除腹胀。另外，也可使用中药六磨饮灌肠。肛管排气临床疗效有限。

（三）注意事项

非药物治疗如热敷、针灸、适度按摩，指导患者及其家属观察、反馈病情。

## 八、淋巴水肿

淋巴水肿是因淋巴引流功能障碍而引起的组织液积聚，导致淋巴管系统流入与流出的平衡失调。淋巴水肿可以影响身体的任何部位，常见症状包括受累部位皮肤紧绷和沉重感。慢性淋巴水肿可能导致皮肤和皮下组织长期肿胀、广泛间质纤维化、肢体变形和表皮角化症。触诊可能发现皮下组织增厚、皮肤张力增高和发亮，以及凹陷性水肿。在某些情况下，触诊后皮肤可能溢出淋巴液。晚期和终末期肿瘤患者、长期卧床者、有下肢静脉和淋巴回流障碍及低蛋白血症患者更易发生淋巴水肿。

（一）评估和观察

1）评估水肿的部位、时间、范围、程度、发展速度，与饮食、体位及活动的关系，患者的心理状态，伴随症状，治疗情况，既往史及个人史。

2）观察患者的生命体征、体重、颈静脉充盈程度，有无胸腔积液、腹水，患者的营养状况、皮肤血供、张力变化等。

3）相关检查：血象、肝功能、肾功能、血电解质、心脏超声、下肢血管彩超等。

（二）治疗原则

1）针对诱因及病因，调整药物及液体入量。

2）皮肤护理：保持皮肤湿润、清洁，目的在于防止因感染皮肤而加重水肿。

3）控制感染：皮肤发红、肿胀、发热、触痛是皮肤感染的临床表现，必须及时行抗感染治疗。

4）抬高患肢：可以减轻静脉高压，增加静脉和淋巴系统的回流，从而减轻水肿。上肢抬高至心脏平面效果最好，下肢抬高有助于提高患者舒适度。

5）按摩皮肤：按摩并同时进行深呼吸有助于治疗躯干部位的淋巴水肿。

6）药物治疗：地塞米松可通过减少肿瘤周围的炎症而减轻淋巴管的梗阻；利尿剂作用极为有限，除非患者存在因使用非甾体类抗炎药物或类固醇激素出现肿胀或肿胀进展、心源性水肿和静脉梗死等情况。

7）淋巴液皮肤外溢：一般经过常规皮肤护理、抬高患肢、使用绷带等措施数天后情况开始缓解。

（三）注意事项

1）对患者及其家属进行饮食及活动指导。

2）准确记录患者每天的出入量。

3）注意皮肤护理。

## 九、癌性发热

癌性发热指由肿瘤本身引起的发热，大约2/3的肿瘤患者病程中伴有发热，晚期肿瘤患者较为常见。部分肿瘤如淋巴瘤、肾癌、肺癌、中枢神经系统肿瘤可能表现为首发症状，无瘤生存状态的患者一旦出现非感染性发热应十分警惕是否有脑、肝、骨多部位转移，及早明确是否为癌性发热。

（一）病因

1）肿瘤本身坏死或治疗引起肿瘤细胞破坏，释放肿瘤坏死因子或内源性致热原。

2）肿瘤细胞本身引起发热。

　　3）肿瘤内白细胞浸润，引起炎症反应，白细胞产生内源性致热原。

　　4）肿瘤细胞释放抗原物质引起机体免疫反应。

　　5）肿瘤肝转移，干扰致热原的代谢。

　　6）肿瘤侵犯或影响体温调节中枢，引起中枢性发热。

　　7）肾上腺皮质出血或肿瘤占位。

### （二）诊断

　　癌性发热的诊断目前尚无统一的诊断标准，如果癌症患者具有以下临床表现可考虑癌性发热。

　　1）每天至少有 1 次体温>37.8℃，以低热为主，呈间歇性或持续性。

　　2）发热时间超过 2 周，可达数月。

　　3）无过敏情况。

　　4）常伴有乏力、盗汗、自汗、体重减轻、头晕等，多无畏寒及寒战。

　　5）用经验性及合适抗生素治疗 7 天后发热不退。

　　6）体检、实验室及 X 线检查无感染依据。

　　7）用萘普生等非甾体类抗炎药后退热迅速而完全，继续用药可维持正常体温。

　　8）有肿瘤存在。

### （三）评估和观察

　　1）评估患者发热的时间、程度及诱因、伴随症状等。

　　2）评估患者意识状态、生命体征的变化。

　　3）了解患者相关检查结果。

### （四）治疗原则

　　癌性发热的治疗除了采取相应的退热治疗外，最积极的方法是针对病因治疗。由于部分癌性发热患者往往合并局部感染，并有导致系统感染的可能，特别是一些白细胞计数低于正常水平的患者，需采取积极的抗感染治疗。

### （五）注意事项

　　1）低热以擦浴等物理降温方式为主，中高热情况下适度使用退热药，注意防治皮肤脱水及纠正电解质平衡紊乱。

　　2）高热或超高热可考虑使用冰帽、冰毯和（或）冬眠疗法。

## 十、癌性疲乏

　　癌性疲乏又称肿瘤相关性疲乏，是一种由肿瘤和（或）抗肿瘤治疗引起的令人不安的、持续的身体、情感和（或）认知方面的主观的疲劳感觉及精力耗竭感，并干扰机体的正常功能。

（一）病因

1）肿瘤细胞产生的细胞生长因子抑制激素阻碍了机体的正常代谢，导致恶病质、贫血和感染，容易诱发疲乏。

2）抗肿瘤治疗继发的骨髓抑制、免疫功能下降、细胞损伤等均可诱发疲乏。

3）贫血、感染、营养不良、甲状腺功能紊乱等肿瘤并发症均促进了疲乏的发生、发展。

4）患者的负面情绪进一步促进了疲乏的发生。

（二）诊断

1）非锻炼引起的持续疲乏。

2）记忆力或注意力下降。

3）睡眠无法缓解疲乏。

4）不伴有肿胀的肌肉关节痛。

5）持续的头痛、咽痛或淋巴痛。

（三）治疗

1. 非药物治疗

1）对患者进行肿瘤诊治的相关宣教。

2）因人而异的体育锻炼可以减少功能的丧失，减轻疲乏，但合并骨转移、凝血功能异常、贫血、发热、伴有运动功能障碍的患者进行体育锻炼需要慎重。

3）保证充足的休息和睡眠，提高休息和睡眠质量。

4）缓解患者的身心压力，增加心理−社会支持。

2. 药物治疗

1）改善贫血。应用促红细胞生成素、铁剂、叶酸、维生素 $B_2$ 等药物改善贫血，必要时输注红细胞悬液，提高红细胞携氧能力，改善食欲和体力。

2）抗焦虑、抑郁治疗。

3）纠正水、电解质、酸碱平衡紊乱，补充维生素和微量元素。

4）应用糖皮质激素增进食欲，减轻疲乏。

5）应用哌甲酯、莫达非尼等中枢神经兴奋剂治疗重度疲乏。

6）应用人参、黄芪等中药补中益气，增强机体免疫功能。

# 第七章　皮肤病与性传播疾病临床护理实践

## 第一节　常见皮肤病的护理

### 一、带状疱疹的护理

#### （一）主要护理问题

1）舒适的改变：与病毒侵犯神经导致神经疼痛有关。
2）有感染的危险：与疱疹破溃糜烂有关。
3）皮肤完整性受损：本病所致。
4）知识缺乏：缺乏对该疾病的知识。
5）焦虑：与患者对疱疹的恐惧、担心预后有关。

#### （二）护理目标

1）患者疼痛减轻或消失。
2）疱疹破溃糜烂处干燥结痂，体温恢复正常，血液检查正常。
3）皮肤无水疱、皮疹或创面已结痂。
4）患者对带状疱疹相关知识有所了解。
5）患者焦虑程度减轻，配合治疗及护理。

#### （三）护理措施

1. 促进舒适
1）评估疼痛的部位、性质、程度、规律及诱发因素。
2）给患者心理安慰。
3）多和患者交流，以转移患者的注意力。
4）教会患者放松疗法，以减轻不适。
5）遵医嘱给予镇痛剂并观察疗效。

2. 预防感染

1）评估潜在感染的部位，患者的症状、体征，创面的清洁度，分泌物的颜色、性质和量。

2）评估患者机体免疫力及营养状况。

3）医护人员操作前后应洗手。

4）换药室注意清洁。

5）保持皮肤清洁干燥，避免损伤，指导患者勿搔抓患处。

6）给予患者清淡、营养丰富的食物，提高免疫力。

7）遵医嘱给予抗生素治疗。

3. 皮肤护理

1）评估皮肤受损的程度，红斑、水疱变化情况，有无新皮损。

2）保持床铺清洁、干燥、平整。

3）指导患者穿棉制衣服。

4）指导患者勿搔抓、撕剥皮损。

5）遵医嘱给予内服药物、外用药物、光疗等，促进皮损恢复。

4. 知识宣教

1）评估患者的文化程度及疾病相关知识水平。

2）给患者讲解疾病的发生、发展、预后。

3）给患者讲解各种检查、治疗注意事项。

4）给患者讲解各种药物作用、不良反应及注意事项。

5）教会患者及其家属正确保护皮肤的方法。

5. 心理护理

1）评估患者的焦虑程度。

2）安慰开导患者，创造良好的病房氛围。

3）以成功的病例鼓励患者，树立其战胜疾病的信心。

4）指导患者放松休息转移注意力，减轻不适。

5）遵医嘱给予抗焦虑药物，并观察其疗效。

6. 并发症的处理

带状疱疹并发症及处理见表7-1。

表7-1  带状疱疹并发症及处理

| 常见并发症 | 临床表现 | 护理 |
| --- | --- | --- |
| 后遗神经痛 | 神经痛往往严重，即使皮损完全消失，神经痛也可持续数月甚至更久 | • 普鲁卡因神经节周围封闭及针刺疗法<br>• 镇痛泵治疗<br>• 神经阻滞麻醉治疗 |

续表

| 常见并发症 | 临床表现 | 护理 |
|---|---|---|
| 溃疡性角膜炎 | 鼻尖、鼻侧出现小水疱，提示三叉神经第一支（眼支）被侵犯，患者视力下降甚至失明 | • 加强眼部护理<br>• 遵医嘱按时滴眼药 |
| 脑膜脑炎 | 头痛、恶心、呕吐、惊厥、感觉障碍、共济失调等神经症状 | • 镇静<br>• 抗病毒治疗<br>• 抗炎治疗 |
| 感染 | 患者出现低热症状、创面糜烂，水疱疱液浑浊，分泌物为脓性、量多 | • 抗病毒治疗<br>• 抗炎治疗<br>• 用聚维酮碘溶液创面换药 |

（四）健康教育

1）注意休息，避免受凉和过度劳累。

2）预防和控制上呼吸道感染。

3）坚持体育锻炼，增强体质。

4）由于患者常有程度不同的疼痛、全身不适、低热及食欲减退等症状，要劝告患者积极配合治疗，尽量避免用手抓搔，以免继发感染，加重病情。

5）患者应卧床休息。为防止压破水疱，可取健侧卧位。床单、被褥要保持清洁，内衣应勤换，且应柔软，以防摩擦而使疼痛加剧。

6）可继续使用维生素 $B_1$、维生素 $B_{12}$ 和镇痛剂。

7）保持创面干燥，让疱壳自行脱落。

8）1周后复诊。

## 二、头癣的护理

（一）主要护理问题

1）皮肤完整性受损：本病所致。

2）感染：癣菌感染头皮所致。

3）焦虑：与患者对疱疹的恐惧、担心预后有关。

4）知识缺乏：缺乏对头癣的了解。

（二）护理目标

1）皮肤糜烂面干燥结痂，逐渐愈合。

2）实验室检查头皮皮损无真菌感染。

3）患者焦虑程度减轻，配合治疗和护理。

4）患者对头癣知识有一定了解。

（三）护理措施

1. 皮肤护理

1）评估患者头部皮损糜烂面积、深度，分泌物的颜色、性质和量。

2）头癣患者行床边隔离，病发、癣痂、敷料等应焚烧。

3）局部保持清洁、干燥、通气；患者枕巾、被褥、毛巾应勤更换，煮沸消毒或暴晒。

4）勿搔抓、撕剥皮损。

5）遵医嘱内服、外用药物促进皮损恢复。

2. 预防感染

1）评估潜在感染的部位，患者的症状、体征，创面的清洁度，分泌物的颜色、性质和量。

2）评估患者机体免疫力及营养状况。

3）医护人员操作前后应洗手。

4）换药室注意无菌技术。

5）保持患者皮肤清洁干燥，避免损伤，指导患者勿搔抓创面。

6）给予患者清淡、营养丰富的食物，以提高免疫力。

7）遵医嘱给予抗生素治疗。

3. 心理护理

1）向患者介绍疾病的有关知识，让患者了解病情、了解治疗方案，以减少思想顾虑。

2）耐心倾听患者的感受，鼓励患者说出恐惧的原因，并做出有针对性的疏导。

3）认真介绍与患者有关的医护人员及治愈的病例，增加患者治疗疾病的信心。

4）指导患者家属共同努力缓解患者的焦虑心理，如谈一些开心的事、听轻松音乐减轻焦虑。

4. 知识宣教

1）评估患者的文化成都及疾病相关知识水平。

2）向患者讲解疾病的发生、发展、预后。

3）向患者讲解各种检查、治疗注意事项。

4）向患者讲解各种药物作用、不良反应及注意事项。

5）教会患者及其家属正确保护皮肤的方法。

（四）健康教育

1）不与有头癣的儿童一起玩耍。

2）不用头癣患者用过的理发工具、毛巾、梳子、枕头、枕巾和帽子等。

3）头癣患者用过的理发工具、梳子等，须用 5% 来苏水溶液或 5% 的甲醛溶液浸泡 10～15 分钟后，其他人方可再用。

4）对患头癣者要进行隔离，患儿要戴上帽子，防止因病发掉下而传染给其他儿童。

5）对于病猫、病狗等，必须给予治疗，因为它们是传染本病的主要宿主。

6）应用抗菌药物的注意事项：根据真菌感染的部位，选择药物及疗程。内服抗真菌药物者应注意不良反应，定期查肝功能及血常规。灰黄霉素及伊曲康唑为脂溶性，与脂类食物同服可促进药物吸收。

## 三、体癣和股癣的护理

### （一）主要护理问题

1）皮肤完整性受损：本病所致。

2）感染：癣菌感染皮肤所致。

3）焦虑：与患者对疱疹的恐惧、担心预后有关。

4）知识缺乏：缺乏对体癣和股癣的了解。

### （二）护理目标

1）皮肤糜烂面干燥结痂，逐渐愈合。

2）实验室检查皮肤皮损无真菌感染。

3）患者焦虑程度减轻，配合治疗和护理。

4）患者对体癣和股癣有所了解。

### （三）护理措施

1. 皮肤护理

1）评估患者皮损糜烂面积、深度，分泌物的颜色、性质和量。

2）患者行床边隔离，病发、癣痂、敷料等应焚烧。

3）局部皮肤保持清洁、干燥、通气；患者内衣、被褥、毛巾应勤更换，煮沸消毒或暴晒。

4）指导患者勿搔抓、撕剥皮损。

5）遵医嘱内服、外用药物促进皮损恢复。

2. 预防感染

1）评估潜在感染的部位，患者的症状、体征，创面的清洁度，分泌物的颜色、性质和量。

2）评估患者机体免疫力及营养状况。

3）医护人员操作前后应洗手。

4）换药室注意无菌技术。

5）保持皮肤清洁干燥，避免损伤，指导患者勿搔抓创面。

6）给予患者清淡、营养丰富的食物，提高免疫力。

7) 遵医嘱给予抗真菌药物治疗。

3. 知识宣教

1) 评估患者的文化程度及疾病相关知识水平。

2) 向患者讲解疾病的发生、发展、预后。

3) 向患者讲解各种检查、治疗注意事项。

4) 向患者讲解各种药物作用、不良反应及注意事项。

5) 教会患者及其家属正确保护皮肤的方法。

4. 心理护理

1) 向患者介绍疾病的有关内容，让患者了解病情、了解治疗方案，以减少患者的思想顾虑。

2) 耐心倾听患者的感受，鼓励患者说出恐惧的原因，并做出有针对性的疏导。

3) 认真介绍与患者有关的医护人员及治愈的病例，增加患者治病的信心。

4) 指导患者家属共同努力缓解患者的焦虑心理，如谈一些开心的事、听轻松音乐减轻焦虑。

（四）健康宣教

1) 要注意公共卫生。在家尽量避免接触猫、狗等动物。患手、足癣及其他癣病者应劝其同时耐心、彻底治疗。家中的患病动物要护理，公共用具要定期清洗消毒，以避免间接接触传染。

2) 患者的衣物、枕、被等生活用品在每次洗涤后应煮、烫和日晒，尤其是内衣裤要注意消毒。

3) 尽量避免搔抓和烫洗皮损。

4) 洗去皮损处的鳞屑、痂皮后再涂药，自外向内涂搽，要超过皮损以外 3～5mm。同时要注意保持局部皮肤干燥、清洁。

5) 股癣患者注意勿用刺激性药物，股根部应尽量保持干燥。

## 四、接触性皮炎的护理

（一）主要护理问题

1) 皮肤完整性受损：与皮损破溃有关。

2) 瘙痒：与皮肤的炎症、发硬有关。

3) 知识缺乏：与不了解接触物及致敏物，缺乏对本病知识的了解有关。

（二）护理目标

1) 患者皮损好转及愈合。

2) 患者瘙痒减轻或缓解。

3）患者了解致敏物及疾病相关知识。

（三）护理措施

1. 皮肤护理

1）大量清水冲洗接触部位。

2）避免接触易过敏的物质。

3）避免热水、肥皂、搔抓等刺激。

4）保持局部皮损的清洁干燥，防止感染。

5）无菌技术下抽取疱液。

6）遵医嘱局部外用药物。

2. 瘙痒的护理

1）嘱患者勿搔抓皮损，修剪指甲，必要时戴手套限制搔抓。

2）指导患者分散、转移注意力，减轻瘙痒不适。

3）必要时给予镇静止痒药。

3. 知识宣教

1）评估患者的文化程度及对疾病的了解程度。

2）指导患者明确致敏物，避免再次接触。

3）指导患者正确护理局部皮损。

4）指导患者避免搔抓后将致敏物质带到远隔部位并产生类似皮损。

（四）健康教育

1）尽可能避免接触致敏物。必须接触时，应加强个人防护，如戴手套、穿防护服、戴口罩或外涂防晒霜。

2）介绍易引起过敏的物质，如化妆品、染发剂、洗涤剂、防腐剂、化工原料、动物皮毛、生漆等。

3）查明致敏物后，避免再次接触致敏原及其结构类似物。

4）不论接触何种物质后发生过敏，立即用清水反复冲洗，尽快就医。

## 五、湿疹的护理

（一）主要护理问题

1）皮肤完整性受损：与皮肤炎症反应有关。

2）瘙痒：与皮肤炎症反应有关。

3）有感染的危险：与皮肤糜烂有关。

4）焦虑：与疾病反复发作有关。

5）知识缺乏：缺乏对本病知识的了解。

（二）护理目标

1）皮损逐渐好转或消退。

2）患者瘙痒减轻或缓解。

3）感染得到控制或无感染发生。

4）患者焦虑情绪减轻或消除。

5）患者了解疾病及相关知识。

（三）护理措施

1. 皮肤护理

1）保持床单清洁干燥，着宽松棉质衣物，保持皮肤清洁干燥。

2）勿用过烫的水清洗皮损。

3）避免接触易过敏的物质。

2. 瘙痒的护理

1）指导患者修平指甲，避免摩擦及用手搔抓皮损，必要时戴手套或用纱布裹手。

2）保持病房环境的安静。

3）分散转移患者的注意力。

4）遵医嘱使用抗组胺类药物及外用止痒药物。

3. 预防感染

1）指导患者保持良好的卫生习惯。

2）使用消毒敷料，敷料污染及时更换。

3）遵医嘱使用抗生素，预防继发感染。

4. 知识宣教

1）评估患者的文化程度及对疾病的了解程度。

2）给患者讲解疾病相关知识、各种检查、治疗和用药及饮食知识。

3）教会患者及其家属观察皮损及皮肤护理方法指导。

5. 心理护理

1）多与患者沟通，理解、关心患者。

2）指导患者正确认识疾病，积极配合治理。

3）以成功的病例鼓励患者，使患者树立战胜疾病信心。

（四）健康教育

1）用药指导：口服药抗组胺类药物及镇静剂，可出现乏力、嗜睡、头晕、注意力不集中等。要注意安全，高空作业者、精细作业者和驾驶员慎用。

2）皮肤护理方法指导：穿棉质衣物，勤换、勤洗衣被，加强个人卫生，保持皮肤干燥。洗浴次数不宜过多，不宜过多使用香皂、沐浴露，可使用润肤剂，不要用肥皂及过烫的水擦洗皮损。避免搔抓，越抓越痒就会形成恶性循环。

3）饮食指导：饮食宜清淡，多食蔬菜、水果，少食辛辣刺激、海鲜类及异体蛋白质类食物，不饮酒、浓茶及咖啡。

4）工作、休息、情绪指导：生活作息要有规律，保证足够的睡眠时间，避免熬夜及过度劳累，在生活和工作中要避免接触易过敏物质。保持心情愉快，避免不良情绪影响，解除思想顾虑，建立治愈信心，充分配合治疗。

## 六、荨麻疹的护理

### （一）主要护理问题

1）有过敏性休克的危险：过敏引起。
2）有窒息的危险：过敏引起喉头黏膜水肿。
3）皮肤完整性受损：本病所致。
4）疼痛：胃肠道痉挛引起。
5）瘙痒：荨麻疹导致的皮肤风团所致。
6）知识缺乏：缺乏荨麻疹的相关疾病知识所致。
7）焦虑：与患者对荨麻疹的恐惧、担心预后有关。

### （二）护理目标

1）过敏性休克得到及时纠正。
2）患者未出现窒息或窒息得到及时处理。
3）皮肤无红斑、风团等皮疹。
4）患者主诉疼痛减轻或消失。
5）患者主诉瘙痒减轻或消失。
6）患者对荨麻疹相关知识有所了解。
7）患者焦虑程度减轻，配合治疗及护理。

### （三）护理措施

1. 过敏性休克的护理
1）密切观察患者神志及生命体征，尤其呼吸和血压，注意床旁心电监护监测。
2）认真观察患者神志变化情况，如患者烦躁、表情淡漠应及时报告医师并予以处理。
3）遵医嘱积极抗过敏治疗并观察其疗效。
4）患者卧床休息，躁动时使用护栏，防止患者坠床。
5）必要时遵医嘱给患者吸氧。

2. 预防窒息
1）密切观察患者呼吸的频率、节律。

2）指导患者一有不适，须立即告诉医务人员。

3）当患者发生喉头水肿的紧急情况时，护理人员应立即给予吸氧、建立静脉通路、准备气管切开或气管插管等抢救物品和抢救药品，积极配合医师进行急救。

4）耐心安慰患者正确对待自己的病情，不要过分紧张。

5）遵医嘱使用抗组胺类药及激素，防止发生喉头黏膜过度水肿现象。

3. 皮肤护理

1）评估皮肤受损的程度，红斑、风团变化情况，观察有无新发皮损。

2）保持床铺清洁、干燥、平整。

3）穿着软棉制衣服。

4）勿搔抓、撕剥皮损。

5）遵医嘱内服、外用药物促进皮损恢复。

4. 疼痛护理

1）评估疼痛的部位、程度、发作规律、加重及减轻因素。

2）嘱其进食易消化、洁净的食物，忌食生冷刺激性食物。

3）同情安慰患者，分散患者注意力。

4）采取舒适体位。

5）给予保暖，必要时可腹部热敷、按摩。

6）遵医嘱给予抗过敏、止痒药物并观察疗效。

5. 瘙痒的护理

1）评估瘙痒的部位、程度、发作规律及加重、减轻因素。

2）遵医嘱给予抗过敏及止痒的内服及外用药物，并观察疗效。

3）安慰患者，分散其注意力。

4）保持环境安静。

6. 知识宣教

1）评估患者的文化及疾病相关知识水平。

2）讲解疾病的发生、发展、预后。

3）讲解各种检查、治疗注意事项。

4）讲解各种药物作用、不良反应及注意事项。

5）教会患者及其家属正确保护皮肤的方法。

7. 心理护理

1）向患者介绍疾病的有关内容，让患者了解病情，了解治疗方案，以减少思想顾虑。

2）耐心倾听患者的感受，鼓励患者说出恐惧的原因，并做出有针对性的疏导。

3）认真介绍与患者有关的医护人员、卫生员及其他急性荨麻疹治愈病例，增加患者治病的信心。

4）指导家庭成员共同努力缓解患者的焦虑心理，如谈一些开心的事、听轻松音乐减轻焦虑。

### （四）健康教育

1）尽可能找出发病诱因并去除，如禁用或禁食某些对机体过敏的药物或食物，避免接触致敏物品。

2）患者发病急性期应卧床休息，宜食清淡、富有营养的易消化食物，并禁食辛辣刺激性食物及鱼、虾、蟹、海鲜等。

3）鼓励患者多饮水，注意保暖，保持排便通畅。床单、被褥要清洁，室内保持安静。

4）勿用过烫的水及化学洗剂清洗皮肤。修剪指甲，避免搔抓，内衣宜选宽松柔软棉制品，勿穿化纤紧身内衣，以免刺激皮肤，加重瘙痒。

## 七、重症药疹的护理

### （一）主要护理问题

1）体温过高：本病导致体温调节功能受损所致。
2）皮肤完整性受损：局部皮肤及黏膜破溃、糜烂。
3）疼痛：局部皮肤、黏膜破溃、糜烂所致。
4）营养失调（低于机体需要量）：口腔黏膜破溃、进食差所致。
5）有感染的危险：皮损破溃及大剂量使用激素所致。
6）焦虑：病情危重所致。
7）知识缺乏：缺乏重症药疹相关知识。

### （二）护理目标

1）患者体温波动于正常范围内。
2）患者住院期间皮损干燥结痂，无新发皮损。
3）患者自觉疼痛减轻，不影响进食及睡眠。
4）患者 1 个月内白蛋白指标达标。
5）患者住院期间无感染发生，体温及血象正常，局部皮损清洁、干燥。
6）患者焦虑减轻。
7）患者了解疾病相关知识并能复述。

### （三）护理措施

**1. 退热**

1）监测感染征象：每天定时监测患者生命体征，遵医嘱定时查血常规，了解白细胞计数及中性粒细胞检查结果。

2）针对高热患者，遵医嘱行物理降温，避免使用药物降温，半小时后观察体温并记录。

3）遵医给予抗生素治疗，观察疗效及不良反应。

4）病房每天定时通风，紫外线消毒空气，医护人员严格无菌操作。

5）协助患者多饮水，饮食清淡，宜选择营养丰富、易消化的高热量饮食，避免食用海鲜、辛辣刺激性食物。

6）做好口腔护理，协助生活护理，及时更换患者汗湿的衣裤、被单等。

2. 皮肤护理

1）评估皮肤受损的程度，红斑、水疱变化情况，观察有无新发皮损。

2）保持床铺清洁、干燥、平整。

3）指导患者穿着软棉制病员服。

4）指导患者勿搔抓、撕剥皮损。医护人员做各种操作应遵守无菌原则。

5）遵医嘱内服、外用药物促进皮损恢复，观察药物疗效及不良反应。

6）重视患者黏膜的护理

（1）口腔护理：指导并协助患者饭前、饭后及睡前正确使用漱口液漱口。口唇糜烂、渗液者给予生理盐水湿敷，口唇皲裂者给予液状石蜡外涂保护。

（2）鼻腔护理：有血痂者给予液状石蜡溶痂后，鱼肝油涂抹保护。

（3）眼部护理：生理盐水清洗双眼，每天3次。必要时遵医嘱给予滴眼液滴眼，如氧氟沙星滴眼液（泰利必妥）、妥布霉素滴眼液（托百士）等。若患者畏光、眼睑闭合不全，可给予生理盐水浸润纱布覆盖双眼。

（4）外阴及肛周的护理：破溃及糜烂创面采取暴露疗法。局部给予生理盐水清洗后聚维酮碘湿敷局部，睡前给予红霉素或莫匹罗星纱条填塞局部。注意排便、排尿后保持局部清洁干燥。

7）保持皮肤完整、干燥，水疱给予抽取。

3. 疼痛的护理

1）评估患者疼痛的程度、持续时间、发作规律及加重、减轻因素。

2）换药时动作轻柔，勿撕扯皮损造成患者疼痛加剧。

3）保持病房安静。

4）通过心理安慰和转移疗法减轻患者疼痛。

4. 营养支持

1）评估患者营养状况。

2）鼓励患者进食高热量、高蛋白质、高维生素、易消化食物。口腔溃烂影响进食者，可遵医嘱给予肠外营养。

3）遵医嘱给予人血白蛋白和丙种球蛋白静脉滴注，必要时给予血浆或血小板静脉输入。观察不良反应。

4）复查血常规及生化指标，了解患者总蛋白、球蛋白及白蛋白水平。

5. 预防感染

1）将患者置于单人病房实行保护性隔离，严格限制探视人员。

2）保持病房环境清洁，每天行紫外线空气消毒 1 次。

3）换药时注意无菌操作，必要时穿着隔离衣。

4）保持患者床单、被褥、患者服清洁。

6. 心理护理

1）向患者介绍疾病的有关内容，让患者了解病情，了解治疗方案，以减少思想顾虑。

2）耐心倾听患者的感受，鼓励患者说出恐惧的原因，并做出有针对性的疏导。

3）认真介绍与患者有关的医护人员及其他重症药疹治愈病例，增加患者的信心。

4）指导家属共同努力缓解患者的焦虑心理，如谈一些开心的事、听轻松音乐减轻焦虑。

（四）健康教育

1）发热的自我护理：多饮水，注意保暖，饮食清淡、易消化，加强口腔护理。

2）正确护理皮损的方法：保持皮肤清洁、干燥，避免用肥皂水、热水擦洗，可用温水擦洗。保证床单、被套、衣着清洁柔软，并定期更换床单、被套。接触皮损的布类必须经过消毒后方可使用。嘱患者不用院外带来的衣物，以免引起感染，加重病情，应穿着病员服。在使用外用药时需清洁皮肤，不要用手取药，需用消毒棉签轻轻涂擦。

3）减轻瘙痒的方法：当皮肤瘙痒时，勿搔抓皮损，可以轻轻拍打皮损或通过转移疗法（如听音乐、看书等）减轻瘙痒。并观察瘙痒减轻或加重的因素。

4）药疹知识宣教：药疹亦名药物性皮炎，是药物通过内服、注射、使用栓剂或吸入等途径进入人体，在皮肤黏膜上引起的炎症反应，严重者尚可累及机体的其他系统。药物既有治病的效用，又可能引起不良反应。由药物引起的非治疗性反应，统称为药物不良反应，药疹仅是其中的一种表现形式。

5）用药指导。

（1）告诫患者立即停用致敏药物，暂时无法确定哪种药物过敏时，停用一切可疑致敏的药物。

（2）轻型药疹一般给予抗组胺药、维生素 C 等，必要时给予泼尼松（30～60mg/d），待皮疹消退后可逐渐减量停药。宣教药物的作用及不良反应，教会患者自我观察，如激素的不良反应包括血糖升高、神经兴奋等。

（3）使用外用药的注意事项：如皮损瘙痒外用薄荷炉甘石洗剂后，自我观察瘙痒减轻程度；有渗出的皮损外敷药物应在药物纱布干后撤去纱布，不能强行撕扯等。

6）饮食指导：向患者讲解合理饮食的重要性。应进食清淡、易消化食物，忌食辛辣刺激性食物及鱼虾海鲜等食物，注意营养均衡、富于营养。鼓励患者多饮水，加速有毒物质的排泄，多食新鲜绿叶蔬菜、水果。

7）休息与活动的指导：疾病急性期应卧床休息，待恢复期再逐渐进行一些力所能及的活动。

8）自我心理调适：重型药疹病变范围大，影响美观，造成患者生活不便，可能导致患者极度焦虑不安。因此，患者入院后，护理人员要耐心地向患者讲解疾病及一般用药知识，根据病情做好心理安慰，耐心地疏导患者，消除或减轻患者的心理负担，并向患者解释大多数药疹是可以治愈的，病情是暂时的，鼓励患者以良好的心理状态、坚强的毅力积极配合治疗，从而达到最佳效果。

9）出院指导。

（1）对药物的应用应严格控制，必须根据适应证来决定，尽可能减少用药品种，杜绝滥用药，降低药物过敏反应发生风险，发生药物过敏反应时也易于确定是哪种药物所致，以便于更换或停用。

（2）按时服药，遵医嘱用药，避免自行减药带来的不良后果，尤其是激素类药物。

（3）注意观察药疹的前驱症状，凡在用药过程中出现原因不明的皮肤瘙痒、红斑、发热等反应时，应考虑是否为药物过敏的早期症状，并立即停药来院就诊。

（4）对已知过敏的药物，应记载于门诊病历上，避免再次使用。

（5）患者应主动告诉医师家族过敏史及个人过敏性疾病史，以便医师在使用药物时慎重选择，避免药疹的发生。

（6）定期门诊随访。

## 八、色素增加性疾病的激光治疗及护理

### （一）雀斑的强脉冲光治疗及护理

雀斑是一种常见的面部褐色点状色素沉着斑，其形成与日晒密切相关，并可能因遗传特性而易于出现。女性患者多于男性，通常见于暴露部位，尤其是面部，特别是鼻部和颊部，偶尔也可见于手背、前臂、颈部和肩部。雀斑的直径通常在 3~5mm 之间，形态多样，边缘不规则，颜色从淡褐色到深褐色不等，界限清晰，且不融合，分布可能疏密不一。雀斑与日晒有显著的相关性。

雀斑的激光治疗中，强脉冲光是一种有效的选择。它可以发射 400~1200nm 的宽光谱脉冲光，通过滤光片选择特定波长，以适应不同皮肤深度的治疗需求。临床上，根据治疗目标，可选择不同滤片进行治疗。

1. 强脉冲光的适应证与禁忌证

1）适应证：皮肤色素增加性疾病（雀斑、黄褐斑等）、血管性皮肤疾病、皮肤光老化、痤疮印迹、嫩肤。

2）禁忌证：近期有暴晒史者，对光敏感或近期服用过光敏药物者，患卟啉病及瘢痕体质者，患皮肤恶性肿瘤或癌前病变者，患糖尿病、心脏病等严重疾病者，妊娠期或哺乳期患者，患有进展期银屑病、白癜风等易出现同形反应疾病者，治疗部位皮肤破损或存在感染病灶者。

2. 护理措施

1）心理护理：患者初次接受强脉冲光治疗时，护理人员需做好心理疏导，主动与患者沟通，耐心讲解强脉冲光治疗的适应证及治疗后注意事项。同时引导患者正确面对

治疗效果，避免期望值过高而失望。

2）术前护理。

（1）对首次就诊的患者，详细询问其病史。

（2）检查皮损是否适合接受强脉冲光治疗。

（3）让患者签署知情同意书。

（4）治疗前须清洁治疗区，清除残留的化妆品。

（5）治疗前和治疗后分别拍照，以便记录治疗效果。

（6）更换一次性床单，协助患者取利于治疗的舒适体位，并充分暴露治疗区。

3）术中护理。

（1）协助患者取舒适体。操作者和患者均应佩戴护目镜。

（2）治疗部位涂一薄层冷凝胶，通常厚度为1~2mm。皮肤颜色较深的患者涂3mm厚。

（3）治疗时在发射脉冲前应冷却皮损。如果皮损面积小于治疗头面积时，需用白色隔板遮挡。

（4）治疗头保持与患者皮肤垂直，不要用力压，治疗部位适当重叠，但不要超过1mm或10%。

（5）测试光斑。测试光斑非常重要，千万不能省略。治疗后15~30分钟皮肤出现改变，如色素加深、皮肤微红、轻微灼热感，说明选择参数合适；如果皮肤过度红肿、疼痛明显，则提示治疗过度；皮肤无明显反应，则提示治疗过轻。调整参数，直至出现适度的反应。

4）术后护理。

（1）治疗完毕，取下患者眼罩。将治疗部位的冷凝胶轻轻地去除，观察治疗后反应，是否出现色素沉着、红肿、水疱、紫癜等不良反应，并做好记录。

（2）面部降温，可用冰袋进行冰敷15分钟左右。对治疗反应较严重或血管性疾病者应延长冰敷时间。冰敷后无须包扎。

（3）告知患者术后12小时内建议不要使用热水，因热水可使治疗较重的部位发生水疱。

（4）告知患者术后48小时内尽量避免使用任何化妆品。

（5）治疗区域水肿比较明显的患者，需要口服泼尼松。

（6）告知患者术后4~5天避免治疗部位受外伤。1个月内，治疗部位避免日晒，因日晒可促使黑色素产生，导致色素沉着。外出做好防晒，如避光、外用防晒霜等。

（7）皮肤结痂后，待痂皮自行脱落，不可用手撕脱。

（8）对暴露于污染环境的治疗部位，需用敷料覆盖10天。

（9）术后注意保持患者皮肤的湿润舒适，应指导患者选用不含乙醇成分的水质润肤露来缓解皮肤的干燥。

（10）告知患者饮食上避免高糖、高脂及辛辣刺激食物，多吃蔬菜和水果。

5）并发症的处理。

（1）刺痛、灼热、红肿、紧绷、红斑、水肿及皮肤瘙痒：这些反应通常是强脉冲光治疗后的正常现象，给予冰敷可以缓解症状。可使用具有抗刺激、抗炎、抗过敏等功效的面膜，能更好地缓解治疗后出现的不适症状。使用面膜前最好先冷藏，对治疗后的皮肤有良好的效果。

（2）皮肤干燥、敏感和脱屑：强脉冲光治疗后，其热效应及其他相关生物学效应可影响皮肤的屏障功能。应根据皮肤类型选择温和的医学护肤产品，以增加皮肤所需要的水分、营养，增加角质形成细胞活力，修复皮肤屏障功能，增强强脉冲光的治疗效果。

（3）色素异常：色素沉着或色素减退常见于肤色较深的患者或治疗能量密度过大时。多数为暂时性色素沉着，一般 2~3 个月自行恢复。较难处理的色素沉着可口服维生素 C。色素减退比较少见，可行准分子激光照射。

（4）水疱：一般由治疗能量密度过大或冰敷时间不够引起。较小水疱可不予处理；若水疱较大时，皮肤消毒后用无菌注射器抽取疱内液体，注意不要碰掉水疱的表皮，外涂庆大霉素和氧化锌油混合液。嘱患者保持创面清洁干燥，避免沾水。

### （二）脂溢性角化病的超脉冲 $CO_2$ 激光治疗及护理

脂溢性角化病，俗称老年疣，是一种普遍的良性表皮肿瘤，主要影响中老年人群。它倾向于出现在皮脂分泌较多的区域，包括面部、耳部、头皮、颈部、手背、前臂外侧、胸部和背部。初期表现为边缘清晰的淡褐色、深褐色或黑色扁平丘疹。随着时间推移，这些皮损可能逐渐增大至 3cm 或更大，通常无症状或仅有轻微瘙痒，且不会自行消退，恶变的可能性极低。

脂溢性角化病可选用高能超脉冲 $CO_2$ 激光治疗。超脉冲 $CO_2$ 激光是不可见光，可释放 10600nm 波长红外线。该波长红外线可被组织中的水吸收，使水迅速被加热进而汽化，其热效应能有效烧灼、切割、汽化组织，达到治疗目的。

1. 超脉冲 $CO_2$ 激光的适应证与禁忌证

1）适应证：脂溢性角化病，各类痣、疣，皮脂腺囊肿、腱鞘囊肿，皱纹、痤疮瘢痕和皮肤光老化损害，皮肤表面各种赘生物，毛细血管扩张，汗管瘤等。

2）禁忌证：全身性红斑狼疮等自身免疫性疾病者、瘢痕体质者、最近 1 年内使用维 A 酸药物者、不接受磨削术风险者、对治疗期望值过高者、治疗部位皮肤破损或存在感染病灶者、妊娠期女性。

2. 护理措施

1）心理护理。

（1）患者心理状态评估：因容貌受到影响，患者多伴有焦虑、悲观的情绪；对术后效果期望值较高，担心术后效果及手术对其他部位的影响，且对 $CO_2$ 激光疗法不了解，易产生怀疑和恐惧心理。

（2）护理人员应同情、关心、理解患者，多与其沟通，以取得信任。详细、耐心讲解疾病的有关知识及注意事项，以消除患者紧张情绪，使其树立信心。

2）术前护理。

（1）收集患者的一般资料、现病史、既往史、药物过敏史及有无禁忌证等。护理人员和患者充分沟通后，治疗部位留取照片并签署激光治疗知情同意书。

（2）根据皮损的特征可选择皮肤表面麻醉或局部浸润麻醉。

①皮肤表面麻醉的准备：清洁治疗部位皮肤，治疗部位如需外涂表面麻醉剂，涂抹范围大于治疗部位边缘 0.5cm，厚度约 $1.5g/cm^2$。涂抹后，外包裹密封膜，覆盖范围大于乳膏涂抹边缘的 0.5cm。1～2 小时后去除密封膜，无菌纱布擦去乳膏。

②局部浸润麻醉的准备：局部常规消毒，沿皮损区域在皮下分次注入适量局部麻醉药。每次注药前都要回抽注射器，以免误注入血管内。

3）术中护理。

（1）操作过程中动作应轻柔。患者术中出现精神紧张，可适当言语安慰，使患者积极配合，以利于治疗顺利完成。

（2）协助患者取舒适体位，操作者和患者均应戴防护眼镜。

（3）皮肤常规消毒，根据患者的年龄、皮损的大小、性质选择不同的脉冲能量及频率，并设置参数，开始操作。

（4）操作者左手绷紧患处皮肤，右手持激光手柄对准皮损区垂直照射，作用至皮损和正常皮肤交界处稍偏正常皮肤即可。

（5）皮损逐层汽化，以生理盐水棉签擦拭表面碳化物，直至治疗结束。

（6）密切观察病情变化，如患者出现面色苍白、心悸、气促、多汗、呼吸困难等不适症状，应立即停止操作，报告医师采取相应的处理。

（7）治疗完毕，取下患者防护眼罩，观察皮损变化。

4）术后护理。

（1）创面皮肤的护理：治疗后，局部涂红霉素眼膏保护创面，保持创面清洁干燥，防止感染。嘱患者治疗后 1 周内避免沾水，禁用化妆品，远离工地、厂房等粉尘较多的环境，以免污染创面。结痂后注意保护痂皮，勿强行撕脱，应使其自然脱落，以免瘢痕形成。对创面较深者，局部贴透明湿性创可贴，3～5 天换药，以促进创面愈合。

（2）防晒：脱痂后局部皮肤呈淡红色，随着时间的推移逐渐恢复到正常肤色。在此期间，嘱患者避免紫外线照射并做好皮肤防晒。

（3）疼痛的护理：术后治疗部位可出现不同程度的红肿和疼痛。护理人员向患者解释疼痛肿胀的原因以消除患者紧张情绪。轻微疼痛属正常现象，可不予处理。若肿痛难忍者，建议患者可用无菌纱布包裹冰块进行冰敷，以消肿并缓解疼痛。

5）饮食护理：治疗后嘱患者忌食辛辣等刺激性食物，忌烟酒，多食富含维生素的蔬菜和水果。

6）并发症的护理。

（1）色素沉着：发生于红斑消退后，常见于肤色较深患者，多数为暂时性色素沉着，一般能自行恢复。护理要点是防晒和预防皮肤感染。

（2）色素减退：较罕见，比较难处理，可行准分子激光照射。

（3）瘢痕：一般为治疗过深或感染所致。掌握好治疗的深浅及有效地指导患者的术后护理，可有效预防瘢痕的发生。

（4）水肿、渗出：是皮肤激光术后的正常反应，一般数天后即可恢复。如水肿明显，可口服短效激素来缓解。

（5）红斑：红斑一般持续数周。持续性红斑见于汽化非常深的创面，可持续 3 个月，有些病例可能更长，术后防晒和应用修复类产品可得到改善。

# 第二节　常见性传播疾病的护理

性传播疾病（sexually transmitted disease，STD）是一组传染病，主要通过密切的性接触而传播，但某些性传播疾病也可通过母婴垂直传播或污染物间接传播。20 世纪 70 年代以后，世界卫生组织规定，凡是可以通过性接触而传播的疾病统称为性传播疾病。

## 一、性传播疾病的一般护理

### （一）皮损护理

1）会阴处有破溃的患者应用抗菌溶液湿敷，每天 2 次，每次 20 分钟，防止感染。

2）女性患者阴道分泌物较多时，根据病情可选用 2％的碳酸氢钠溶液、0.5％的醋酸等药液冲洗阴道，激光冷冻治疗的患者保持局部干燥。

3）使用腐蚀性外用药的患者注意保护病变部位周围的正常皮肤。

### （二）心理护理

性传播疾病患者很容易产生强烈的自责心理，甚至有些人会有轻生的念头，所以对性传播疾病患者的心理护理显得尤为重要。

1）加强患者及其家属的性健康教育，利用网络、宣传手册、授课等形式，说明其危害性，并逐渐矫正患者的不良性观念和不良性行为，洁身自好，以免重复感染。

2）加强与患者的沟通，不能歧视、冷落患者，应给予关爱，使其打消思想顾虑，积极主动配合治疗。

3）医务人员应耐心解答患者的疑问，向患者讲明性传播疾病必须经正规治疗，才能达到预期的治疗效果，并向患者讲解配偶同查同治的重要性。

4）做好保护性医疗工作，增加患者的信任感，减轻其自卑感。

### （三）用药护理

1）应用青霉素、头孢类抗生素前应询问有无过敏史，按要求做药物过敏试验，注意有无过敏反应发生。

2）肌内注射苄星青霉素和大观霉素等悬浊液药物，宜选用 7 号以上的注射针头，充分溶解后深部注射，推注时应匀速、快速用力，以免药物凝结堵塞针头。注射后可局部热敷，促进药物吸收，减轻疼痛。

3）指导患者遵医嘱按时、按疗程用药，不可自行增减、停用药物。

4）注意观察用药后反应，甲硝唑不良反应有恶心、金属味、胃炎、共济失调、眩晕、头痛、嗜睡和抑郁，个别患者可发生荨麻疹和皮肤瘙痒，应于饭后服用。有癫痫或中枢神经系统疾病史的患者应慎用，哺乳期及妊娠期女性禁用。

5）注射头孢类药物必须戒酒，因可产生戒酒硫样反应，表现为恶心、面色潮红、心悸及心动过速，故患者在用药期间及停药 1 周内应禁止饮酒。

**（四）消毒隔离**

1）实施接触性隔离。

2）医务人员在临床工作中必须严格落实消毒隔离措施，严格执行无菌操作。患者用过的一次性器具及物品单独焚烧处理，非一次性物品应严格消毒、灭菌处理。

3）病房每天用 1000mg/L 的含氯消毒液擦拭地面、桌面、物体表面，病房空气每天消毒 2 次。

4）患者的衣服用煮沸法消毒，洗漱用具也应分开专用，防止间接接触引起交叉感染。

**（五）健康教育**

1）告知患者减少对会阴部的刺激，避免骑自行车、久坐等。恢复期可适量运动，以散步方式为宜。

2）告知患者会阴部保持清洁、卫生，性行为前后应注意清洗外阴。穿着柔软、纯棉、宽松、浅色的内裤，勤换洗，晾晒。

3）避免到公共浴池洗浴、泡浴，防止交叉感染。

4）饮食应清淡，忌食辛辣等刺激性食物，戒烟戒酒。

5）治疗期间禁止性生活，不得发生不洁性行为。

6）告知患者其配偶或性伴也应接受检查和治疗。

7）妊娠期患者产道有病变时，应向患者提前做好解释，动员患者临产时做剖宫产，以免传染给新生儿。

8）提倡安全性行为，鼓励使用安全套，严格遵守一夫一妻制是预防性传播疾病的最佳方法。

## 二、淋病的护理

淋病（gonorrhea）是常见的性传播疾病，由淋病奈瑟球菌（neisseria gonorrhoeae）引起，包括有症状及无症状的泌尿生殖器淋菌感染、淋菌性盆腔炎、播散性淋菌感染及新生儿淋菌性结膜炎等。淋病可通过性交、污染的衣物、毛巾、浴盆、产道及羊膜腔内感染，潜伏期平均 3~5 天，主要症状为尿频、尿急、尿痛及脓尿。

（一）专科护理

1. 局部护理

1）保持会阴部清洁、干燥，分泌物较多时，应每天用 1：5000 的高锰酸钾溶液或 0.1％的苯扎溴铵溶液清洗。

2）淋菌性结膜炎遵医嘱用生理盐水冲洗眼部，每小时 1 次，冲洗后可用 0.5％红霉素眼膏、0.3％环丙沙星滴眼液或 1％硝酸银滴眼药液滴眼。产后新生儿用 1％硝酸银滴眼，防止新生儿淋菌性眼炎发生。

3）出现尿频、尿急、尿痛遵医嘱温水坐浴，每天 10～15 分钟。

4）淋菌性咽炎遵医嘱指导患者正确使用复方硼酸溶液、呋喃西林溶液、2％硼酸溶液漱口。

2. 密切观察病情

1）尿道黄色脓性分泌物是否增多，尿频、尿急、尿痛、排尿困难、尿潴留症状是否加重。观察患者排便后肛门是否有瘙痒、烧灼感、排出黏液，以及脓性分泌物的颜色、性质、气味和量，里急后重等症状。

2）男性有无终末血尿、血精、会阴部坠胀的情况。

3）女性有无阴道分泌物增多，非经期子宫出血，经血过多，尿道口、宫颈口、前庭大腺是否有疼痛、压痛、红肿及脓肿，有无下腹部及慢性盆腔疼痛，下腹、子宫、附件有无压痛。

4）观察患者有无全身不适、发热、食欲减退的表现，有无扁桃体炎、颈淋巴结肿大、咽干、咽痛、吞咽痛的情况。

5）观察淋菌性眼炎患者视力情况，眼结膜是否充血红肿，脓性分泌物是否增多。

6）经过正规治疗后症状消退，涂片和培养均未发现淋球菌，但后期又出现尿道炎的症状并持续不断，则应考虑为非淋菌性尿道炎，须进一步检查病原体并对症治疗，应注意有无梅毒等其他性传播疾病伴发。

3. 用药护理

1）遵医嘱用药，告知患者不可自行停药、增减药物。

2）注射头孢类药物前应询问过敏史并做药物过敏试验。该药肌内注射可导致局部疼痛，与氨基糖苷类药有协同增效的作用，必须分开注射。高胆红素血症患儿慎用。

3）大观霉素溶解后药液易凝固，推注速度应快。注射后可能出现荨麻疹、眩晕、恶心、感冒样症状及碱性磷酸酶升高等不良反应，应注意观察。注射后出现疼痛可局部热敷。

4）淋菌性咽炎患者使用含漱液时头后仰，张口发"啊"音，使含漱液清洁咽后壁。嘱患者不要将其吞服。

（二）健康教育

1）治疗期间应避免进食辛辣等刺激性食物，禁止饮酒、浓茶及咖啡等。鼓励患者多饮水，促进冲洗尿道脓液。

2）禁止和他人共用浴盆。污染的衣物、内裤及用具应煮沸消毒，禁止与婴幼儿同床、同浴或衣物共洗。

3）夫妇一方患淋病，应暂停性生活，及早到正规医院就医。规范治疗后3次培养未发现淋病奈瑟球菌，且无症状，方可恢复性生活。30天内接触过淋病患者的性伴侣，也需检查和治疗。

4）淋病治愈后应及时恢复性生活，争取获得性高潮，以便驱出可能隐藏的淋病奈瑟球菌。刚恢复性生活的第1个月，必须用避孕套，以防交叉感染。性生活后有复发症状，须及时到医院就诊。

5）夫妇双方彻底治愈3个月后，方可计划妊娠。

### 三、尖锐湿疣的护理

尖锐湿疣（condyloma acuminatum，CA）由人类乳头瘤病毒（human papilloma virus，HPV）引起的性传播疾病，累及外生殖器、肛门、直肠区，较少发生在尿道黏膜、膀胱、输尿管、阴道黏膜及宫颈口。尖锐湿疣的传播途径有性接触、母婴传染、间接接触传染。潜伏期1～8个月，初起为细小淡红丘疹，逐渐增大，形似菜花样，女性可有外阴瘙痒、白带增多。

#### （一）专科护理

1. 冷冻治疗患者的局部护理

1）冷冻治疗中要注意保护病灶周围皮肤黏膜，尿道、阴道内治疗要待解冻后才能取出阴道镜、尿道镜，以免冻伤正常黏膜。

2）治疗后疼痛一般能耐受，可持续数小时或更长时间。剧烈疼痛时可遵医嘱口服镇痛剂，如布洛芬，并注意观察疗效。

3）告知患者治疗后局部出现水肿为正常现象，无须处理，经数天后可消退。

4）治疗后出现较大水疱、血疱时，采用疱液抽取法处理，预防感染。

5）创面感染或伴有渗出时，应用3%的硼酸或0.1%依沙吖啶溶液湿敷，每天1～2次，每次30分钟，保持局部干燥、清洁、避免沾水，防止感染加重。

2. 手术患者的局部护理

1）局部备皮，为手术消毒做好准备。

2）术后保持局部干燥，用无菌纱布包扎，若不易包扎者，可用甲紫溶液涂擦创面，防止感染。

3）炎症伴渗出时用0.1%依沙吖啶溶液湿敷或1∶5000高锰酸钾溶液坐浴10～15天，每天2～3次，每次15～20分钟。

4）术后应减少站立和行走，卧床休息，将臀部抬高15～20cm，促进血液及淋巴回流。

3. 用药护理

1）三氯醋酸具有腐蚀性，注意保护周围正常皮肤。

2）鬼臼毒素外用时会出现局部红斑、水肿、糜烂等不良反应。儿童、妊娠期女性、哺乳期女性及具有开放性伤口者等忌用，用时切勿触及眼睛。

4. 病情观察

1）观察疣体发生的部位：一般好发于外生殖器及肛门周围皮肤黏膜湿润区，男性多见于龟头、冠状沟、包皮系带、尿道口、阴茎部、会阴，女性多见于小阴唇、阴道口、阴蒂、阴道、宫颈、会阴及肛周。少数也可发生于口腔、腋窝、乳房、趾间等。

2）观察皮损的性状：为单个或多个淡红色小丘疹，质地柔软、顶端尖锐，逐渐增多、增大，形态可为无柄型（丘疹样皮损）和有柄型，为乳头状、菜花状、鸡冠状及蕈状样，呈白色、粉红色或污灰色，表面易糜烂、有渗液、浸渍及破溃。

3）观察疣体有无出血、破溃、感染等。

4）观察有无异物感、灼痛、刺痒或性交不适等自觉症状。

5）手术治疗后患者的局部是否感染及出血。

6）冷冻后局部是否出现水疱、血疱。

7）若发现遗漏未消除的疣体，及时报告医师。

8）治疗过程中，注意观察患者对疼痛的耐受性，如疼痛难忍应暂停治疗，休息后再继续治疗。

（二）健康教育

1）本病易复发，应密切观察，随时发现，随时治疗，一般不留后遗症。

2）禁止到公共游泳池、浴池，禁止泡浴，注意个人卫生，避免交叉感染。

3）治疗后注意保持局部的清洁、干燥，勿沾水，防止创面感染。尽量卧床休息，减少走动，穿宽松、纯棉、浅色的内裤或不穿，减少对局部的摩擦与刺激。

4）治疗期间饮食应清淡，禁食辛辣、腥发等刺激性食物，戒烟戒酒，促进伤口愈合。

5）未治愈前应禁止性生活，痊愈后，可恢复性生活。性伴侣也应同时接受检查和治疗。

6）痊愈后3个月内，性生活时应使用避孕套，3个月后无异常表现可计划妊娠。妊娠后要定期检查，以便早期发现病灶，及时治疗。

7）衣物、用具要彻底消毒，如暴晒、煮沸等方法，防止间接接触感染。

8）告知患者及其家属，调整好心理状态，治愈后双方应消除恐惧感，放松地恢复性生活。刚恢复性生活时，动作不要过猛，防止新生上皮擦伤，如有擦痛，不必紧张，可变换性生活姿势，避开痛点。性生活后要清洗外阴，保持干燥清洁。

## 四、梅毒的护理

梅毒（syphilis）是由梅毒螺旋体（treponema pallidum）引起的一种慢性传染病，

主要通过性接触和血液传播。本病危害性大，可侵犯全身各组织、器官或通过胎盘传播引起死产、流产、早产和胎传梅毒。

（一）专科护理

1. 皮损护理

1）发生硬下疳时应保持损害表面清洁，防止继发感染。

2）皮肤、生殖器黏膜出现水肿、糜烂、脓疱时，保持病变部位清洁干燥，可用0.1%依沙吖啶等抗菌溶液清洗，防止感染。

3）口腔、舌、咽喉出现红斑、水肿、糜烂，表面覆灰白色膜状物，应给予高热量、易消化的流质、半流质饮食或软食。保持口腔卫生，可用过氧化氢溶液、复方硼酸溶液等进行漱口，防止感染。

4）会阴、肛周出现扁平湿疣，注意保持清洁、干燥，避免受潮、摩擦。表面糜烂有渗液的患者，可用1:8000高锰酸钾溶液进行清洗，防止继发感染。

2. 病情观察及护理

1）观察皮疹有无增加，破损黏膜有无继发感染，有无单侧或双侧腹股沟淋巴结无痛性肿大，告知患者无须紧张，4~8周方能消退。

2）观察有无容貌损毁现象，如鞍鼻、哈钦森齿（Hutchinson teeth）、桑葚齿等，有无因上腭、鼻中隔穿孔引起的吞咽困难、发音障碍，因喉树胶肿引起的呼吸困难、声音嘶哑等。

3）有无梅毒性脱发的表现。若患者出现梅毒性脱发，应做好心理护理，告知其脱发并非永久性的，及时治疗后毛发可以再生。

4）观察患者四肢关节活动情况，关节腔积液、关节肿胀、压痛、酸痛，症状昼轻夜重等骨膜炎、关节炎、腱鞘炎、骨髓炎、滑膜炎的表现。指导患者尽可能卧床休息，减少走动。可通过适当的按摩、红光、微波等理疗缓解疼痛。

5）观察患者视力情况，有无虹膜炎、脉络膜炎、视网膜炎、视神经炎、角膜炎等眼部疾病的表现。发生眼损害时，可进行眼部湿热敷，遵医嘱正确滴利福平等眼药水，指导患者尽量减少用眼，防止眼疲劳。

6）观察患者有无神经损害，如头痛、易怒、瞳孔异常并伴有对光反射和调节性反射异常、闪电样疼痛、感觉障碍、尿潴留及麻痹性痴呆等症状。

7）观察患者有无心血管梅毒损害，有无与心绞痛相似的胸骨后不适感或疼痛的梅毒性单纯主动脉炎或冠状动脉口狭窄表现；有无收缩压升高、舒张压降低、脉压增加，水冲脉甚至发生充血性心力衰竭等梅毒性主动脉关闭不全表现。有无因主动脉瘤增大压迫附近组织引起的咳嗽、吞咽困难、气喘、声音嘶哑、胸部搏动、头颈静脉充血及发绀等。

8）观察有无器官梅毒引起肝炎、胆管周围炎、肾病和胃肠道病变。

3. 用药护理

1）注射青霉素前，必须做药物过敏试验，预防过敏性休克，备好急救药品（如肾上腺素等）及物品。

2）首次注射青霉素数小时（多在用药后 3～12 小时出现）可能出现寒战、发热、头痛、呼吸加快、心动过速、全身不适及原发疾病加重的情况，称为吉－海反应（Jarisch－Herxheimer reaction）。为防止吉－海反应，驱梅治疗前 1 天应开始口服泼尼松（20mg/d），连续服用 3 天。

3）若患者有发热现象，体温低于 38℃时无须服用退热药，可行物理降温、多饮水等；体温高于 38℃时，行物理降温及服用退热药（如对乙酰氨基酚等）并观察疗效，监测患者体温变化。

4）使用青霉素治疗心血管梅毒时，应从小剂量开始，逐渐增加。

5）观察有无药疹的发生。

6）肌内注射苄星青霉素后局部可出现硬结，嘱患者热敷，促进药物吸收。

（二）健康教育

1）本病应及早、足量、规则治疗，尽可能避免发生心血管梅毒、神经梅毒及严重并发症。

2）治疗期间禁止性生活，防止传染他人。3 个月内接触过传染性梅毒患者的配偶或性伴侣应追踪检查和治疗。

3）治疗后应定期随访，进行体格检查，一般至少坚持 3 年，第 1 年每 3 个月复查 1 次，第 2 年内每半年复查 1 次，第 3 年在年末复查 1 次。

4）患梅毒的妊娠期女性应在分娩前每月复查 1 次，出生后的婴儿，应在 1、2、3、6 和 12 月龄进行随访。

5）梅毒可通过接吻、输血、哺乳、握手及接触患者唾液、尿液、精液、子宫分泌物直接传播，极少数以毛巾、剃刀、烟嘴、食品、玩具、衣物等间接接触传染，还可通过胎盘传染，即胎传（先天性）梅毒。告知患者避免不洁性行为，严禁使用不洁的血液制品或其他的生物制品，严禁使用已用过的注射器，避免共用注射器针头。

## 五、神经梅毒的护理

神经梅毒是由梅毒螺旋体引起的中枢神经系统感染性疾病，症状常发生于感染后 3～20 年，损害大脑、脑膜、脊髓等组织。根据受损部位，神经梅毒分为 3 型，即无症状神经梅毒、间质性神经梅毒和实质性神经梅毒（脊髓痨及麻痹性痴呆）。

（一）一般护理

1）病房窗户安装护栏或限制器，室内勿放置锐器，防止患者自伤。

2）精神症状明显者，须有家属陪护。

（二）专科护理

1. 病情观察及护理

1）无症状神经梅毒：仅表现为脑脊液的异常，无神经受累的症状和体征。

2）脑脊髓血管梅毒：可表现为脑膜炎症状（如头痛、易怒）、瞳孔异常，伴有对光反射和调节性反射异常；若大血管受累，可发生脑血管意外，应注意观察。

3）脊髓痨：表现为末梢反射逐渐丧失及震动位置感觉障碍、进行性感觉性共济失调、视神经萎缩，典型三联征为闪电样疼痛、感觉障碍和尿潴留。最常见和最早出现的三联征为瞳孔异常、下肢反射消失和闭目难立征（Romberg 征），应注意观察并对症护理。

4）麻痹性痴呆：表现为注意力、记忆力、构音能力下降，手指和嘴唇抖动，易怒和轻微头痛，最显著的为人格改变、懒散、烦躁和精神病症态。精神病症状有自大型、躁狂型、抑郁型、痴呆型四种。

5）患者出现精神神经症状时，应加强看护，避免意外事件发生，防止患者自伤或伤人；躁狂患者遵医嘱给予镇静剂，必要时实施保护性约束。

2. 腰椎穿刺术后的观察与护理

1）遵医嘱去枕平卧 6 小时，勿剧烈活动。

2）观察穿刺部位有无疼痛、出血、感染。

3）观察穿刺后有无头痛，有无并发颅内感染。

4）观察有无突发昏迷、呼吸心搏骤停、癫痫大发作等严重症状。

3. 用药的护理

1）严格遵医嘱按时、按量应用药物，避免自行减量或停药。

2）应用水剂青霉素 G，静脉滴注 300 万～400 万 U，每 4 小时 1 次，连续 10～14 天。应注意首次注射后观察有无吉-海反应及过敏反应。

4. 静脉留置针的护理

1）透明贴膜应注明穿刺日期，静脉套管针保留时间参照使用说明。

2）每次输液前后均用封管液正压冲洗、封管。

3）密切观察穿刺部位及沿静脉走行有无红肿、疼痛，发生异常及时拔除导管，对症处理。

4）告知患者注意保护使用留置针的肢体，不输液时也尽量避免肢体下垂姿势，以免由于重力作用造成回血堵塞导管。

（三）健康教育

1）告知患者坚持随诊复查的重要性。

2）治疗后 3 个月做 1 次临床血清学及脑脊液检查，以后每 6 个月检查 1 次，直到脑脊液转为正常。此后每年复查 1 次，至少 3 年。

### 六、艾滋病的护理

艾滋病全称为获得性免疫缺陷综合征（acquired immunodeficiency syndrome，AIDS），是由人类免疫缺陷病毒（human immuno－deficiency virus，HIV）感染引起的性传播疾病。艾滋病传染源为艾滋病患者及 HIV 携带者，可通过性接触、血液传播（输血或共用针头、注射器、医疗器械）、母婴传播及被感染者的器官或精液等污染的物品传播。潜伏期一般 2～15 年，临床以淋巴结肿大、食欲减退、慢性腹泻、体重减轻、发热、乏力等全身症状起病，逐渐发展为各种机会性感染、继发肿瘤等而死亡。

（一）一般护理

1）避免接触带状疱疹、结核、水痘等疾病患者，根据免疫缺陷的程度实施保护性隔离。

2）加强职业防护，医护人员应增强自我防护意识，严格遵守操作规程，防止医源性感染。当医护人员皮肤有损伤时，不得参与侵入性操作，防止针头刺破皮肤。

（二）专科护理

1. 皮肤护理

1）保持皮肤清洁、完整，避免外伤及抓挠皮肤，衣物应选择宽松、纯棉材质，避免摩擦刺激。

2）口腔溃疡者，每餐后遵医嘱用过氧化氢溶液或清热解毒的中药液漱口。

3）腹泻者，保护肛门周围皮肤，可适当涂抹润滑药膏如硅油，以防皮肤皲裂。

4）长期卧床者，协助其每 2 小时翻身 1 次，预防发生压疮。

2. 病情观察及护理

1）观察皮肤黏膜情况，有无新生皮疹，口腔、肛周、生殖器是否有疱疹及溃疡，有无并发二重感染，是否有疣及肿瘤。

2）观察全身情况，有无发热、全身不适、淋巴结肿大、体重减轻、盗汗、食欲减退、肌肉酸痛、关节痛等症状。高热者按高热护理，遵医嘱使用退热药，并做好记录。

3）观察有无神经系统症状，有无头痛、癫痫、定向力障碍、痴呆等，有无脑膜炎症状，应加强看护，避免外伤。

4）观察有无胃肠道症状，如恶心、呕吐、腹泻等，频繁恶心、呕吐者，暂禁食，根据病情逐渐给予水和少量流质，勤漱口，遵医嘱在饭前 30 分钟使用止吐药，静脉补液以保持水、电解质和酸碱平衡。腹泻者遵医嘱应用止泻药。

5）观察呼吸的频率、节律及深度，有无咳嗽、咳痰、呼吸困难、发绀甚至呼吸衰竭等肺部感染的发生。合并卡氏肺囊虫性肺炎、巨细胞病毒性肺炎者，应观察患者皮肤色泽，定时监测呼吸，抬高床头或取坐位，使横膈下降，有利呼吸，减少耗氧量。同时给予氧气吸入，必要时气管插管或气管切开。

6) 观察有无并发深部真菌感染。

7) 观察有无血小板减少性紫癜，密切观察血小板数值和全血细胞数。避免长时间行走、外伤，避免食用坚硬、带壳食物；应卧床休息，必要时绝对卧床；使用软毛牙刷，进食软质食物。

8) 观察营养状况，有无消耗综合征状况，应加强营养，减少活动，必要时静脉注入营养素。

3. 用药护理

本病目前无特效药，基本倾向联合用药，常用药不良反应如下，应注意观察。

1) 蛋白酶抑制剂，如沙奎那韦、英地那韦、瑞托那韦，主要不良反应为脂肪的重新分布、代谢异常、肝毒性、血糖升高。

2) 核苷类反转录酶抑制剂，如齐多夫定、去羟肌苷、扎西他滨，服用此类药可引起骨髓抑制，导致贫血，应定期检查血常规。肝功能障碍、肾功能障碍及维生素 $B_{12}$ 缺乏患者慎用。

3) 非核苷类反转录酶抑制剂，如奈韦拉定、台拉维定等，最常见的不良反应为恶心、疲劳、发热、头痛、腹泻、腹痛、肌痛，应提前告知患者。

（三）健康教育

1) 注意饮食卫生，不吃霉变腐烂食物，不生食海鲜及未煮熟的鸡蛋、肉类等。

2) 加强营养，饮食以高蛋白质、高热量食物为主，遵循多样、少量、均衡的饮食原则。

3) 注意紫外线防护，避免强烈日晒，外出时应佩戴遮阳镜、遮阳伞、遮阳帽，防止皮肤受伤。

4) 不共用牙刷、剃须刀等可被血液污染的物品，污染的物品要妥善消毒处理。

5) 对无症状的病毒携带者，嘱其每 3～6 个月做 1 次临床及免疫学检查。出现症状，随时就诊，及早治疗。

6) 配偶双方都已感染上 HIV 病毒，潜伏期应减少性生活，使用避孕套，防止免疫力下降。发病期可适当性生活，次数要少，动作应轻。

7) 配偶双方或一方感染上 HIV，必须采取避孕措施，以避孕套最好，不要采取放置宫内环及口服避孕药的方法避孕。一旦怀孕，应及早行人工流产术。

8) 产后禁止母乳喂养。

9) 保持良好的心理状态，HIV 抗体阳性患者，应以对他人、对社会负责的态度，遵守预防艾滋病的有关规定，不要献血、献精子或捐献器官；切不可与他人共用注射器。

10) 应告知性伴侣进行 HIV 抗体检测，积极采取适当的预防措施，避免有体液接触的性行为。

# 参考文献

[1] 金静芬，刘颖青. 急诊专科护理［M］. 北京：人民卫生出版社，2018.

[2] 桂莉，金静芬. 急危重症护理学［M］. 5版. 北京：人民卫生出版社，2022.

[3] 赵伟波，苏勇. 实用急诊科护理手册［M］. 北京：化学工业出版社，2018.

[4] 于世鹏，高东升，李治红. 急性中毒［M］. 北京：中国医药科技出版社，2006.

[5] 王育珊. 急救医学［M］. 北京：高等教育出版社，2006.

[6] 陈小杭. 急救护理学［M］. 北京：北京大学医学出版社，2009.

[7] 赵佛容，温贤秀，邓立梅. 临床护理技术操作难点及对策［M］. 北京：人民卫生出版社，2015.

[8] 中国医师协会心血管内科医师分会，中国心血管健康联盟，心肌梗死后心力衰竭防治专家共识工作组. 2020心肌梗塞后心力衰竭防治专家共识［J］. 中国循环杂志，2020，35（12）：1166－1180.

[9] 曹伟新，李乐之. 外科护理学［M］. 4版. 北京：人民卫生出版社，2006.

[10] 陈红梅. 快速康复外科理念在胸外科围手术期护理中的应用效果观察［J］. 实用临床护理学电子杂志，2019，4（44）：128－133.

[11] 马冬花，丁萍. 加速康复外科在胸外科围手术期护理中的应用进展［J］. 中华现代护理杂志，2018，24（34）：4208－4212.

[12] 刘春燕. 胸外科手术后护理及康复指导［J］. 世界最新医学信息文摘，2017，17（87）：238－241.

[13] 张琼. 快速康复外科理念在胸外科围手术期护理中的应用［J］. 实用临床医药杂志，2016，20（18）：86－88.

[14] 李乐之，路潜. 外科护理学［M］. 6版. 北京：人民卫生出版社，2017.

[15] 卢秀英，王国蓉. 手术室评审实用手册［M］. 北京：人民卫生出版社，2020.

[16] 徐梅. 北京协和医院手术室护理工作指南［M］. 北京：人民卫生出版社，2016.

[17] 高兴莲，田莳. 手术室专科护士培训与考核［M］. 北京：人民卫生出版社，2018.

[18] 丁淑贞，倪雪莲. 儿科临床护理［M］. 北京：人民卫生出版社，2022.

[19] 李小寒，尚少梅. 基础护理学［M］. 7版. 北京：人民卫生出版社，2022.

[20] 崔焱，张玉侠. 儿科护理学［M］. 7版. 北京：人民卫生出版社，2021.

[21] 董碧蓉. 老年病学［M］. 成都：四川大学出版社，2009.

[22] 胡秀英. 老年护理手册［M］. 北京：科学出版社，2011.

［23］李继平. 护理管理学［M］. 2版. 北京：人民卫生出版社，2006.

［24］吴明玉，张艳. 老年人跌倒的危险因素与风险评估研究进展［J］. 中国健康教育，2012，28（4）：325－327.

［25］肖建德. 实用骨质疏松学［M］. 北京：科学出版社，2004.

［26］邱贵兴. 骨质疏松性骨折——被忽视了的健康杀手［J］. 中华医学杂志，2005，85（11）：730.

［27］蔡姣芝，缪景霞，姚志琪. 肿瘤内科护理学思维导图［M］. 广州：广东科技出版社，2022.

［28］陆宇晗，张红. 肿瘤科护士一本通［M］. 北京：中国医药科技出版社，2018.

［29］刘艳. 安宁缓和护理实践手册［M］. 成都：四川大学出版社，2019.

［30］蓓雯. 肿瘤专科护理［M］. 北京：人民卫生出版社，2012.

［31］胡雁，陆箴琦. 实用肿瘤护理［M］. 3版. 上海：上海科学技术出版社，2020.

［32］邹旭辉，邹勇莉，李玉叶. 卡介菌多糖核酸注射液辅助治疗慢性湿疹60例疗效观察［J］. 皮肤病与性病，2015（6）：347－349.

［33］王侠生. 皮肤科诊疗手册［M］. 杭州：浙江科学技术出版社，2011.

［34］路永红. 皮肤病性病诊断与治疗［M］. 成都：四川科学技术出版社，2013.

［35］陈振琼. 氮卓斯汀联合卡介菌多糖核酸治疗湿疹疗效观察［J］. 皮肤病与性病，2015（2）：107－108.

［36］谢国烈，杨凤娥，张伟龙，等. 硼酸氧化锌冰片软膏维持治疗对局限性湿疹预后的影响［J］. 中国皮肤性病学杂志，2015（12）：1251－1252.

［37］马振友，张建中，郑怀林. 中国皮肤科学史［M］. 北京：北京科学技术出版社，2015.

［38］曲晓宇，张四喜，张文锐. 布替萘芬治疗皮肤癣菌感染疗效Meta分析［J］. 中国皮肤性病学杂志，2015（6）：578－582.

［39］向光，何湘. 皮肤性病学［M］. 武汉：华中科技大学出版社，2014.